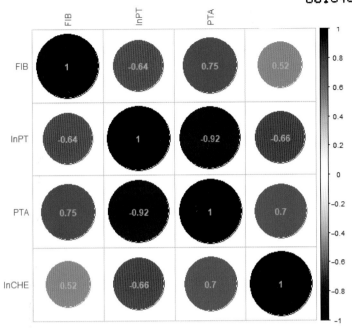

图 2-1 函数 corrplot( ) 创建的相关系数图

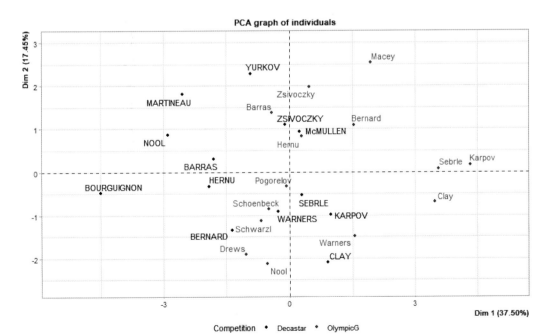

图 6-7 数据集 decathlon2 主成分分析的个体散点图

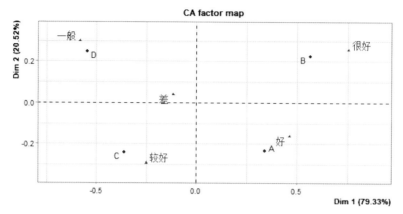

图 11-2　止痛药的类型与效果的对应分析图

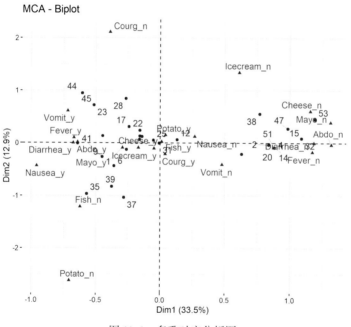

图 11-6　多重对应分析图

智能医学与大数据系列

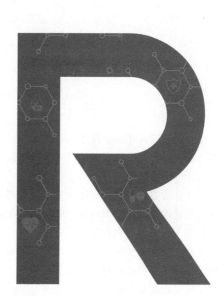

R语言医学多元统计分析

赵军 戴静毅 编著

人民邮电出版社

北 京

图书在版编目（CIP）数据

R语言医学多元统计分析 ／ 赵军，戴静毅编著. --
北京 ： 人民邮电出版社，2023.11
（智能医学与大数据系列）
ISBN 978-7-115-62011-8

Ⅰ．①R… Ⅱ．①赵… ②戴… Ⅲ．①程序语言－应用
－医学统计－统计分析 Ⅳ．①R195.1-39

中国国家版本馆CIP数据核字(2023)第110472号

内 容 提 要

随着医学研究和信息技术的快速发展，多元数据分析方法广泛应用于医学各个领域。R 是一款优秀的开源软件，有着强大的统计计算与可视化功能。本书使用 R 语言，结合精选的医学实例介绍常用多元统计分析方法。

统计分析方法只有在实际应用中才能得到最直接、最生动的验证。本书强调实战和应用，尽量淡化统计公式的推导和计算过程。通过本书的学习，读者能熟练使用 R 语言及相关包实现多元统计计算，还能更深入地理解多元数据分析方法。

本书可作为医学院校高年级本科生或研究生的多元统计分析课程教材，亦可作为其他专业读者和科研工作者从事科研活动的参考资料。全书附有代码和数据集，每章后都有习题，书后附有习题参考答案，可供读者自学使用。

♦ 编　著　赵　军　戴静毅
　　责任编辑　吴晋瑜
　　责任印制　王　郁　焦志炜
♦ 人民邮电出版社出版发行　　北京市丰台区成寿寺路 11 号
　　邮编　100164　　电子邮件　315@ptpress.com.cn
　　网址　https://www.ptpress.com.cn
　　三河市君旺印务有限公司印刷
♦ 开本：787×1092　1/16　　　彩插：1
　　印张：14　　　　　　　　　2023 年 11 月第 1 版
　　字数：325 千字　　　　　　2023 年 11 月河北第 1 次印刷

定价：89.80 元

读者服务热线：(010)81055410　印装质量热线：(010)81055316
反盗版热线：(010)81055315
广告经营许可证：京东市监广登字 20170147 号

前　　言

生物医学现象变化万端，因果关系错综复杂。多变量、大样本已经成为医学数据的常态，多元数据分析方法在医学研究和实践中的应用越来越广泛。复杂的多元统计分析计算离不开软件。R 是一款免费的开源软件，具有强大的统计计算与可视化功能。本书使用 R 语言，结合精选的医学实例介绍常用的多元统计分析方法。

统计分析方法只有在实际的应用中才能得到最直接、最生动的验证。本着"让非统计专业读者易理解"的原则，本书强调实战和应用，着重介绍多元统计分析的思路和方法、R 语言实现和结果解释，尽量淡化统计公式的推导和计算过程。全书共分 11 章，分别为绪论、多元数据可视化、多元数据的组间比较、聚类分析、判别分析、主成分分析、因子分析、结构方程模型、典型相关分析、偏最小二乘回归分析、对应分析，基本涵盖了医学研究中常用的多元统计方法。为方便读者学习，书末附有多元统计分析中用到的矩阵运算的 R 语言实现。本书在介绍经典的统计方法的同时，注意吸收与医学科研实践密切相关的前沿方法以及相关 R 包的使用。

本书假定读者有一定的统计学基础，了解 R 语言的基本用法。书中配有大量的案例解析和程序示例，以及使用 R 绘制的图形，所有代码均在 R 4.1.2 环境下运行通过。书中每一章都配有习题，书末附有习题参考答案。书中示例和习题的数据集和源程序文件可以从异步社区（https://www.epubit.com）下载。书中所有 R 语言的函数均会带上小括号，以便同普通文本区分开来。书中代码和输出部分以浅灰色背景呈现，采用 Courier New 字体。除了安装 R 后自带的核心包，本书还用到了其他一些 R 包，这些包都可以从 R 的综合网站 CRAN 自由获取。在 R 控制台输入下面的命令可以一次性安装这些包（按照在书中出现的顺序）：

```
> install.packages(c("StatMatch", "philentropy", "vcd", "MVN", "car",
+    "ggplot2", "corrplot", "GGally", "aplpack", "fmsb", "mclust",
+    "ggpubr", "MSG" ,"ICSNP", "tidyr", "profileR", "biotools",
+    "mclust", "ggpubr", "NbClust", "cluster", "class", "klaR", "rpart",
+    "randomForest", "caret", "FactoMineR", "factoextra", "pls", "lavaan",
+    "psych", "semPlot", "CCA", "CCP", "gplots"))
```

本书适合临床医学、公共卫生及其他医学相关专业的高年级本科生或研究生使用，亦可作为其他专业读者和科研工作者进行数据分析的参考书。读者可以从头至尾逐章学习，也可以根据自己遇到的实际问题有选择地在相应章节找到解决方案。

本书参阅了许多国内外教材和资料，并引用了部分示例数据，在此向相关作者表示衷心的感谢。此外，特别感谢人民邮电出版社的王峰松编辑和吴晋瑜编辑在本书出版过程中给予的支持和协助。

由于作者水平有限，书中难免有不妥和疏漏之处，欢迎读者提出批评、意见和建议，我的电子邮箱地址是 zhaojun@hbmu.edu.cn。在医学大数据时代，让我们抓住机遇，共同努力与进步！

赵　军
于湖北十堰

资源与支持

本书由异步社区出品，社区（http://www.epubit.com）为您提供相关资源和后续服务。

配套资源

本书提供以下资源：

● 书中示例和习题解答的源程序文件；

● 书中彩图文件。

要获得以上资源，您可以扫描下方二维码，根据指引领取。

注意：为保证购书读者的权益，该操作会给出相关提示，要求输入提取码进行验证。

提交勘误

作者和编辑尽最大努力来确保书中内容的准确性，但难免会存在疏漏。欢迎您将发现的问题反馈给我们，帮助我们提升图书的质量。

当您发现错误时，请登录异步社区（https://www.epubit.com/），按书名搜索，进入本书页面，单击"发表勘误"，输入勘误信息，单击"提交勘误"按钮即可（见下图）。本书的作者和编辑会对您提交的勘误进行审核，确认并接受后，将赠予您异步社区的 100 积分（积分可用于在异步社区兑换优惠券、样书或奖品）。

图书勘误		✎ 发表勘误
页码： 1	页内位置（行数）： 1	勘误印次： 1
图书类型： ◉ 纸书　○ 电子书		

添加勘误图片（最多可上传4张图片）

+

提交勘误

与我们联系

我们的联系邮箱是 contact@epubit.com.cn。

如果您对本书有任何疑问或建议，请您发邮件给我们，并请在邮件标题中注明本书书名，以便我们更高效地做出反馈。

如果您有兴趣出版图书、录制教学视频，或者参与图书翻译、技术审校等工作，可以发邮件给本书的责任编辑（sunzhesi@ptpress.com.cn）。

如果您所在的学校、培训机构或企业，想批量购买本书或异步社区出版的其他图书，也可以发邮件给我们。

如果您在网上发现有针对异步社区出品图书的各种形式的盗版行为，包括对图书全部或部分内容的非授权传播，请您将怀疑有侵权行为的链接发邮件给我们。您的这一举动是对作者权益的保护，也是我们持续为您提供有价值的内容的动力之源。

关于异步社区和异步图书

"异步社区"（www.epubit.com）是由人民邮电出版社创办的 IT 专业图书社区，于 2015 年 8 月上线运营，致力于优质内容的出版和分享，为读者提供高品质的学习内容，为作译者提供专业的出版服务，实现作者与读者在线交流互动，以及传统出版与数字出版的融合发展。

"异步图书"是异步社区策划出版的精品 IT 图书的品牌，依托于人民邮电出版社在计算机图书领域 30 余年的发展与积淀。异步图书面向 IT 行业以及各行业使用 IT 技术的用户。

目　　录

第 1 章　绪　论

多元统计分析（multivariate statistical analysis），简称多元分析，是研究客观事物中多个指标（或多个因素）之间相互依赖的统计规律性的一门学科，是数理统计学的一个重要分支。多元分析能够在多个对象和多个指标互相关联的情况下分析它们的统计规律，广泛运用于医学研究。

1.1　多元数据

医学多元统计分析中的"多元"一般是指研究的结局指标（因变量）有多个。在大多数医学研究中，对每个研究对象的观测结果往往不止一个，需要用很多个反应变量来表示。例如，血脂记录有胆固醇、甘油三酯、磷脂、非酯化脂肪酸等指标；研究儿童的生长发育通常需要测量身高、体重、胸围、肺活量等指标。这种有多个反应变量的数据称为多变量数据，也称多元数据（multivariate data）。多元数据通常可以表示成表 1-1 中的表格形式。

表 1-1　多元数据的表格形式

样品编号（i）	观测指标（j）			
	X_1	X_2	$\cdots$	X_m
1	x_{11}	x_{12}	$\cdots$	x_{1m}
2	x_{21}	x_{22}	$\cdots$	x_{2m}
$\vdots$	$\vdots$	$\vdots$	$\vdots$	$\vdots$
n	x_{n1}	x_{n2}	$\cdots$	x_{nm}

将表 1-1 中的数据用一个 n 行 m 列的矩阵来表达，就是一个多元数据矩阵。

$$X = \begin{bmatrix} x_{11} & x_{12} & \cdots & x_{1m} \\ x_{21} & x_{22} & \cdots & x_{2m} \\ \vdots & \vdots & & \vdots \\ x_{n1} & x_{n2} & \cdots & x_{nm} \end{bmatrix}$$

这个矩阵可简写成 $X = (x_{ij})_{n \times m}$。

例如，表 1-2 是 36 例肝硬化患者的部分资料，包括性别、年龄组和 4 项临床检测指标。其中，临床检测指标包括纤维蛋白原（FIB，g/dL）、凝血酶原时间（PT，s）、凝血酶原活动度（PTA，%）、血清胆碱酯酶（CHE，U/L）。为使变量服从正态分布，对 PT 和 CHE 取了自然对数。

表 1-2　36 例肝硬化患者的部分资料

编号	性别	年龄组	FIB	lnPT	PTA	lnCHE
1	male	<40	2.80	2.53	110	8.76
2	male	40—59	3.02	2.57	103	8.37
3	female	40—59	2.45	2.57	101	8.02
4	male	40—59	2.59	2.57	81	7.43
5	male	40—59	3.52	2.66	85	8.29
6	male	40—59	2.50	2.51	80	8.52
7	female	40—59	2.49	2.62	89	8.23
8	male	<40	3.39	2.56	104	8.75
9	male	40—59	2.35	3.03	44	7.53
10	male	40—59	3.00	2.61	92	8.13
11	female	<40	2.37	2.42	107	8.71
12	female	60+	2.25	2.74	73	8.41
13	male	40—59	2.22	2.53	78	8.15
14	female	40—59	1.83	2.44	89	8.43
15	male	<40	2.17	2.59	70	7.50
16	male	40—59	0.78	3.25	32	7.55
17	male	40—59	1.57	3.06	42	7.17
18	male	40—59	2.22	2.66	85	8.52
19	female	40—59	1.85	2.81	63	8.09
20	male	40—59	1.24	2.97	49	7.05
21	male	40—59	2.08	2.70	63	7.81
22	male	40—59	2.38	2.71	75	8.68
23	female	60+	3.33	2.62	94	8.72
24	male	40—59	1.44	2.75	68	7.48
25	female	40—59	2.84	2.59	97	8.78
26	male	60+	2.48	2.73	74	7.72
27	male	40—59	2.83	2.60	91	8.59
28	male	40—59	2.34	2.79	67	8.68
29	female	60+	2.40	2.39	113	8.79
30	male	60+	3.91	2.74	72	7.83
31	male	60+	2.32	2.76	71	8.62
32	female	40—59	3.60	2.53	114	7.82
33	female	<40	0.96	3.08	36	7.47
34	male	60+	2.59	2.70	78	7.53
35	female	60+	1.71	2.92	54	7.99
36	female	40—59	5.10	2.30	128	8.97

读入表 1-2 中的数据并查看变量的类型：

```
> cirr <- read.csv('cirrhosis.csv')
> str(cirr)
```

```
'data.frame':  36 obs. of  6 variables:
$ sex   : chr   "male" "male" "female" "male" ...
$ agegrp: chr   "<40" "40-59" "40-59" "40-59" ...
$ FIB   : num   2.8 3.02 2.45 2.59 3.52 2.5 2.49 3.39 2.35 3 ...
$ lnPT  : num   2.53 2.57 2.57 2.57 2.66 2.51 2.62 2.56 3.03 2.61 ...
$ PTA   : int   110 103 101 81 85 80 89 104 44 92 ...
$ lnCHE : num   8.76 8.37 8.02 7.43 8.29 8.52 8.23 8.75 7.53 8.13 ...
```

R4.0.0 版本以后，函数 read.csv( ) 的参数 stringsAsFactors 默认为 FALSE，因此上面读入的两个变量 sex 和 agegrp 为字符型。下面使用函数 factor( ) 将它们转化为因子（factor）型：

```
> cirr$sex <- factor(cirr$sex)
> cirr$agegrp <- factor(cirr$agegrp)
> str(cirr)
'data.frame':  36 obs. of  6 variables:
$ sex   : Factor w/ 2 levels "female","male": 2 2 1 2 2 2 1 2 2 2 ...
$ agegrp: Factor w/ 3 levels "<40","40-59",..: 1 2 2 2 2 2 2 1 2 2 ...
$ FIB   : num   2.8 3.02 2.45 2.59 3.52 2.5 2.49 3.39 2.35 3 ...
$ lnPT  : num   2.53 2.57 2.57 2.57 2.66 2.51 2.62 2.56 3.03 2.61 ...
$ PTA   : int   110 103 101 81 85 80 89 104 44 92 ...
$ lnCHE : num   8.76 8.37 8.02 7.43 8.29 8.52 8.23 8.75 7.53 8.13 ...
```

1.2　多元描述性统计量

对于单个变量，常用的描述性统计量有均值、方差、标准差等。对于多元数据，各个变量之间往往存在相互联系，它们之间的作用也会相互影响。因此，在分析多元数据时，我们还需要考虑各个变量之间的相互关联。多元分析中的描述性统计量主要有均值向量、协方差矩阵、相关系数矩阵等。与一元分析类似，多元分析中的统计量也是从样本计算得到的。

1.2.1　均值向量

样本的均值向量（means vector）处于样本数据的"中心"，由各个指标的均值组成。例如，使用函数 colMeans() 计算表 1-2 中 4 项检测指标的样本均值向量：

```
> bio <- cirr[, 3:6]
> colMeans(bio)
      FIB       lnPT        PTA       lnCHE
 2.470000   2.678056  79.777778   8.133056
```

1.2.2　协方差矩阵

在一元分析中，用方差描述变量的离散程度；而在多元分析中，除了计算变量自身的方差，还需计算变量之间的协方差。两个变量 $\boldsymbol{X}_i$ 和 $\boldsymbol{X}_j$ 的样本协方差计算公式为

$$v_{ij} = \frac{1}{n-1}\sum_{k=1}^{n}(x_{ki}-\overline{x}_i)(x_{kj}-\overline{x}_j) \tag{1.1}$$

其中，n 为样本量。当 $i = j$ 时，v_{ii} 就是 $\boldsymbol{X}_i$ 的方差。

将各指标的方差、协方差用矩阵的形式表示就得到方差-协方差矩阵，简称协方差矩阵（covariance matrix）。对于包含 m 个变量的随机向量，其样本协方差矩阵可以表示为

$$\boldsymbol{V} = \begin{bmatrix} v_{11} & v_{12} & \cdots & v_{1m} \\ v_{21} & v_{22} & \cdots & v_{2m} \\ \vdots & \vdots & & \vdots \\ v_{m1} & v_{m2} & \cdots & v_{mm} \end{bmatrix}$$

显然，协方差矩阵是一个对称矩阵。

对于表 1-2 中的数据，4 项检测指标的样本协方差矩阵可以用函数 var( ) 计算得到：

```
> var(bio)
            FIB         lnPT        PTA         lnCHE
FIB     0.6951200  -0.10213714   14.321714    0.22538286
lnPT   -0.1021371   0.03695325   -4.075016   -0.06602817
PTA    14.3217143  -4.07501587  530.177778    8.43441270
lnCHE   0.2253829  -0.06602817    8.434413    0.27272468
```

1.2.3 相关系数矩阵

相关系数常用于描述两个连续型变量之间的关系，其符号（±）表明相关关系的方向（正相关或负相关），其绝对值的大小反映关系的强弱。两个变量 $\boldsymbol{X}_i$ 和 $\boldsymbol{X}_j$ 的样本相关系数计算公式为

$$r_{ij} = \frac{\sum_{k=1}^{n}(x_{ki}-\overline{x}_i)(x_{kj}-\overline{x}_j)}{\sqrt{\sum_{k=1}^{n}(x_{ki}-\overline{x}_i)^2\sum_{k=1}^{n}(x_{kj}-\overline{x}_j)^2}} \tag{1.2}$$

其中，n 为样本量。相关系数的取值在-1 与 1 之间。

将各个指标之间的相关系数用矩阵的形式表示就得到相关系数矩阵（correlation coefficient matrix）。样本相关系数矩阵通常用 $\boldsymbol{R}$ 表示：

$$\boldsymbol{R} = \begin{bmatrix} r_{11} & r_{12} & \cdots & r_{1m} \\ r_{21} & r_{22} & \cdots & r_{2m} \\ \vdots & \vdots & & \vdots \\ r_{m1} & r_{m2} & \cdots & r_{mm} \end{bmatrix}$$

与协方差矩阵类似，相关系数矩阵也是一个对称矩阵。因为变量自身的相关系数为 1，所以 $\boldsymbol{R}$ 的对角线上的元素均为 1。

样本相关系数矩阵可以用函数 cor( ) 计算得到，例如：

```
> cor(bio)
            FIB          lnPT         PTA          lnCHE
FIB    1.0000000   -0.6372759    0.7460267    0.5176411
lnPT  -0.6372759    1.0000000   -0.9206450   -0.6577195
PTA    0.7460267   -0.9206450    1.0000000    0.7014260
lnCHE  0.5176411   -0.6577195    0.7014260    1.0000000
```

实际上，如果对每个变量作标准化变换（减去其均值，除以其标准差），那么标准化后的变量的协方差矩阵就等于原变量的相关系数矩阵。标准化可以借助函数 scale( ) 实现：

```
> var(scale(bio))
            FIB          lnPT         PTA          lnCHE
FIB    1.0000000   -0.6372759    0.7460267    0.5176411
lnPT  -0.6372759    1.0000000   -0.9206450   -0.6577195
PTA    0.7460267   -0.9206450    1.0000000    0.7014260
lnCHE  0.5176411   -0.6577195    0.7014260    1.0000000
```

1.3　距离、相异系数、相似系数和列联系数

在分类问题中，一般会把特征接近的事物归为一类，把特征不同的事物归为不同的类。因此，首先需要建立定量指标来刻画事物之间的相近程度或相似程度。这类指标就是距离、相异系数、相似程度和列联系数。它们是学习多元统计分析方法的基础。

1.3.1　基于数值型变量的距离

一个研究对象常常需要用多个变量来刻画其特征。如果 n 个对象需要用 p 个数值型变量描述，那么可以把这 n 个对象看成 p 维空间中的 n 个点。很自然地，两个对象之间的相似程度可用 p 维空间中两点之间的距离来度量。令 d_{ij} 表示对象 $\boldsymbol{X}_i$ 与 $\boldsymbol{X}_j$ 的距离，常用的距离定义有以下几种。

（1）欧氏距离

$$d_{ij} = \left(\sum_{k=1}^{p} (x_{ik} - x_{jk})^2 \right)^{1/2} \tag{1.3}$$

（2）绝对值距离（曼哈顿距离）

$$d_{ij} = \sum_{k=1}^{p} \left| x_{ik} - x_{jk} \right| \tag{1.4}$$

（3）切比雪夫距离（棋盘距离）

$$d_{ij} = \max_{1 \leqslant k \leqslant p} \left| x_{ik} - x_{jk} \right| \tag{1.5}$$

（4）闵氏距离

$$d_{ij} = \left(\sum_{k=1}^{p} \left| x_{ik} - x_{jk} \right|^{q} \right)^{1/q} \tag{1.6}$$

（5）兰氏距离（堪培拉距离）

$$d_{ij} = \sum_{k=1}^{p} \frac{\left| x_{ik} - x_{jk} \right|}{\left| x_{ik} + x_{jk} \right|} \tag{1.7}$$

其中，欧氏距离是人们较为熟悉的，也是使用最多的距离。stats 包里的函数 dist( )可以用于计算上述各种距离，函数中的参数 method 用于设定计算距离的方法。欧氏距离、绝对值距离、切比雪夫距离、闵氏距离、兰氏距离的参数 method 的取值分别为 euclidean、manhattan、maximum、minkowski、canberra，默认为"euclidean"，即欧氏距离。例如，使用表 1-2 中的 4 项临床检测指标计算前 5 个研究对象的距离：

```
> dist(bio[1:5,])
          1         2         3         4
2  7.014421
3  9.037240  2.108886
4 29.031269 22.024271 20.009190
5 25.015119 18.007346 16.038264  4.196737
```

上面的命令选取了数据框 bio 的前 5 行，用函数 dist( )计算了 5 个对象两两之间的欧氏距离。距离矩阵是一个对称矩阵，函数 dist( )的默认输出只显示距离矩阵的下三角，我们可以通过设置参数 diag 和 upper 为 TRUE 显示完整的距离矩阵：

```
> dist(bio[1:5,], diag = TRUE, upper = TRUE)
          1         2         3         4         5
1  0.000000  7.014421  9.037240 29.031269 25.015119
2  7.014421  0.000000  2.108886 22.024271 18.007346
3  9.037240  2.108886  0.000000 20.009190 16.038264
4 29.031269 22.024271 20.009190  0.000000  4.196737
5 25.015119 18.007346 16.038264  4.196737  0.000000
```

需要注意的是，在使用欧氏距离时，变量的量纲不能相差太大。当变量的量纲不同，测量值的变异相差悬殊时，需要先对数据进行标准化处理，然后用标准化后的数据计算距离。

由 1.2.1 节中算得的均值向量可以看出，各指标之间由于测量单位的不同导致数值的差异较大。如果直接计算行与行之间的距离，会出现"大数吃小数"现象，即 PTA 所在列的权重远大于其他各列。因此，这里需要用函数 scale( )将数据标准化后再计算距离矩阵：

```
> bio.scale <- scale(bio)
> dist(bio.scale[1:5,])
          1         2         3         4
2 0.8735292
3 1.5427868 0.9613100
```

```
4 2.8599002 2.1020932 1.4349353
5 1.7865971 1.1015574 1.6175318 2.0507346
```

由于两个变量的量纲不同，数据的变异也相差较大，上面得到的两个距离矩阵有很大的不同。此外，在计算距离矩阵时，还应尽可能地避免变量间的多重相关。多重相关所造成的信息重叠，会片面强调某些变量的重要性。

鉴于上述距离的不足，一种改进的距离就是马氏距离：

$$d_{ij} = \sqrt{(\boldsymbol{X}_i - \boldsymbol{X}_j)^{\mathrm{T}} \boldsymbol{\Sigma}^{-1} (\boldsymbol{X}_i - \boldsymbol{X}_j)} \tag{1.8}$$

其中，$\boldsymbol{\Sigma}$ 为总体的协方差矩阵，实际中常用样本协方差矩阵估计。马氏距离不受量纲的影响。当变量之间彼此完全不相关时，$\boldsymbol{\Sigma}$ 为单位矩阵，此时马氏距离就是欧氏距离。

在 R 中，stats 包的函数 mahalanobis( ) 可用于计算样本点到某个中心点的马氏距离。需要注意的是，该函数的返回值是上面定义的马氏距离的平方。

StatMatch 包的函数 mahalanobis.dist( ) 可以用来计算数据框中各样品之间的马氏距离。使用该包之前需要先安装。

```
> library(StatMatch)
> mahalanobis.dist(bio)[1:5, 1:5]
          1        2        3        4        5
1  0.000000 1.146037 1.717457 3.972519 3.052284
2  1.146037 0.000000 1.274836 3.059483 2.248249
3  1.717457 1.274836 0.000000 2.884375 3.273679
4  3.972519 3.059483 2.884375 0.000000 2.992607
5  3.052284 2.248249 3.273679 2.992607 0.000000
```

上面计算对象之间的马氏距离，其中的总体协方差矩阵用样本协方差矩阵估计。用户也可以使用函数中的参数 vc 自定义协方差矩阵。

1.3.2　基于分类变量的相异系数

如果研究对象的特征是用分类变量来刻画的，我们可以用相异系数（dissimilarity coefficient）度量对象之间的相异性。两个对象 i 和 j 之间的相异系数根据对象之间的不匹配率来衡量，计算公式为

$$d_{ij} = \frac{p - k}{p} \tag{1.9}$$

其中，k 是匹配的数目（即对象 i 和 j 取值相同的属性数），p 是刻画对象的属性总数。

将研究对象彼此之间的相异系数用矩阵的形式表示就得到相异系数矩阵（dissimilarity coefficient matrix）。StatMatch 包的函数 gower.dist( ) 可以用来计算对象之间的相异系数矩阵。例如，在数据集 cirr 中，如果只用性别描述对象的特征（此时 $p = 1$，k 为 0 或者 1），那么对象之间的相异系数矩阵为：

```
> g1 <- gower.dist(cirr[, 1])
```

与距离矩阵类似，相异系数矩阵也是一个对角线上全为 0 的方阵。

```
> dim(g1)
[1] 36 36
> diag(g1)
 [1] 0 0 0 0 0 0 0 0 0 0 0 0 0 0 0 0 0 0 0 0 0 0 0 0 0 0 0 0 0 0 0 0 0 0 0 0
```

由于该矩阵较大，下面仅显示前 5 个对象的相异系数矩阵：

```
> g1[1:5, 1:5]
     [,1] [,2] [,3] [,4] [,5]
[1,]    0    0    1    0    0
[2,]    0    0    1    0    0
[3,]    1    1    0    1    1
[4,]    0    0    1    0    0
[5,]    0    0    1    0    0
```

可以看出，性别相同的对象之间的相异系数为 0，而性别不同的对象之间的相异系数为 1。

进一步地，用两个分类变量（性别、年龄组）描述对象的特征（此时 $p = 2$），相异系数矩阵为：

```
> g2 <- gower.dist(cirr[, 1:2])
> g2[1:5, 1:5]
     [,1] [,2] [,3] [,4] [,5]
[1,]  0.0  0.5  1.0  0.5  0.5
[2,]  0.5  0.0  0.5  0.0  0.0
[3,]  1.0  0.5  0.0  0.5  0.5
[4,]  0.5  0.0  0.5  0.0  0.0
[5,]  0.5  0.0  0.5  0.0  0.0
```

从上面的相异系数矩阵可以看出，性别和年龄组都相同的对象之间的相异系数为 0（如对象 2 与对象 4），性别和年龄组有其中一个相同的对象之间的相异系数为 0.5（如对象 1 与对象 2），而性别和年龄组均不同的对象之间的相异系数为 1（如对象 1 与对象 3）。

1.3.3　基于混合类型变量的相异系数

实际上，函数 gower.dist( ) 不仅可以用于计算基于分类变量的相异系数，还可以依据 Gower 相异系数的定义（Gower，1971）扩展到混合类型（包括逻辑型、因子型、字符型、有序因子型、数值型）的数据。Gower 相异系数也称 Gower 距离，它依据不同类型的变量给出了不同的计算方法，并将计算结果映射到共同的值域区间 $[0, 1]$ 上，值越大表示相异程度越大。例如：

```
> g3 <- gower.dist(cirr)
> g3[1:5, 1:5]
```

```
             [,1]       [,2]       [,3]       [,4]       [,5]
[1,]   0.0000000  0.2315684  0.4387740  0.3554576  0.3086653
[2,]   0.2315684  0.0000000  0.2241809  0.1408645  0.0770969
[3,]   0.4387740  0.2241809  0.0000000  0.2608194  0.2796814
[4,]   0.3554576  0.1408645  0.2608194  0.0000000  0.1408094
[5,]   0.3086653  0.0770969  0.2796814  0.1408094  0.0000000
```

从上面的输出结果可以看到，在前 5 个研究对象中，第 1 个和第 3 个对象之间的差异最大，而第 2 个和第 5 个对象之间的差异最小。

在相异系数矩阵 g3 中，最大的值为：

```
> max(g3)
[1] 0.7910371
```

除去对角线上的 0，最小的值为：

```
> min(g3[g3 != 0])
[1] 0.0349978
```

如果想找到整个数据集 cirr 中差异最大和最小的对象，可以使用下面的命令：

```
> which(g3 == max(g3), arr.ind = TRUE)
     row col
[1,]  29  16
[2,]  16  29
> cirr[c(16, 29), ]
      sex agegrp  FIB lnPT PTA lnCHE
16   male  40-59 0.78 3.05  32  7.55
29 female    60+ 2.40 2.39 113  8.79
> which(g3 == min(g3[g3 != 0]), arr.ind = TRUE)
     row col
[1,]  34  26
[2,]  26  34
> cirr[c(26, 34), ]
    sex agegrp  FIB lnPT PTA lnCHE
26 male    60+ 2.48 2.73  74  7.72
34 male    60+ 2.59 2.70  78  7.53
```

cluster 包的函数 daisy( ) 也可以用来计算 Gower 相异系数，在聚类分析中经常用到。

1.3.4　相似系数

样品间的亲疏关系用距离度量，而变量间的相似程度用相似系数度量。常用的相似系数有相关系数和夹角余弦。

Pearson 相关系数是最常用的一种相关系数，其计算公式见式（1.2）。函数 cor( ) 可用于计算 Pearson 样本相关系数，例如：

```
> cor(bio$FIB, bio$PTA)
[1] 0.7460267
```

需要注意的是，计算 Pearson 相关系数时，要求变量服从二元正态分布。函数 cor( )中的参数 method 默认为 "pearson"，即默认计算 Pearson 相关系数。如果变量不服从正态分布，可以将 method 设为 "spearman" 计算 Spearman 秩相关系数。

夹角余弦使用向量空间中两个向量的夹角的余弦值来衡量它们之间的相似程度。两变量 X_i 与 X_j 的夹角余弦定义为

$$\cos\theta_{ij} = \frac{\sum_{k=1}^{p} x_{ki} x_{kj}}{\sqrt{\sum_{k=1}^{p} x_{ki}^2 \cdot \sum_{k=1}^{p} x_{kj}^2}} \qquad (1.10)$$

R 的基本包中没有计算夹角余弦的函数，不过我们很容易根据上面的公式计算。例如，表 1-2 中 FIB 与 PTA 两个变量的夹角余弦为：

```
> x <- bio$FIB
> y <- bio$PTA
> sum(x * y) / sqrt(sum(x ^ 2) * sum(y ^ 2))
[1] 0.9770776
```

实际上，r_{ij} 就是向量 $X_i - \bar{X}_i$ 与 $X_j - \bar{X}_j$ 的夹角余弦。若将原始数据标准化，则夹角余弦与 Pearson 样本相关系数等价。

```
> x.scale <- scale(x)
> y.scale <- scale(y)
> sum(x.scale * y.scale) / sqrt(sum(x.scale ^ 2) * sum(y.scale ^ 2))
[1] 0.7460267
```

Philentropy 包实现了 46 种不同的距离算法、相似性度量以及信息熵的度量。它为分类问题、信息理论和机器学习算法等提供了核心的计算框架。使用该包之前需要先安装。

```
> library(philentropy)
```

使用函数 getDistMethods( )查看可以使用的距离算法：

```
> getDistMethods()
 [1] "euclidean"        "manhattan"         "minkowski"
 [4] "chebyshev"        "sorensen"          "gower"
 [7] "soergel"          "kulczynski_d"      "canberra"
[10] "lorentzian"       "intersection"      "non-intersection"
[13] "wavehedges"       "czekanowski"       "motyka"
[16] "kulczynski_s"     "tanimoto"          "ruzicka"
[19] "inner_product"    "harmonic_mean"     "cosine"
[22] "hassebrook"       "jaccard"           "dice"
[25] "fidelity"         "bhattacharyya"     "hellinger"
[28] "matusita"         "squared_chord"     "squared_euclidean"
```

```
[31] "pearson"           "neyman"            "squared_chi"
[34] "prob_symm"         "divergence"        "clark"
[37] "additive_symm"     "kullback-leibler"  "jeffreys"
[40] "k_divergence"      "topsoe"            "jensen-shannon"
[43] "jensen_difference" "taneja"            "kumar-johnson"
[46] "avg"
```

函数 distance( ) 是 philentropy 包中的核心函数，用于计算各种距离。其中的参数 method 可以设置为上面 46 种算法之一。参数 method 的默认值为 "euclidean"，即计算欧氏距离。例如，1.3.1 节中计算的欧氏距离也可以用下面的命令实现：

```
> distance(bio[1:5,])
Metric: 'euclidean'; comparing: 5 vectors.
          v1         v2         v3         v4         v5
v1  0.000000   7.014421   9.037240  29.031269  25.015119
v2  7.014421   0.000000   2.108886  22.024271  18.007346
v3  9.037240   2.108886   0.000000  20.009190  16.038264
v4 29.031269  22.024271  20.009190   0.000000   4.196737
v5 25.015119  18.007346  16.038264   4.196737   0.000000
```

再如，本小节前面两个变量的夹角余弦也可以用下面的命令实现：

```
> distance(rbind(x, y), method = 'cosine')
Metric: 'cosine'; comparing: 2 vectors.
   cosine
0.9770776
```

上面的命令用函数 rbind( ) 将两个变量 x 和 y 按行排列。这是因为函数 distance( ) 计算的是行与行之间的距离或相关系数。在通常情况下，矩阵或者数据框的行表示记录、列表示变量。因此，在计算变量之间的相关系数时，需要将矩阵或者数据框用函数 t( ) 作行与列的转置。

```
> distance(t(scale(bio)), method = 'cosine')
Metric: 'cosine'; comparing: 4 vectors.
           v1         v2         v3         v4
v1  1.0000000 -0.6372759  0.7460267  0.5176411
v2 -0.6372759  1.0000000 -0.9206450 -0.6577195
v3  0.7460267 -0.9206450  1.0000000  0.7014260
v4  0.5176411 -0.6577195  0.7014260  1.0000000
```

上面的命令将数据框 bio 标准化后计算了各个变量之间的夹角余弦，此时的夹角余弦等价于 Pearson 相关系数。

```
> cor(bio)
           FIB        lnPT        PTA       lnCHE
FIB   1.0000000 -0.6372759  0.7460267  0.5176411
lnPT -0.6372759  1.0000000 -0.9206450 -0.6577195
```

```
PTA      0.7460267 -0.9206450   1.0000000   0.7014260
lnCHE    0.5176411 -0.6577195   0.7014260   1.0000000
```

1.3.5　列联系数

对于分类变量，常用列联系数（contingency coefficient）表示列联表资料的关联强度。常用的列联系数有 Phi 系数、Pearson 列联系数和克莱姆 V 系数。

Phi 系数只适用于四格表资料，其计算公式为

$$\phi = \sqrt{\frac{\chi^2}{n}} \tag{1.11}$$

Pearson 列联系数是 Phi 系数的校正和推广，可以用于多维列联表资料，其计算公式为

$$C = \sqrt{\frac{\chi^2}{n + \chi^2}} \tag{1.12}$$

克莱姆 V 系数是在列联表行列数不同时对 Pearson 列联系数的修正方法，其计算公式为

$$V = \sqrt{\frac{\chi^2}{n \times \min(r-1, c-1)}} \tag{1.13}$$

式（1.11）、式（1.12）和式（1.13）中，χ^2 为列联表的 χ^2 值，n 为样本量，r 和 c 分别是列联表的行数和列数。

上面 3 种列联系数的取值范围都在 0 和 1 之间。值越接近 0，行变量和列变量关系越不密切；值越接近 1，行变量和列变量关系越密切。vcd 包里的函数 assocstats( )可以用来计算上述 3 种列联系数，例如：

```
> mytable <- table(cirr$sex, cirr$agegrp)
> mytable

         <40 40-59 60+
  female   2     7   4
  male     3    16   4
> library(vcd)
> assocstats(mytable)
                   X^2   df   P(> X^2)
Likelihood Ratio  1.0043  2    0.60522
Pearson           1.0229  2    0.59963
Phi-Coefficient   : NA
Contingency Coeff.: 0.166
Cramer's V        : 0.169
```

结果显示，χ^2 值为 1.0229，Pearson 列联系数和克莱姆 V 系数分别为 0.166 和 0.169。这表明在该数据集里，性别和年龄组之间的关联比较弱。由于上面的列联表是 2 行 3 列的，Phi 系数在这里不适用，所以给出的结果是 NA。

1.4　多元正态分布

正态分布在统计学中有举足轻重的地位。一方面是因为它可以用来描述很多自然现象，另一方面它又是许多其他理论分布的渐近或者极限。多元正态分布可以看作一元正态分布的推广。很多多元统计分析的理论都是建立在多元正态总体的基础上。

1.4.1　多元正态分布的定义

在概率论中，一元正态分布的密度函数为

$$f(x) \doteq \frac{1}{\sqrt{2\pi}\sigma} e^{-\frac{(x-\mu)^2}{2\sigma^2}} \tag{1.14}$$

为了便于推广，我们将上式改写为

$$f(x) = \frac{1}{(2\pi)^{1/2}\sigma} \exp\left[-\frac{1}{2}(x-\mu)^{\mathrm{T}}(\sigma^2)^{-1}(x-\mu)\right] \tag{1.15}$$

其中，$(x-\mu)^{\mathrm{T}}$ 表示 $(x-\mu)$ 的转置。这里，因为 x 和 μ 都是一维的数，所以 $(x-\mu)^{\mathrm{T}}$ 与 $(x-\mu)$ 相同。$(x-\mu)^{\mathrm{T}}(\sigma^2)^{-1}(x-\mu) = \left(\dfrac{x-\mu}{\sigma}\right)^2$ 可以看作以标准差为测量单位的 x 到 μ 的距离的平方。

将式（1.15）中的一元距离推广到多元距离 $(x-\mu)^{\mathrm{T}}\boldsymbol{\Sigma}^{-1}(x-\mu)$，并对前面的系数进行相应的变换，就可以得到多元正态密度函数。

设 p 元随机向量 $\boldsymbol{X} = (X_1, X_2, \cdots, X_p)^{\mathrm{T}}$ 的概率密度函数为

$$f(x_1, x_2 \cdots, x_p) = \frac{1}{(2\pi)^{p/2}|\boldsymbol{\Sigma}|^{1/2}} \exp\left[-\frac{1}{2}(x-\mu)^{\mathrm{T}}\boldsymbol{\Sigma}^{-1}(x-\mu)\right] \tag{1.16}$$

则称 $\boldsymbol{X}$ 服从 p 元正态分布，记作 $\boldsymbol{X} \sim N_p(\boldsymbol{\mu}, \boldsymbol{\Sigma})$，也称 $\boldsymbol{X}$ 为 p 元正态变量。其中，$|\boldsymbol{\Sigma}|$ 为协方差矩阵 $\boldsymbol{\Sigma}$ 的行列式。

MASS 包的 mvrnorm( )函数可以生成服从多元正态分布的随机数向量。例如，下面的命令生成了一个均值向量为（2, 3, 5）、协方差矩阵为 3 阶单位矩阵、长度为 50 的服从多元正态分布的随机数向量。为了让结果具有重复性，我们设定了生成随机数的种子。

```
> mu <- c(2, 3, 5)          # 设定均值向量
> sigma <- diag(3)          # 设定协方差矩阵
> n <- 50                   # 设定样本量
> set.seed(1234)            # 设定随机数种子
> library(MASS)
> m <- mvrnorm(n, mu, sigma)
```

```
> head(m)
          [,1]      [,2]      [,3]
[1,] 1.289593 3.253319 4.439524
[2,] 2.256884 2.971453 4.769823
[3,] 1.753308 2.957130 6.558708
[4,] 1.652457 4.368602 5.070508
[5,] 1.048381 2.774229 5.129288
[6,] 1.954972 4.516471 6.715065
```

1.4.2 多元正态分布的检验

要检验一个随机向量是否服从多元正态分布，可以借助 MVN 包里的函数 mvn( )。例如，检验 1.4.1 节生成的随机向量是否服从多元正态分布：

```
> library(MVN)
> mvn(m)
$multivariateNormality
          Test        HZ    p value    MVN
1 Henze-Zirkler 0.5421244 0.7899205    YES


$univariateNormality
              Test   Variable   Statistic   p value   Normality
1 Anderson-Darling   Column1      0.3126     0.5379      YES
2 Anderson-Darling   Column2      0.1898     0.8948      YES
3 Anderson-Darling   Column3      0.2100     0.8529      YES


$Descriptives
    n     Mean    Std.Dev    Median        Min        Max      25th
1  50 1.746100 0.9893339 1.695130 -0.05324722 4.100109 1.049417
2  50 3.146408 0.9054472 3.152579  0.69083112 5.187333 2.638703
3  50 5.034404 0.9258700 4.927360  3.03338284 7.168956 4.440683
        75th        Skew    Kurtosis
1  2.290086  0.41177454 -0.38082462
2  3.629436 -0.04353318  0.04864663
3  5.698177  0.16269192 -0.52369419
```

函数 mvn( ) 中，参数 mvnTest 的默认值为 "hz"，即对随机向量做 Henze-Zirkler 多元正态性检验；参数 univariateTest 默认为 "AD"，即进行单变量的 Anderson-Darling 正态分布拟合优度检验。根据上面的输出结果可以认为，各列变量均服从单变量的正态分布，且 3 个变量服从多元正态分布（$P = 0.79$）。

需要强调的是，单变量的正态性是多变量多元正态性的必要非充分条件。即使每个变量的分布呈正态分布，所有变量的组合也未必呈多元正态分布。例如，对于表 1-2 中的 4 项临床检测指标，检测它们的正态性：

```
> mvn(bio, univariateTest = "SW")
$multivariateNormality
          Test       HZ      p value      MVN
1 Henze-Zirkler 1.047387  0.00628909      NO


$univariateNormality
         Test     Variable   Statistic    p value    Normality
1 Shapiro-Wilk      FIB        0.9535      0.1348       YES
2 Shapiro-Wilk     lnPT        0.9480      0.0903       YES
3 Shapiro-Wilk      PTA        0.9853      0.9041       YES
4 Shapiro-Wilk    lnCHE        0.9418      0.0579       YES


$Descriptives
        n      Mean      Std.Dev    Median    Min      Max       25th       75th
FIB    36  2.470000   0.8337386     2.39     0.78     5.10     2.1475     2.8325
lnPT   36  2.678056   0.1922323     2.64     2.30     3.08     2.5675     2.7525
PTA    36 79.777778  23.0255896    79.00    32.00   128.00    67.7500    94.7500
lnCHE  36  8.133056   0.5222305     8.19     7.15     8.97     7.6775     8.5975
          Skew      Kurtosis
FIB    0.6046513   1.2879970
lnPT   0.5042816  -0.3325948
PTA   -0.1565475  -0.5762517
lnCHE -0.2425023  -1.2648804
```

在上面的命令中，我们将参数 univariateTest 设为 "SW"，即进行单变量的 Shapiro-Wilk 正态性检验。检验结果表明，所有 P 值均大于 0.05，即每个变量都服从正态分布。但是，Henze-Zirkler 检验的结果表明这 4 个指标不服从多元正态分布（$P = 0.006 < 0.05$）。输出结果还给出了 4 项指标的常用描述性统计量。

1.4.3　二元正态分布及其参考值范围

在式（1.16）中，如果 $p = 2$，则称 X 服从二元正态分布。设 X_1 和 X_2 的均值分别为 μ_1 和 μ_2，方差分别为 σ_1^2 和 σ_2^2，X_1 和 X_2 的相关系数为 ρ，则 X 的概率密度函数表达式为

$$f(x_1, x_2) = \frac{1}{2\pi\sigma_1\sigma_2(1-\rho^2)^{1/2}}$$
$$\times \exp\left\{-\frac{1}{2(1-\rho^2)}\left[\frac{(x_1-\mu_1)^2}{\sigma_1^2} - 2\rho\frac{(x_1-\mu_1)(x_2-\mu_2)}{\sigma_1\sigma_2} + \frac{(x_2-\mu_2)^2}{\sigma_2^2}\right]\right\} \quad (1.17)$$

为了直观地展示二元正态分布，我们用下面的命令绘制了均值向量为（0，0）、方差都为 1、相关系数为 0 的二元正态分布的三维分布曲面。

```
> mu1 <- 0; mu2 <- 0      # 设定均值
> s1 <- 1; s2 <- 1        # 设定方差
> rho <- 0                # 设定相关系数
```

```
> # 定义密度函数
> dens <- function(x, y){
+   (2 * pi * s1 * s2 * sqrt(1 - rho ^ 2)) ^ -1 *
+     exp(-0.5 * (1 - rho ^ 2) ^ -1 *
+          ((x - mu1) ^ 2 / s1 ^ 2 -
+            2 * rho * (x - mu1) * (y - mu2) / (s1 * s2) +
+             (y - mu2) ^ 2 / s2 ^ 2))
+ }
> x <- seq(-3, 3, length = 50)
> y <- seq(-3, 3, length = 50)
> z <- outer(x, y, dens)          # 计算 z = f(x, y)，并且输出给 z
> persp(x, y, z, theta = 55, phi = 25)     # 绘制二元正态分布曲面
```

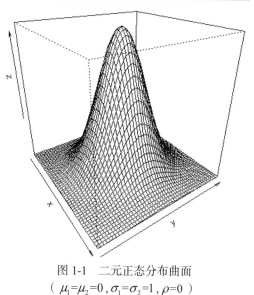

绘图结果如图 1-1 所示。读者可以重新设定不同的参数绘制相应的二元正态分布曲面。

对于二元正态分布，在某一个变量的取值固定时，另外一个变量服从（单变量的）正态分布。因此，从图 1-1 的剖面可以看到很多条正态分布曲线。

从一元正态分布很容易得到变量的 95%参考值范围。一般来说，由于多元正态分布确定的多元参考值范围考虑了多个指标之间的相关性，因此要比单个指标的参考值范围的简单联合更合理。对于服从二元正态分布的变量，它们的参考值范围在几何上是一个椭圆，称为置信椭圆（confidence ellipse）。car 包中的函数dataEllipse( )可以用于绘制置信椭圆，例如：

图 1-1　二元正态分布曲面
（ $\mu_1=\mu_2=0$, $\sigma_1=\sigma_2=1$, $\rho=0$ ）

```
# install.packages("car")
> library(car)
> ellipse <- dataEllipse(cirr$FIB, cirr$PTA, levels = 0.95,
+                         lwd = 1.5, center.cex = 1,
+                         xlim = c(0, 5), ylim = c(10, 140))
```

绘图结果如图 1-2（a）所示。该置信椭圆表示，根据样本数据，肝硬化患者的 FIB 和PTA 的检测值落在该区域的约占 95%。

ggplot2 包也可以用于绘制置信椭圆，绘图结果如图 1-2（b）所示。

```
# install.packages("ggplot2")
> library(ggplot2)
> ggplot(cirr, aes(FIB, PTA)) + geom_point(color = 'red') +
+    stat_ellipse(type = 'norm')
```

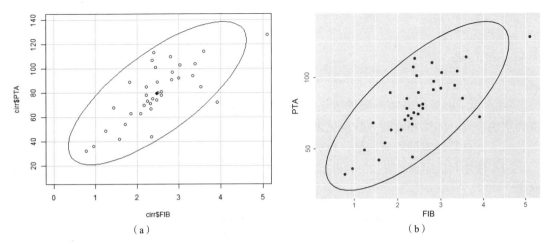

图 1-2 二维相关数据 FIB 和 PTA 的 95%参考值范围

使用 car 包绘制置信椭圆的好处是可以提取椭圆上各点的坐标。查看对象 ellipse 的前 6 行，结果如下。

```
> head(ellipse)
         x          y
[1,] 4.060018 138.6389
[2,] 4.222379 138.1928
[3,] 4.358175 136.8611
[4,] 4.465349 134.6641
[5,] 4.542276 131.6351
[6,] 4.587789 127.8200
```

1.5　小结

多元统计分析的内容既包括一元统计分析方法的推广，也包括多个随机变量本身特有的性质和应用。基础医学、临床医学和公共卫生实践为多元统计分析的应用提供了广阔的空间。多元统计分析方法在医学上的应用大致可以归纳为下面 5 个方面。

（1）多元数据的统计描述。

（2）多变量的参数估计与假设检验。主要是以多元正态分布的均值向量和协方差矩阵为代表的参数估计和假设检验。

（3）降维。将相互依赖的多个变量通过变量变换等方式转换成互不相关的变量，或把高维空间的数据投影到低维空间。主成分分析、因子分析、对应分析等就利用了这样的方法。

（4）分类与判别。根据测量指标将一些"相似"的对象和变量按照某些规则归为一类。聚类分析、判别分析等就是用于构造分类的方法。

（5）研究多个变量之间的关系。

1.6   习题

1-1   为了解某地 9 岁男童的生长发育情况，某医师在该地随机选取并测量了 20 名 9 岁男童的身高、体重和胸围，数据见表 1-3。

（1）试计算样本的均值向量、协方差矩阵和相关系数矩阵。

（2）使用马氏距离计算 20 名男童生长发育之间的相似度，并找出生长发育差别最大的两个。

表 1-3   某地 20 名 9 岁男童生长发育数据

编号	身高/cm	体重/kg	胸围/cm	编号	身高/cm	体重/kg	胸围/cm
1	136	30.5	67.5	11	128	28.7	58.5
2	140	31.5	69.5	12	130	29.6	59.9
3	138	25.6	67.8	13	128	25.4	55.7
4	136	32.5	62.5	14	136	26.9	64.8
5	134	33.2	63.6	15	131	28.8	63.5
6	129	29.8	59.6	16	146	42.5	70.5
7	142	35.6	69.8	17	145	41.5	71.2
8	136	34.2	64.8	18	142	39.8	71.9
9	126	27.8	59.7	19	139	38.9	69.8
10	140	34.6	65.4	20	135	33.8	60.4

1-2   依据表 1-3 中的数据，绘制二元变量身高和体重的 95% 置信椭圆。

第 2 章　多元数据可视化

图形是进行数据探索的重要工具，可以直观地反映数据的分布情况以及各变量之间的相关关系。当变量较少时，常用的图形有直方图、箱线图、条形图、散点图等。这些图形在变量个数不超过 3 个的情况下是简单、有效的。由于受到二维平面的限制，多变量的图形展示方法比较有限。20 世纪 70 年代以来，统计学家陆续提出了一些多变量的图示方法，用以描述多元数据的统计特性，使图形直观、简洁的优点延伸到多元数据的分析中。本章介绍常用的多变量图示法的基本思想和作图方法。

本章的绘图示例将使用第 1 章表 1-2 中的数据，为此我们先读入数据：

```
> cirr <- read.csv('cirrhosis.csv')        # 读入数据并存为数据框 cirr
> names(cirr)                               # 查看数据框 cirr 中的变量名
[1] "sex"    "agegrp"   "FIB"    "lnPT"    "PTA"    "lnCHE"
> bio <- cirr[, 3:6]                        # 将数据框 cirr 的后 4 列存为对象 bio
```

2.1　相关系数图

相关系数矩阵是很多多元统计分析方法的基础。相关系数矩阵的可视化图形可以是热图、气泡图、方块图、椭圆图，也可以是纯数字文本形式。corrplot 包里的函数 corrplot( ) 和 GGally 包里的函数 ggcorr( ) 都可以将相关系数矩阵进行可视化。

函数 corrplot( ) 提供了非常丰富的绘图参数，其使用格式为：

```
corrplot(corr, method = c("circle", "square", "ellipse", "number", "shade",
"color", "pie"), type = c("full", "lower", "upper"), col = NULL, col.lim =
NULL, bg = "white", is.corr = TRUE,   addCoef.col = NULL, diag = TRUE, …)
```

其中主要参数的意义如下。
- corr 是相关系数矩阵。
- method 用于设定形状，默认为圆形。
- type 用于设定显示完整矩阵（默认）、下三角矩阵或上三角矩阵。
- col 用于设定颜色。
- col.lim 用于设定颜色的范围。
- bg 用于设定背景色。
- is.corr 用于设定是否用相关系数矩阵绘图，默认为 TRUE；如果用原始数据作图，则需要将其改为 FALSE。

- addCoef.col 用于设置显示相关系数值的颜色。
- diag 用于设定是否显示对角线。

例如，用函数 corrplot( ) 创建表 1-2 中 4 项检测指标的相关系数图：

```
> library(corrplot)
> corrplot(cor(bio), addCoef.col = "grey")
```

圆面积的大小和颜色的深浅表示相关性的强弱。如图 2-1 所示，若圆内含正数则表示正相关，若圆内含负数则表示负相关。可以看到，4 个变量之间的相关关系都比较强。

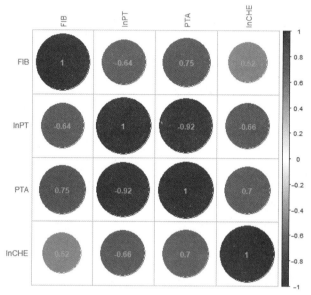

图 2-1　函数 corrplot( ) 创建的相关系数图

使用 GGally 包的函数 ggcorr( ) 能得到一个 ggplot2 风格的相关系数图（见图 2-2）：

```
> library(GGally)
> ggcorr(bio, label = TRUE)
```

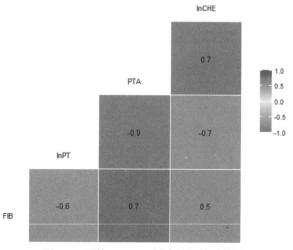

图 2-2　函数 ggcorr( ) 创建的相关系数图

2.2　散点图矩阵

对于数值型变量，散点图可以用来展示两个变量之间的关系。为了便于发现规律，我们还可以在散点图上添加拟合直线或曲线等。如果想要展示多个变量两两之间的关系，可以用散点图矩阵，它是一个很常用的探索性数据分析的工具。散点图矩阵相比相关系数图的优势在于，它可以展示所有原始数据，这样我们可以看到变量之间潜在的线性或非线性关系，还可以看到离群点，从而避免被单一的统计指标所误导。

基础包 graphics 里的函数 pairs( ) 可以创建一个比较朴素的散点图矩阵，如图 2-3 所示。

```
> pairs(bio)
```

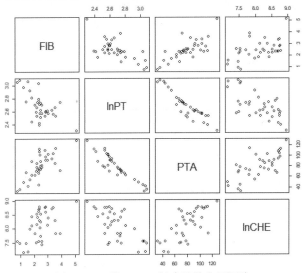

图 2-3　函数 pairs( ) 创建的散点图矩阵

从图 2-3 中可以看到，变量 FIB 与变量 PTA、lnCHE 之间存在较强的正相关关系，变量 lnPT 与变量 PTA 之间存在很强的负相关关系。

car 包里的函数 scatterplotMatrix( ) 也可以用于创建散点图矩阵，并且它有更丰富的参数选项。该函数的使用格式为：

```
scatterplotMatrix(x, smooth = TRUE, id = FALSE, legend = TRUE, regLine =
TRUE, ellipse = FALSE, var.labels = colnames(x), diagonal = TRUE, plot.points =
TRUE, groups = NULL, …)
```

其中主要参数的意义如下。

- x 表示矩阵或者数据框。
- smooth 用于指定各散点图的拟合曲线。
- id 为逻辑值，默认为 FALSE；如果设为 TRUE，将标示出距离数据中心最远的马氏距离的两个点。
- diagonal 用于设置对角线上的图形，默认为密度曲线图，也可以设为直方图、箱线图、正态 QQ 图等。

一般来说，使用函数 scatterplotMatrix( )的默认参数就能得到一个信息量丰富的散点图矩阵。例如：

```
> library(car)
> scatterplotMatrix(bio)
```

绘制的图形如图 2-4 所示，可以看到在散点图上添加了拟合线，并且在对角线上用密度曲线和轴须图展示了每个变量的分布。

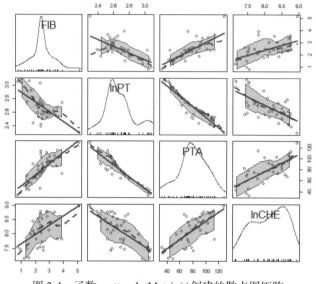

图 2-4　函数 scatterplotMatrix( )创建的散点图矩阵

使用 GGally 包的函数 ggpairs( )也能得到与图 2-4 类似的 ggplot2 风格的散点图矩阵（见图 2-5）：

```
> library(ggplot2)
> library(GGally)
> ggpairs(bio)
```

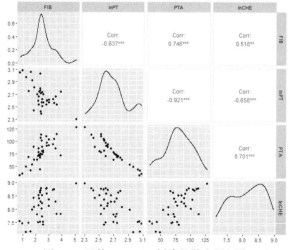

图 2-5　函数 ggpairs( )创建的散点图矩阵

函数 ggpairs( )还能在一幅图中同时展示数值型变量和分类变量之间的关联。例如，在数据框 cirr 中，前两个变量 sex 和 agegrp 为分类变量，后面 4 个检测指标为数值型变量，我们可以在一幅图中展示它们的分布和相互关系：

```
> ggpairs(cirr)
```

绘制的图形如图 2-6 所示，它可以看作增强版的散点图矩阵，图中的对角线格子中展示了各个变量的分布：对于分类变量，绘制条形图；对于数值型变量，绘制密度曲线。在非对角线的格子中描述了变量两两之间的关联：对于两个数值型变量，在下三角格子中绘制散点图，在上三角格子中给出相关系数的值并标出统计学显著性；对于一个数值型变量和一个分类变量，在下三角格子中绘制分组直方图，在上三角格子中绘制平行箱线图；对于两个分类变量，绘制分组条形图。

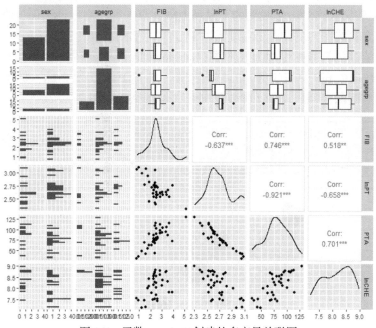

图 2-6　函数 ggpairs( )创建的多变量关联图

2.3　符号图

符号图是利用各种特殊符号展示多元数据的工具，其主要思想是将多个变量的数值体现在图形符号的特征上。例如，以矩形为散点图的基本符号，除了点的横坐标和纵坐标代表两个变量，我们还可以用矩形的长和宽分别代表另外两个变量的值，这样在一幅图中至少可以展示 4 个变量。类似地，我们可以用圆圈、正方形、多边形、箱线图、温度计等符号作为散点图中的"点"，这样就把普通的散点图扩展为多变量数据的展示工具。

基础包 graphics 中的函数 symbols( )可以创建包括圆形、正方形、矩形、星形、温度计和箱线图等在内的多种符号图。其中，函数的前两个参数 x 和 y 用于指定散点图中各个点的中心位置；对于不同的符号，通过下面几个参数来指定，参数的含义及赋值要求如下。

（1）circles：圆形，赋予一个数值型向量，给定圆的半径（实际上是与圆的半径成比例，下同）。

（2）squares：正方形，赋予一个数值型向量，给定正方形的边长。

（3）rectangles：矩形，赋予一个列数为 2 的矩阵，两列分别给定矩形的宽和高。

（4）stars：星形（可以看作多边形），赋予一个列数大于 2 的矩阵，给定从中心到多边形每个顶点的线段的长度。

（5）thermometers：温度计，赋予一个列数为 3 或 4 的矩阵，前两列给定温度计的宽度和长度；如果矩阵为 3 列，那么第 3 列为温度计内"温度"的高度，其值是一个百分比；如果矩阵有第 4 列，那么"温度"将按照第 3 列和第 4 列的比值进行填充。

（6）boxplots：箱线图，赋予一个列数为 5 的矩阵，前两列分别给定"箱子"的宽度和高度，第 3 列和第 4 列对应箱线图的下限和上限，第 5 列与温度计类似，值为一个 0 到 1 之间的数，给定箱线图内的中位数标记在"箱子"内部的高度比例。

使用圆形绘制的符号图也称为气泡图（bubble chart），它能在一幅图中展示 3 个数值型变量。下面以数据框 bio 中的变量 lnPT 为横坐标、变量 PTA 为纵坐标、变量 FIB 为圆的半径（实际上是与圆的半径成比例）绘制符号图，绘图结果如图 2-7 所示。

```
> symbols(x = bio$lnPT, y = bio$PTA, circles = bio$FIB,
+         inches = 0.25, fg = "grey", bg = rainbow(nrow(bio)))
> text(bio$lnPT, bio$PTA, labels = 1:nrow(bio), cex = 0.7)
```

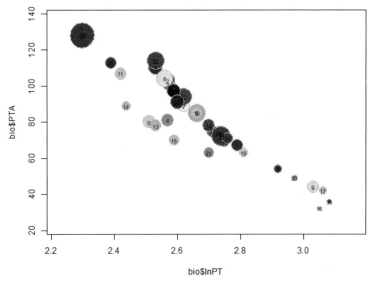

图 2-7   函数 symbols( )创建的圆形符号图

在函数 symbols( )中，参数 fg 用于设置图形边框的颜色，参数 bg 用于设置图形的填充色，参数 inches 用于控制图形的大小。函数 text( )用来在图中为每个个体添加标签名称。从图 2-7 中可以看到每名患者在这 3 个指标上的取值情况。我们可以很快找到一些有突出特征的个体。例如，36 号患者的 PTA 值和 FIB 值都很大，而 lnPT 值很小。相反地，16 号、

17 号和 33 号个体的 PTA 值和 FIB 值很小，而 lnPT 值很大。

　　圆的大小只需要由半径一个指标决定，而矩形的形状由长和宽两个指标决定，所以使用矩形绘制的符号图可以展示 4 个数值型变量。例如：

```
> sides <- cbind(bio$FIB, bio$lnCHE)
> symbols(x = bio$lnPT, y = bio$PTA, rectangles = sides,
+         inches = 0.45, fg = "grey", bg = rainbow(nrow(bio)))
> text(bio$lnPT, bio$PTA, labels = 1:nrow(bio), cex = 0.6)
```

　　绘制的图形如图 2-8 所示。图 2-8 中矩形块的位置与图 2-7 中圆圈的位置是一样的，因为两幅图都使用了同样的横坐标变量和纵坐标变量。在图 2-8 中，变量 FIB 代表矩形的宽，变量 lnCHE 代表矩形的高。

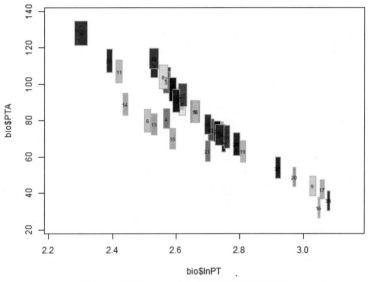

图 2-8　函数 symbols( )创建的矩形符号图

2.4　脸谱图

　　切尔诺夫脸谱图（Chernoff faces）由 Herman Chernoff 于 1973 年提出，它将一批数值对应于人的脸部特征（如脸宽、眼睛大小、嘴巴大小等）。该想法是基于人们通常比较容易辨别人的脸部特征。脸谱图采用 15 个指标刻画人的面部特征：脸的长度、脸的宽度、脸型、嘴巴张开幅度、嘴巴宽度、笑容曲线、眼睛张开幅度、眼睛宽度、头发厚度、头发宽度、发型、鼻子长度、鼻子宽度、耳朵宽度、耳朵长度。这样，将各变量的取值进行一定的数学函数映射后，就可以确定脸的轮廓、形状及五官的部位、形状，每个研究对象的数据都可以用一张脸谱来表示。用脸谱图能非常形象有趣地展示多元数据。

　　aplpack 包的函数 faces( )可以用来绘制脸谱图，它的使用格式为：

```
faces( xy, which.row, fill = FALSE, face.type = 1, nrow.plot, ncol.plot,
scale = TRUE, …)
```

其中主要参数的意义如下。

- xy 代表数据矩阵，行表示样品，列表示变量，每一行数据将生成一个脸谱图。
- which.row 用于定义输入矩阵的行。
- fill 用于在变量较少时指定是否自动固定某些脸部特征，当 fill = FALSE（默认）时，变量会被重复使用。
- face.type 取值为 0 ~ 2，0 表示无颜色，1 表示彩色（默认），2 表示彩色的圣诞老人。
- nrow.plot 和 ncol.plot 分别用于设定输出图形中每行和每列脸谱图的个数。
- scale 用于设定是否对数据进行标准化，默认为 TRUE。

例如，用脸谱图展示数据框 bio 中 36 个研究对象的 4 项检测指标：

```
> library(aplpack)
> faces(bio)
 effect of variables:
   modified item       Var
  "height of face   "  "FIB"
  "width of face    "  "lnPT"
  "structure of face"  "PTA"
  "height of mouth  "  "lnCHE"
  "width of mouth   "  "FIB"
  "smiling          "  "lnPT"
  "height of eyes   "  "PTA"
  "width of eyes    "  "lnCHE"
  "height of hair   "  "FIB"
  "width of hair    "  "lnPT"
  "style of hair    "  "PTA"
  "height of nose   "  "lnCHE"
  "width of nose    "  "FIB"
  "width of ear     "  "lnPT"
  "height of ear    "  "PTA"
```

函数 faces( )的输出不仅包含一幅脸谱图（见图 2-9），还给出了各个变量对应的脸谱图的部位特征。因为上面的绘图中只使用了 4 个变量，所以 15 个脸谱特征指标会重复使用这 4 个变量，例如，脸的长度、嘴巴宽度、头发厚度和鼻子宽度都由第一个变量 FIB 决定。

在利用脸谱图对观测对象进行比较的时候，需要注意的是脸谱的形状受各变量次序的影响很大。例如，如果把上面 4 项指标的次序换一下，得到的脸谱图就有较大的不同。根据脸谱图对研究对象进行归类也有很强的主观性，因为不同的人所关注的脸的部位有很大不同，如有些人对眼睛的大小比较在意，有些人对脸的胖瘦印象深刻。因此对同样一幅脸谱图，不同的人可能得到不同的结论。在实际分析中，脸谱图经常与聚类分析、相关分析等定量方法结合使用。

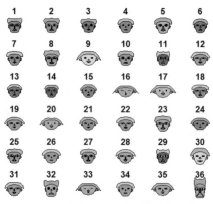

图 2-9　函数 faces( )创建的脸谱图

2.5　星状图和雷达图

星状图（star plot）和雷达图（radar plot）本质上是同一类图形，它们都用线段离中心的长度来表示变量值的大小。二者的区别在于，星状图单独展示每一个个体的多个指标，因而整幅图看起来就像很多个不同形状的星星；而雷达图将多个个体的多个指标放在同一张图形上，形似雷达。简单来说，星状图有多个中心，而雷达图只有一个中心。

1. 星状图

假设有 n 个观测对象，测量了 p 个指标。星状图是把一个圆的圆周 p 等分，连接圆心和各个分点，把这 p 条半径依次定义为变量的坐标轴，并配以适当的刻度。对给定的一组观测值，把 p 个变量的值分别取在对应的坐标轴上，然后把它们连接成一个 p 边形。因此，每个观测对象可画出一个 p 边形，n 个观测对象可以得到 n 个 p 边形。

基础包 graphics 中的函数 stars( )可以绘制星状图，它的使用格式为：

```
stars(x, full = TRUE, scale = TRUE, radius = TRUE, labels = dimnames(x)
[[1]], nrow = NULL, ncol = NULL, len = 1, key.loc = NULL, draw.segments, …)
```

其中主要参数的意义如下。
- x 代表数据矩阵或数据框，每一行数据将生成一个星状图。
- full 为逻辑值，决定图形是圆形还是半圆形，默认为 TRUE（输出圆形星状图）。
- scale 决定是否对数据进行标准化，默认为 TRUE。
- radius 为逻辑值，决定是否画出圆的半径，默认为 TRUE。
- labels 用于设定每个星状图的名称，默认为数据的行名。
- nrow 和 ncol 分别用于设定输出图形中每行和每列星状图的个数。
- len 为半径尺度，用于设置星状图的显示比例，默认为 1。
- key.loc 是一个由 x 坐标与 y 坐标构成的向量，用于展示标准星图的位置，这里的标准星图相当于一个图例。
- draw.segments 为逻辑值，默认为 FALSE，将其设为 TRUE 绘出的星状图是一段一段的弧。

例如，对于 36 名患者的 4 项检测指标数据，用下面的命令画出星状图：

```
> stars(bio, labels = 1:36, len = 0.8, ncol = 7, key.loc = c(12, 2))
```

绘制的图形如图 2-10 所示。在默认情况下，函数 stars( )会尽量按照相同的行数和列数排列星状图。因此，对于 36 个观测对象，默认情况下会排成 6 行 6 列的星状图。在上面的命令里，把参数 ncol 设为 7 是为了给标准星状图（图例）留下一个空白位置。默认情况下，函数的输出中不包括标准星状图。为了增强可读性，参数 key.loc 是必不可少的，通过它指定标准星状图的中心位置坐标。星状图中水平轴代表第一个变量，沿逆时针方向，依次是第二个、第三个、第四个变量。

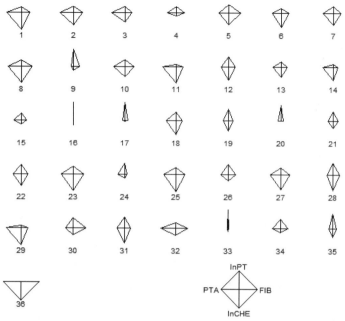

图 2-10　函数 stars( )创建的星状图 1

调整函数 stars( )中的参数 draw.segments，可以得到另一种形式的星状图（见图 2-11）。

```
> stars(bio, labels = 1:36, len = 0.8, ncol = 7, key.loc = c(12, 2),
+        draw.segments = TRUE)
```

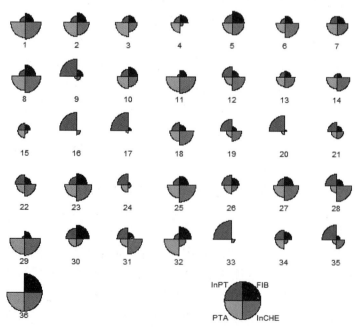

图 2-11　函数 stars( )创建的星状图 2

2.　雷达图

雷达图适用于观测数较少的情形，它把各观测对象的指标展示在一幅图中，以便于对各指标进行比较。由于看起来像一个蜘蛛网，雷达图也被称为蜘蛛图或蛛网图（spider plot）。

fmsb 包中的函数 radarchart( )可以绘制雷达图，它的使用格式为：

```
radarchart(df, axistype, seg, pty, pcol, plty, plwd, pdensity, pangle,
pfcol, cglty, cglwd, cglcol, axislabcol, title, maxmin, na.itp, centerzero,
vlabels, ...)
```

其中主要参数的意义如下。
- df 表示绘图使用的数据框，要求数据框的列数大于 2，且第 1 行是每个变量的最大值，第 2 行是每个变量的最小值。
- axistype 用于设置坐标轴的标签类型，取值为整数 0 ~ 5。
- seg 表示每个轴上的线段个数，用于控制网格的密度。
- pty 表示点的类型。
- pcol 表示点和线条的颜色。
- plty 表示线条类型。
- plwd 表示线条宽度。
- pfcol 表示填充色。
- cglty 表示网格线的线条类型。
- cglwd 表示网格线的线条宽度。
- cglcol 表示网格线的线条颜色。
- vlabels 用于设置变量标签。

在绘图前，需要先找出各指标的最大值和最小值，用来定义雷达图中各个维度的尺度，并把这两个向量与需要展示的观测对象的指标按行合并。例如，对于表 1-2 中前 4 名患者的 4 项检测指标数据，用下面的命令画出雷达图：

```
> library(fmsb)
> vmax <- apply(bio, 2, max)
> vmin <- apply(bio, 2, min)
> dat <- rbind(vmax, vmin, bio[1:4,])
> radarchart(dat, plwd = 1.5, cglcol = "grey", cglty = 1)
```

绘制的图形如图 2-12 所示。

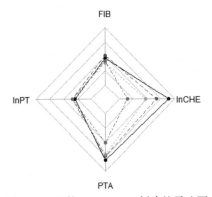

图 2-12　函数 radarchart( )创建的雷达图

2.6　平行坐标图

通常情况下的直角坐标系最多只能容纳两个变量（有相互垂直的 x 轴和 y 轴两个坐标轴），在这样的坐标系中无法直接展示多个变量。平行坐标系是把相互垂直的坐标轴扩展为平行的坐标轴。由于平面上可以画出很多条平行线，因此平行坐标系可以容纳很多个变量。在每个坐标轴上，根据变量数值的大小描点，然后把这些点用折线连接起来，每个观测对象（每一行）就对应一条折线，这样就形成了平行坐标图。

在 R 中有多个可以绘制平行坐标图的函数，如 GGally 包的 ggparcoord( )函数、MASS 包的 parcoord( )函数和 iplots 包的 ipcp( )函数等。以函数 ggparcoord( )为例，它的用法为：

```
ggparcoord(data, columns = 1:ncol(data), groupColumn = NULL, scale = "std",
order = columns, showPoints = FALSE, …)
```

其中主要参数的意义如下。
- data 代表一个含有多列的数据框。
- columns 用于指定要参与画图的列，默认为全部的列。
- groupColumn 用于指定绘图颜色变量所在的列。
- scale 用于指定数据标准化的方法，默认将绘图所用各列标准化为均值为 0、方差为 1 的变量。
- order 用于指定绘图变量的顺序。
- showPoints 为逻辑值，用于指定是否画出数据点，默认为 FALSE。

下面用 mclust 包里的数据集 thyroid 作图。该数据集包含了 215 名患者的临床检测数据，其中前 150 名对象甲状腺功能正常（Normal），中间 35 名对象甲状腺功能亢进（Hyper），后 30 名对象甲状腺功能减退（Hypo）。5 项实验室检测指标分别为：RT3U 表示 T3 树脂摄取率；T4 表示血清总甲状腺素；T3 表示血清三碘甲状腺原氨酸；TSH 表示促甲状腺素；DTSH 表示注射 200μg 促甲状腺素后 TSH 值与基础值的差值。加载数据集并查看变量信息如下。

```
> data(thyroid, package = "mclust")
> str(thyroid)
'data.frame':   215 obs. of  6 variables:
 $ Diagnosis: Factor w/ 3 levels "Hypo","Normal",..: 2 2 2 2 2 2 2 2 2 2 ...
 $ RT3U     : num  107 113 127 109 105 105 110 114 106 107 ...
 $ T4       : num  10.1 9.9 12.9 5.3 7.3 6.1 10.4 9.9 9.4 13 ...
 $ T3       : num  2.2 3.1 2.4 1.6 1.5 2.1 1.6 2.4 2.2 1.1 ...
 $ TSH      : num  0.9 2 1.4 1.4 1.5 1.4 1.6 1.5 1.5 0.9 ...
 $ DTSH     : num  2.7 5.9 0.6 1.5 -0.1 7 2.7 5.7 0 3.1 ...
> summary(thyroid)
 Diagnosis      RT3U              T4               T3
 Hypo  : 30  Min.   : 65.0   Min.   : 0.500   Min.   : 0.20
 Normal:150  1st Qu.:103.0   1st Qu.: 7.100   1st Qu.: 1.35
```

```
     Hyper : 35   Median :110.0   Median : 9.200   Median : 1.70
                  Mean   :109.6   Mean   : 9.805   Mean   : 2.05
                  3rd Qu.:117.5   3rd Qu.:11.300   3rd Qu.: 2.20
                  Max.   :144.0   Max.   :25.300   Max.   :10.00
          TSH              DTSH
     Min.   : 0.10   Min.   :-0.700
     1st Qu.: 1.00   1st Qu.: 0.550
     Median : 1.30   Median : 2.000
     Mean   : 2.88   Mean   : 4.199
     3rd Qu.: 1.70   3rd Qu.: 4.100
     Max.   :56.40   Max.   :56.300
```

从函数 str( )的输出可以看到，数据框 thyroid 的第 1 列是因子型变量，表示患者的诊断类型，第 2 列到第 6 列都是数值型变量，表示 5 项实验室检测指标。而从函数 summary( )的输出可以看到各指标的量纲有较大的差异。

用数据框 thyroid 中的 5 项检测指标（第 2 列到第 6 列）绘制平行坐标图：

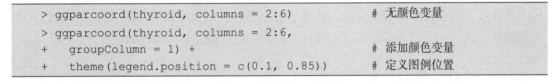

```
> ggparcoord(thyroid, columns = 2:6)           # 无颜色变量
> ggparcoord(thyroid, columns = 2:6,
+    groupColumn = 1) +                         # 添加颜色变量
+    theme(legend.position = c(0.1, 0.85))      # 定义图例位置
```

绘制的图形如图 2-13 所示，其中有 5 个平行坐标轴，分别对应 5 个变量，变量的取值经过了默认的标准化；每一条折线代表一名患者。图 2-13（a）中无颜色变量，图 2-13（b）中将诊断结果（数据的第 1 列）设为颜色变量并标注了颜色。

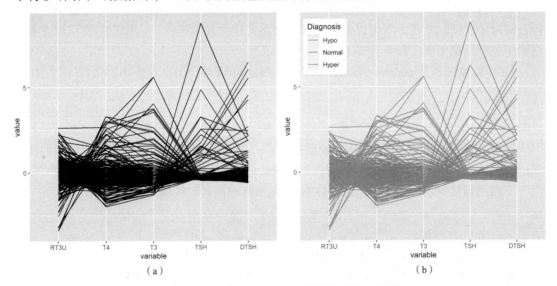

图 2-13　函数 ggparcoord( )创建的平行坐标图

从图 2-13（a）中可以观察到研究对象的聚集现象，这给我们进行聚类分析提供了一定的线索。从图 2-13（b）中可以看出每个指标对于三类患者的区分度。例如，血清总甲状腺素（T4）很好地区分了三类患者，相比甲状腺功能正常者（Normal），甲状腺功能亢进

患者（Hyper）的 T4 值较高，而甲状腺功能减退患者（Hypo）的 T4 值较低。

　　另外，从平行坐标图中也可以看出相邻变量之间的正向或负向相关关系。如果线段大量相交，那么说明第一个变量较大的值对应第二个变量较小的值，反之亦然；如果两个变量间的线段朝向相同，那么说明第一个变量较大的值也对应第二个变量较大的值。从图 2-13 中可以看到，RT3U 与 T4 之间存在负相关关系，T4 和 T3 之间存在正相关关系，而且对于 Hypo 组的患者来说，这种正相关关系更明显。需要注意的是，图中变量的顺序非常重要，它会直接影响图形的外观，从而影响我们对数据的观察，尤其是对变量间相关关系的观察。有时候我们需要调换变量顺序以便于观察到新的信息。

2.7　调和曲线图

　　调和曲线图是安德鲁斯（Andrews）于 1972 年提出的一种三角多项式作图法，其基本思想和傅里叶变换很相似，是根据三角变换将高维空间中的一个样本点对应于二维平面上的一条曲线。假设有 n 个观测对象，测量了 p 个指标，那么数据可以表示为一个 n 行 p 列的数据矩阵 $\boldsymbol{X}_{n \times p}$，通过下式将其每一行 $(x_{i1}, x_{i2}, \cdots, x_{ip})$ 转化为一条曲线：

$$f_i(t) = \frac{x_{i1}}{\sqrt{2}} + x_{i2} \sin t + x_{i3} \cos t + x_{i4} \sin 2t + x_{i5} \cos 2t + \cdots, \quad -\pi \leqslant t \leqslant \pi \qquad (2.1)$$

n 行数据对应 n 条曲线，画在同一平面上就是一张调和曲线图。当变量的数值相差太悬殊时，最好先标准化再作图。

　　安德鲁斯证明了三角多项式图有许多良好的数学性质及其对应的实际意义。例如，两行观测对象之间的欧氏距离可以表现为图中两条曲线之间的距离，这样我们就可以直观地在图中观察到聚集现象和离群现象。

　　MSG 包中的函数 andrews_curve( ) 可以用来绘制调和曲线图，它的用法如下：

```
andrews_curve(x, n = 101, type = "l", lty = 1, lwd = 1, pch = NA, xlab =
"t", ylab = "f(t)", ...)
```

　　其中，x 为绘图使用的数据矩阵或数据框；n 表示每条曲线上点的个数，n 越大曲线越光滑，默认为 101；其余参数的意义与函数 plot( ) 里的参数是一样的。

　　下面用函数 andrews_curve() 绘制数据集 thyroid 的调和曲线图：

```
> library(MSG)
> thyroid.col <- as.integer(thyroid$Diagnosis)
> andrews_curve(scale(thyroid[,-1]), col = 1)
> andrews_curve(scale(thyroid[,-1]), col = thyroid.col)
> legend("top", col = 1:3, lty = 1, bty = "n",
+         legend = levels(thyroid$Diagnosis), horiz = TRUE)
```

　　在上面的命令里，使用了函数 scale( ) 将数据进行标准化，这是因为各指标的量纲有较大的差异。绘制的图形如图 2-14 所示，与图 2-13 类似，图 2-14（a）无颜色变量，图 2-14（b）

将诊断结果（数据的第 1 列）设为颜色变量并标注了颜色。从图 2-14 可以看到，各组观测对应的曲线拧在一起，不同组的曲线拧成不同的束，非常直观。平行坐标图和调和曲线图有着相近的功能，而绘图技巧大有不同。平行坐标图简单，显得有些粗糙，而调和曲线图所用公式复杂，绘图十分精细。

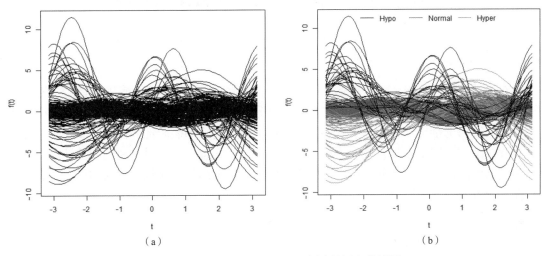

图 2-14　函数 andrews_curve ( ) 创建的调和曲线图

2.8　小结

除了本章介绍的方法，多元数据的可视化还有三维散点图、马赛克图、树形图等方法。总的来说，多元数据的图示法使数据的呈现更直观、更形象，借助这些图形，我们对数据会有更深的印象。但需要注意的是，多变量的图示法属于探索性分析方法，在大多数情况下，它只能给人一种大概的印象，而不能依据它来形成结论，实践中必须结合其他定量统计分析方法和所分析的具体问题，才能得到较为合理、可靠的结论。

2.9　习题

2-1　datasets 包里的数据集 trees 是 31 棵黑樱桃树的测量数据，测量指标包括 Girth（树围）、Height（树高）和 Volume（体积）。请使用该数据集分别绘制散点图矩阵、符号图、脸谱图和星状图。

2-2　datasets 包里的数据集 iris 是 150 朵鸢尾花的测量数据，包含 setosa 鸢尾花、versicolor 鸢尾花、virginica 鸢尾花各 50 朵。测量指标包括 Sepal.Length（花萼长度）、Sepal.Width（花萼宽度）、Petal.Length（花瓣长度）、Petal.Width（花瓣宽度）4 项。请加载该数据集，并以花的种类（Species）为颜色变量分别绘制平行坐标图和调和曲线图。

第 3 章 多元数据的组间比较

在一元统计分析中，关于正态总体均值的假设检验可以用 t 检验或 F 检验等。对于包含多个指标的多元正态总体的统计推断，如果分别对各个变量进行一元假设检验，会有诸多弊端：①当变量比较多时，重复一元假设检验会大大增加假阳性的错误；②多个一元假设检验的结论可能不一致，难以得到一个综合结论；③忽略了变量之间的相关性。克服上述弊端的做法是进行多元分析。本章主要介绍多元数据的组间比较，包括均值向量的统计推断和协方差矩阵的检验。

3.1 多元 T 检验

在一元分析中，对于单个正态总体，配对或成组设计两个均值的比较可以用 t 检验；在多元分析中，对于单个多元正态总体，可以使用 Hotelling T^2 检验，简称多元 T 检验。

3.1.1 单个正态总体均值向量检验

对于单个正态总体 $X \sim N(\mu, \sigma^2)$，要检验其均值是否等于某个已知的常数 μ_0，可以采用 t 检验，其原假设为 $H_0: \mu = \mu_0$，检验统计量为

$$t = \frac{\bar{X} - \mu_0}{S/\sqrt{n}} \tag{3.1}$$

其中，$\bar{X}$ 为样本均值，S 为样本标准差。将式（3.1）两边平方，有

$$t^2 = n(\bar{X} - \mu_0)S^{-2}(\bar{X} - \mu_0) \tag{3.2}$$

对于多元正态总体 $\boldsymbol{X} \sim N_m(\boldsymbol{\mu}, \boldsymbol{\Sigma})$，式（3.2）可以推广为

$$T^2 = n(\bar{\boldsymbol{X}} - \boldsymbol{\mu}_0)^{\mathrm{T}} \boldsymbol{S}^{-1}(\bar{\boldsymbol{X}} - \boldsymbol{\mu}_0) \tag{3.3}$$

其中，$\bar{\boldsymbol{X}}$ 为样本均值向量，$\boldsymbol{S}$ 为样本协方差矩阵，$\boldsymbol{S}^{-1}$ 表示 $\boldsymbol{S}$ 的逆矩阵。统计量 T^2 是由统计学家哈罗德·霍特林（Harold Hotelling）推导出的，故通常称其为 Hotelling T^2。Hotelling T^2 与 F 分布有如下的关系：

$$F = \frac{n-m}{(n-1)m}T^2 \sim F(m, n-m) \tag{3.4}$$

式（3.4）中，n 为样本量，m 为多元正态总体中包含的变量数。因此，要检验总体均值向量是否为给定的向量 $\boldsymbol{\mu}_0$，可采用式（3.4）中的 F 值作为检验统计量进行 F 检验。这里需要注意的是，当原假设不成立时，T^2 的值越大，F 值也越大，因此拒绝域在 F 分布的右侧，即进行单侧 F 检验。

下面以第 1 章表 1-2 中的数据为例，对 4 项临床检测指标进行多元 T 检验。首先选取数据：

```
> cirr <- read.csv("cirrhosis.csv")        # 读入数据
> cirr$sex <- factor(cirr$sex)             # 将变量 sex 转为因子
> cirr$agegrp <- factor(cirr$agegrp)       # 将变量 agegrp 转为因子
> bio <- cirr[, 3:6]                       # 选取数据集的第 3 列到第 6 列
```

在进行多元 T 检验之前，需要检查总体是否服从多元正态分布，这可以借助 MVN 包里的函数 mvn( )实现。

```
> library(MVN)
> mvn(bio)
$multivariateNormality
          Test       HZ        p value      MVN
1 Henze-Zirkler  1.047387   0.00628909     NO


$univariateNormality
          Test       Variable   Statistic    p value   Normality
1 Anderson-Darling   FIB        0.6142       0.1018      YES
2 Anderson-Darling   lnPT       0.7247       0.0536      YES
3 Anderson-Darling   PTA        0.1731       0.9214      YES
4 Anderson-Darling   lnCHE      0.6900       0.0655      YES


$Descriptives
        n    Mean       Std.Dev     Median    Min     Max      25th       75th
FIB    36  2.470000   0.8337386    2.39      0.78    5.10     2.1475     2.8325
lnPT   36  2.678056   0.1922323    2.64      2.30    3.08     2.5675     2.7525
PTA    36  79.777778  23.0255896   79.00     32.00   128.00   67.7500    94.7500
lnCHE  36  8.133056   0.5222305    8.19      7.15    8.97     7.6775     8.5975
            Skew        Kurtosis
FIB     0.6046513     1.2879970
lnPT    0.5042816    -0.3325948
PTA    -0.1565475    -0.5762517
lnCHE  -0.2425023    -1.2648804
```

从上面的输出结果可以看出，4 个指标都服从单变量的正态分布。但是，Henze-Zirkler 检验的结果否决了多元正态分布的假设。

假设表 1-2 中 4 项检测指标的正常值分别为 2.5、2.5、80、9，下面暂不考虑数据的多元正态性，使用 Hotelling T^2 检验比较 4 项检测指标是否异于正常值。

接下来定义各参数的值并计算样本均值向量和样本协方差矩阵：

```
> n <- 36        # 样本量
> m <- 4         # 变量个数
> mu0 <- c(2.5, 2.5, 80, 9)      # 给定向量值
> xbar <- colMeans(bio)          # 样本均值向量
> S <- cov(bio)                  # 样本协方差矩阵
```

再分别根据式（3.3）和式（3.4）计算 T^2 的值和 F 统计量的值：

```
> T.square <- n * t(xbar - mu0) %*% solve(S) %*% (xbar - mu0)
> T.square
         [,1]
[1,] 385.6347
> F.value <- (n - m)/((n - 1) * m)* T.square
> F.value
         [,1]
[1,] 88.14508
```

最后，根据式（3.4）中的 F 分布（自由度分别为 m 和 $n-m$）计算 P 的值：

```
> pf(F.value, df1 = m, df2 = n - m, lower.tail = FALSE)
            [,1]
[1,] 8.272544e-17
```

实际上，上述计算结果可以借助 ICSNP 包中的函数 HotellingsT2( )直接得到：

```
# install.packages("ICSNP")
> library(ICSNP)
> HotellingsT2(bio, mu = mu0)
  Hotelling's one sample T2-test
data:  bio
T.2 = 88.145, df1 = 4, df2 = 32, p-value < 2.2e-16
alternative hypothesis: true location is not equal to c(2.5,2.5,80,9)
```

需要指出的是，函数 HotellingsT2( )给出的统计量"T.2"实际上是 F 值（88.145）。多元 T 检验的结果表明，研究对象的 4 项测量指标与给定的均值向量（2.5，2.5，80，9）之间的差异有统计学意义（$P < 0.001$）。

3.1.2　多元配对设计的均值向量检验

配对设计的多元分析本质上也是对差值进行假设检验。表 3-1 是某临床研究中用胸腺素治疗 15 例病毒性心肌炎细胞免疫功能低下症的数据，现欲分析治疗后的免疫球蛋白是否有变化。

表 3-1　病毒性心肌炎患者胸腺素治疗前后免疫球蛋白测定值　　（单位：mg/dL）

IgG		IgA		IgM	
治疗前	治疗后	治疗前	治疗后	治疗前	治疗后
1810	1654	246	196	292	243
1744	1568	213	208	286	272
1806	1743	226	214	297	276
1712	1584	238	168	265	274
1642	1649	227	242	307	289
1685	1543	260	198	246	265
1728	1624	138	212	312	288
1695	1500	196	207	266	262
1760	1340	233	179	243	259
1690	1454	256	196	334	296
1667	1453	297	209	285	263
1703	1564	212	223	296	274
1715	1644	228	237	249	260
1699	1543	236	205	266	262
1733	1684	202	197	308	288

首先读入数据，并计算治疗前后 3 种免疫球蛋白指标的差异：

```
> immun <- read.csv("immun.csv")
> d.IgG <- immun$IgG2 - immun$IgG1
> d.IgA <- immun$IgA2 - immun$IgA1
> d.IgM <- immun$IgM2 - immun$IgM1
```

然后用单变量的 *t* 检验分析治疗前后各指标的差异是否有统计学意义：

```
> t.test(d.IgG, mu = 0)
  One Sample t-test
data:  d.IgG
t = -5.8179, df = 14, p-value = 4.462e-05
alternative hypothesis: true mean is not equal to 0
95 percent confidence interval:
 -204.56837  -94.36496
sample estimates:
mean of x
-149.4667
> t.test(d.IgA, mu = 0)
  One Sample t-test
data:  d.IgA
t = -1.8999, df = 14, p-value = 0.07824
alternative hypothesis: true mean is not equal to 0
95 percent confidence interval:
 -44.990850   2.724183
```

```
sample estimates:
mean of x
-21.13333
> t.test(d.IgM, mu = 0)
  One Sample t-test
data: d.IgM
t = -2.3759, df = 14, p-value = 0.03233
alternative hypothesis: true mean is not equal to 0
95 percent confidence interval:
 -22.959759  -1.173574
sample estimates:
mean of x
-12.06667
```

结果表明，3 项指标的均值在治疗后分别下降了 149.5、21.1 和 12.1。但是，从 t 检验的 P 值可以看出，在 0.05 的显著性水平下，IgG 和 IgM 的改变有统计学意义，而 IgA 的改变没有统计学意义。

单变量分析不仅没有考虑各指标之间的相关性，所得结论也不同，而且导致假阳性的错误率增大了。下面进行均值向量的 Hotelling T^2 检验：

```
> HotellingsT2(cbind(d.IgG, d.IgA, d.IgM), mu = c(0, 0, 0))
  Hotelling's one sample T2-test
data:  cbind(d.IgG, d.IgA, d.IgM)
T.2 = 13.616, df1 = 3, df2 = 12, p-value = 0.0003607
alternative hypothesis: true location is not equal to c(0,0,0)
```

结果表明，$F = 13.616$，$P = 0.00036 < 0.001$。因此，可以认为使用胸腺素治疗后免疫球蛋白有改变。

3.1.3　多元成组设计两样本的均值向量检验

在进行一元分析的假设检验时，对于方差相等的两个独立的正态总体 $X_1 \sim N(\mu_1, \sigma^2)$ 和 $X_2 \sim N(\mu_2, \sigma^2)$，要检验其均值是否相等，可以采用成组 t 检验，其原假设为 $H_0: \mu_1 = \mu_2$，检验统计量为

$$t = \frac{\overline{X}_1 - \overline{X}_2}{\sqrt{\dfrac{n_1 + n_2}{n_1 n_2} S_c^2}} \tag{3.5}$$

其中，$\overline{X}_1$ 和 $\overline{X}_2$ 分别为两组样本均值，n_1 和 n_2 分别为两组的样本量，S_c^2 为两组样本合并的样本方差。将式（3.5）两边平方，有

$$t^2 = \frac{n_1 n_2}{n_1 + n_2} (\overline{X}_1 - \overline{X}_2) S_c^{-2} (\overline{X}_1 - \overline{X}_2) \tag{3.6}$$

对于多元正态总体 $X \sim N_m(\mu, \Sigma)$，要检验两组均值向量是否相等，其原假设为

$H_0{:}\boldsymbol{\mu_1} = \boldsymbol{\mu_2}$。将式（3.6）中的 $\bar{X}_1$ 和 $\bar{X}_2$ 分别推广为两组样本的均值向量 $\bar{\boldsymbol{X}}_1$ 和 $\bar{\boldsymbol{X}}_2$，S_c^2 推广为两组样本协方差矩阵 $\boldsymbol{S_1}$ 和 $\boldsymbol{S_2}$ 的合并协方差矩阵 $\boldsymbol{S_c}$，t^2 即推广为 Hotelling T^2 统计量：

$$T^2 = \frac{n_1 n_2}{n_1 + n_2}(\bar{\boldsymbol{X}}_1 - \bar{\boldsymbol{X}}_2)^{\mathrm{T}}\boldsymbol{S}_c^{-1}(\bar{\boldsymbol{X}}_1 - \bar{\boldsymbol{X}}_2) \tag{3.7}$$

其中

$$\boldsymbol{S}_c = \frac{1}{n_1 + n_2 - 2}\left[(n_1 - 1)\boldsymbol{S_1} + (n_2 - 1)\boldsymbol{S_2}\right] \tag{3.8}$$

在原假设 $H_0{:}\boldsymbol{\mu_1} = \boldsymbol{\mu_2}$ 成立的条件下，式（3.7）中的 T^2 与 F 分布有如下的关系：

$$F = \frac{n_1 + n_2 - m - 1}{(n_1 + n_2 - 2)m}T^2 \sim F(m, n_1 + n_2 - m - 1) \tag{3.9}$$

这里需要注意的是，当原假设不成立时，T^2 的值越大，F 值也越大，因此拒绝域在 F 分布的右侧，即进行单侧 F 检验。此外，当两组的样本量 n_1 和 n_2 都较大时，式（3.9）中的 F 分布可以用自由度为 m 的 χ^2 分布近似。

下面以第 1 章表 1-2 中的数据为例，对男性和女性的 4 项检测指标进行两样本的均值向量检验：

```
> n1 <- nrow(cirr.male)                    # 第一组的样本量
> n2 <- nrow(cirr.female)                  # 第二组的样本量
> m <- ncol(cirr[, 3:6])                   # 变量个数
> xbar1 <- colMeans(cirr.male[, 3:6])      # 第一组的样本均值向量
> xbar2 <- colMeans(cirr.female[, 3:6])    # 第二组的样本均值向量
> S1 <- cov(cirr.male[, 3:6])              # 第一组的样本协方差矩阵
> S2 <- cov(cirr.female[, 3:6])            # 第二组的样本协方差矩阵
> S <- ((n1 - 1) * S1 + (n2 - 1) * S2) / (n1 + n2 - 2)  # 合并的样本协方差矩阵
> T.square <- n1 * n2 / (n1 + n2) *
+   t(xbar1 - xbar2) %*% solve(S) %*% (xbar1 - xbar2)
> F.value <- (n1 + n2 - m -1)/((n1 + n2 - 2) * m) * T.square   # F值
> F.value
         [,1]
[1,] 1.820485
> pf(F.value, df1 = m, df2 = n1 + n2 - m - 1, lower.tail = FALSE)
          [,1]
[1,] 0.1500099
```

多元成组设计两样本的均值向量检验也可以使用 ICSNP 包里的函数 HotellingsT2( )实现：

```
> X <- as.matrix(cirr[, 3:6])
> HotellingsT2(X ~ cirr$sex)
  Hotelling's two sample T2-test
data:  X by cirr$sex
T.2 = 1.8205, df1 = 4, df2 = 31, p-value = 0.15
alternative hypothesis: true location difference is not equal to c(0,0,0,0)
```

结果表明，$F = 1.8205$，$P = 0.15 > 0.05$，两组患者的 4 项检测指标的差异没有统计学意义。

3.2　多元方差分析

对于多组设计的资料，单变量分析常采用方差分析（analysis of variance, ANOVA）处理。而对于多组均值向量的比较，则需要采用多元方差分析（multivariate analysis of variance, MANOVA）。多元方差分析与单变量的方差分析原理完全相同，即将实验结果的总离差平方和 SST 分解为组间离差平方和 SSA 和组内离差平方和 SSE 两部分，只不过多元方差分析的平方和都用矩阵表示。多组均值向量比较的检验统计量是 Wilks Λ 统计量：

$$\Lambda = \frac{|SSE|}{|SSA+SSE|} = \frac{|SSE|}{|SST|} \qquad （3.10）$$

其中，$|SSE|$ 是组内离差平方和矩阵的行列式的值，$|SST|$ 是总离差平方和矩阵的行列式的值。Λ 表示的是组内变异（误差）在总变异中所占的比例。

统计量 Λ 的分布比较复杂，在变量数不多或者比较的组数不多时，可以导出其精确分布。在变量数较多或者比较的组数较多时，一般用近似分布代替其分布。目前，大多数统计软件采用的是拉奥（Rao）的近似方法。

当组数为 3 时，有

$$F = \left(\frac{n-m-2}{m}\right)\left(\frac{1-\sqrt{\Lambda}}{\sqrt{\Lambda}}\right) \sim F(2m, 2(n-m-2)) \qquad （3.11）$$

其中，n 为 3 组样本量之和，m 为每组中变量的个数。Λ 越小（F 值越大），表示组内变异占总变异的比例越小，组间变异相比随机效应越大。此时，应拒绝各组均值相等的假设。

下面以数据集 cirr 为例，检验 4 项检测指标在不同年龄组之间是否有差别。

```
> g1 <- cirr[cirr$agegrp == "<40", ]
> g2 <- cirr[cirr$agegrp == "40-59", ]
> g3 <- cirr[cirr$agegrp == "60+", ]
> m <- ncol(cirr[, 3:6])              # 变量个数
> n1 <- nrow(g1)                      # 第一组的样本量
> n2 <- nrow(g2)                      # 第二组的样本量
> n3 <- nrow(g3)                      # 第三组的样本量
> n <- n1 + n2 + n3                   # 三组总的样本量
> xbar1 <- colMeans(g1[, 3:6])        # 第一组的样本均值向量
> xbar2 <- colMeans(g2[, 3:6])        # 第二组的样本均值向量
> xbar3 <- colMeans(g3[, 3:6])        # 第三组的样本均值向量
> S1 <- cov(g1[, 3:6])                # 第一组的样本协方差矩阵
> S2 <- cov(g2[, 3:6])                # 第二组的样本协方差矩阵
> S3 <- cov(g3[, 3:6])                # 第三组的样本协方差矩阵
```

计算组内离差平方和与总离差平方和：

```
> SSE <- (n1 - 1) * S1 + (n2 - 1) * S2 + (n3 - 1) * S3
> SST <- (n - 1) * cov(cirr[, 3:6])
```

再根据式（3.10）计算 Wilks Λ 统计量的值：

```
> Wilks <- det(SSE)/det(SST)
> Wilks
[1] 0.9025092
```

最后，计算 F 值和 P 值：

```
> F.value <- (n - m - 2)/ m * ((1 - sqrt(Wilks)) / sqrt(Wilks))
> F.value
[1] 0.3946968
> pf(F.value, df1 = 2 * m, df2 = 2 * (n - m - 2), lower.tail = FALSE)
[1] 0.9192128
```

实际上，上述计算过程也可以用基础包 stats 中的函数 manova( )完成：

```
> mod <- manova(X ~ agegrp, data = cirr)
> summary(mod, test = "Wilks")
          Df    Wilks    approx F   num Df   den Df   Pr(>F)
agegrp     2  0.90251    0.3947         8       60    0.9192
Residuals 33
```

需要说明的是，泛型函数 summary( )会根据其中的对象调用相应的具体函数。在这里实际上调用的是函数 summary.manova( )。通过查看该函数的文档会发现，其中的参数 test 的默认值是"Pillai"，而不是"Wilks"。Wilks Λ 统计量是很多文献中比较流行的统计量，而 Pillai–Bartlett 统计量是为部分统计学家所推荐的统计量。

```
> summary(mod, test = "Pillai")
          Df    Pillai    approx F   num Df   den Df   Pr(>F)
agegrp     2  0.099352   0.40511         8       62    0.9135
Residuals 33
```

上面的结果表明，选用两种统计量得到的 P 值很接近，且都大于 0.05。因此，3 个年龄组下检测指标之间的差异没有统计学意义。

如果多元方差分析得到的 P 值小于显著性水平（一般为 0.05），意味着多组之间的差异有统计学意义。进一步地，如果我们还想知道具体是哪一个或者哪几个指标在组间表现出差异，可以使用函数 summary.aov( )查看每个变量单因素方差分析的结果：

```
> summary.aov(mod)
 Response FIB :
           Df  Sum Sq Mean Sq F value Pr(>F)
agegrp      2  0.2904 0.14518  0.1993 0.8203
Residuals  33 24.0388 0.72845
 Response lnPT :
           Df  Sum Sq  Mean Sq F value Pr(>F)
agegrp      2 0.01275 0.006374  0.1643 0.8492
Residuals  33 1.28062 0.038807
 Response PTA :
```

```
             Df  Sum Sq Mean Sq F value Pr(>F)
 agegrp       2   184.2   92.10  0.1654 0.8482
 Residuals   33 18372.0  556.73
  Response lnCHE :
             Df  Sum Sq  Mean Sq F value Pr(>F)
 agegrp       2  0.1421 0.071037  0.2493 0.7808
 Residuals   33  9.4033 0.284948
```

不出意外，单因素方差分析的结果表明，4 项检测指标在不同年龄组之间的差异没有统计学意义。如果单因素方差分析的结果中某一个有统计学意义，我们还可继续使用多重比较（例如 Tukey HSD 检验）探究对于每个因变量，各组之间更具体的差异是怎样的，这里不再赘述。

3.3　重复测量资料的多变量分析

在医学研究中，为了评价干预效果，我们常常会在多个时间点对同一受试对象的某个指标进行多次观察或测量，这称为重复测量设计，所收集到的资料称为重复测量资料。由于有时间这个变量对干预效果的影响，通常重复测量设计需要有平行对照组。重复测量资料中同一受试对象的数据具有相关性，需要用重复测量数据的方差分析方法进行检验，一般要求数据满足"球对称"的假设，即重复测量误差的协方差矩阵经正交变换后与单位矩阵成比例。如果不考虑重复测量数据是否满足"球对称"的假设，可将每个研究对象的多次测量看成一个向量，直接采用多变量的 Hotelling T^2 检验。

表 3-2 中的数据是 20 名患者手术前后的症状评分，其中 20 名患者被随机分配到 A、B 两个干预组中，每个患者测量的时间是固定的。现欲比较两种干预措施下患者手术前后的症状评分的差异。

表 3-2　20 名患者手术前后症状评分

编号	干预分组	手术前	手术后				
			7 天	14 天	30 天	60 天	90 天
1	A	1.2	1.7	2.8	2.1	2.0	1.6
2	A	1.4	3.4	3.2	2.9	2.7	3.4
3	A	1.0	2.3	2.7	1.7	2.4	1.3
4	A	1.1	1.4	1.2	2.6	2.2	2.1
5	A	2.1	2.2	3.4	3.2	2.8	2.8
6	A	0.9	1.2	1.6	1.6	1.5	1.6
7	A	1.3	1.2	1.3	2.9	1.6	1.5
8	A	1.8	2.4	2.6	2.2	2.2	2.8
9	B	1.0	1.4	1.6	1.7	2.2	1.6
10	B	1.7	1.7	1.2	1.3	1.6	1.7
11	B	1.2	0.8	0.5	1.2	1.2	0.7
12	B	0.9	1.3	1.7	2.1	1.0	0.6
13	B	0.8	2.5	2.2	1.2	1.1	1.0

续表

编号	干预分组	手术前	手术后				
			7 天	14 天	30 天	60 天	90 天
14	B	0.9	1.0	0.7	1.0	0.9	0.7
15	B	3.1	3.0	3.3	3.2	2.1	1.5
16	B	1.1	1.2	1.5	2.4	1.5	3.2
17	B	1.6	1.2	3.2	2.3	2.2	1.5
18	B	1.6	1.1	1.8	2.1	1.3	1.1
19	B	0.4	1.0	1.0	0.7	0.6	0.6
20	B	1.8	1.4	1.0	1.3	2.4	2.4

首先，读入数据并将其中的分组变量 group 转换为因子：

```
> dat <- read.csv("symptom_score.csv")
> dat$group <- factor(dat$group)
> head(dat)
  id group  t0  t1  t2  t3  t4  t5
1  1     A 1.2 1.7 2.8 2.1 2.0 1.6
2  2     A 1.4 3.4 3.2 2.9 2.7 3.4
3  3     A 1.0 2.3 2.7 1.7 2.4 1.3
4  4     A 1.1 1.4 1.2 2.6 2.2 2.1
5  5     A 2.1 2.2 3.4 3.2 2.8 2.8
6  6     A 0.9 1.2 1.6 1.6 1.5 1.6
```

下面作图查看症状评分随时间变化的趋势。为此，先使用 tidyr 包中的函数 pivot_longer( ) 把数据转为长格式（long form）。长宽格式的转换操作在重复测量数据的整理中经常用到。

```
> library(tidyr)
> dat.long <- pivot_longer(dat, 3:8, names_to = "time")
> dat.long
# A tibble: 120 x 4
      id group time  value
   <int> <fct> <chr> <dbl>
 1     1 A     t0      1.2
 2     1 A     t1      1.7
 3     1 A     t2      2.8
 4     1 A     t3      2.1
 5     1 A     t4      2
 6     1 A     t5      1.6
 7     2 A     t0      1.4
 8     2 A     t1      3.4
 9     2 A     t2      3.2
10     2 A     t3      2.9
# ... with 110 more rows
```

再用 ggplot2 包作图，查看在两种干预措施下手术前后患者的症状评分变化趋势：

```
> library(ggplot2)
> ggplot(dat.long, aes(x = time, y = value, group = id)) +
```

```
+    geom_point(aes(shape = group)) +
+    geom_line(aes(linetype = group))
```

绘制的图形如图 3-1 所示。

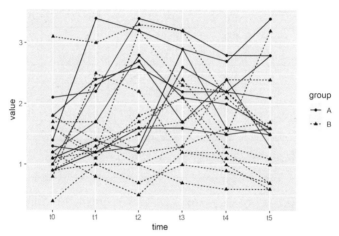

图 3-1　20 名患者在两种干预措施下手术前后症状评分变化趋势

由图 3-1 可以看出，总的来说，A 组患者的症状评分高于 B 组。但是，由于患者在手术前的症状评分有较大差异，还不能确定 A 组患者手术前后的症状评分高于 B 组。以手术前的时间为基线计算手术后各时间点测量值的改变量：

```
> change <- as.matrix(dat[, 4:8] - dat[, 3])
> head(change)
      t1   t2   t3   t4   t5
[1,] 0.5  1.6  0.9  0.8  0.4
[2,] 2.0  1.8  1.5  1.3  2.0
[3,] 1.3  1.7  0.7  1.4  0.3
[4,] 0.3  0.1  1.5  1.1  1.0
[5,] 0.1  1.3  1.1  0.7  0.7
[6,] 0.3  0.7  0.7  0.6  0.7
```

接下来进行多变量的 Hotelling T^2 检验。先不考虑干预分组，检验患者的症状评分在手术前后有无改变：

```
> HotellingsT2(change, mu = c(0, 0, 0, 0, 0))
  Hotelling's one sample T2-test
data:  change
T.2 = 4.2046, df1 = 5, df2 = 15, p-value = 0.01373
alternative hypothesis: true location is not equal to c(0,0,0,0,0)
```

上面的结果表明，患者的症状评分在手术前后的改变有统计学意义（$P = 0.01373$）。再比较不同干预措施下患者的症状评分的变化有没有差别：

```
> HotellingsT2(change ~ dat$group)
  Hotelling's two sample T2-test
data:  change by dat$group
T.2 = 2.1944, df1 = 5, df2 = 14, p-value = 0.1133
alternative hypothesis: true location difference is not equal to c(0,0,0,0,0)
```

结果表明，$F = 2.1944$，$P = 0.1133$。在 0.05 的显著性水平下，两种干预措施下患者的症状评分的变化之间的差异没有统计学意义。

对于多元数据，尤其是重复测量资料，也可以使用轮廓分析（profile analysis）比较两组或多组均值向量的轮廓是否相同。轮廓分析可以借助 profileR 包中的函数 pbg( ) 实现，例如：

```
> # install.packages("profileR")
> library(profileR)
> mod <- pbg(data = dat[, 3:8], group = dat$group,
+            original.names = TRUE, profile.plot = TRUE)
> mod
Data Summary:
        A         B
t0  1.3500  1.341667
t1  1.9750  1.466667
t2  2.3500  1.641667
t3  2.4000  1.708333
t4  2.1750  1.508333
t5  2.1375  1.383333
```

直接打印输出函数 pbg( ) 的结果会得到两组在各个时间点的均值，以及组间比较的轮廓图，如图 3-2 所示。

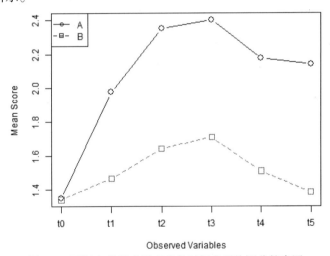

图 3-2　两组患者手术后症状各时间点平均评分轮廓图

一般来说，轮廓分析包含如下 3 种假设检验。

（1）平行检验，其目的是检验两组或多组之间的轮廓是否平行（零假设：轮廓是平行的）。

（2）相合检验，其目的是检验两组或多组的轮廓是否重合（零假设：轮廓是重合的）。相合检验只有在两组或多组的轮廓相互平行时才有意义。

（3）水平轮廓检验，其目的是检验两组或多组的轮廓是否是水平直线（零假设：轮廓是水平的）。水平轮廓检验只有在两组或多组的轮廓重合时才有意义。

使用函数 summary( ) 可以得到轮廓分析中各个假设检验的结果：

```
> summary(mod)
Call:
```

```
pbg(data = dat[, 3:8], group = dat$group, original.names = TRUE,
    profile.plot = TRUE)
Hypothesis Tests:
$`Ho: Profiles are parallel`
  Multivariate.Test   Statistic   Approx.F   num.df   den.df   p.value
1           Wilks    0.5606252   2.194424        5       14   0.1133038
2          Pillai    0.4393748   2.194424        5       14   0.1133038
3 Hotelling-Lawley   0.7837229   2.194424        5       14   0.1133038
4             Roy    0.7837229   2.194424        5       14   0.1133038
$`Ho: Profiles have equal levels`
          Df  Sum Sq  Mean Sq  F value  Pr(>F)
group      1   1.485   1.4852    5.202   0.035 *
Residuals 18   5.139   0.2855
---
Signif. codes:  0 `***' 0.001 `**' 0.01 `*' 0.05 `.' 0.1 ` ' 1
$`Ho: Profiles are flat`
        F   df1   df2    p-value
1 6.494395    5    14   0.002535733
```

从上面的输出可以看到，平行检验用了 4 种方法，得到的 P 值是相同的（ P = 0.1133038 ）。事实上，这里的平行检验等价于 Hotelling T^2 检验，即可以认为两组轮廓是相互平行的。进一步再看相合检验的结果，得到的 P 值为 0.035<0.05，因此拒绝两组轮廓重合的假设，即在各时间点两种干预措施下患者症状评分是不相同的。而水平轮廓检验的结果（ P = 0.0025 < 0.05 ）也拒绝了零假设，两样本合并后总体的轮廓不是一条水平线，即症状评分有高有低，其中手术后 30 天的平均分最高。

3.4　协方差矩阵的检验

协方差矩阵的齐性检验常采用 Box M 检验，该检验可以借助 biotools 包里的 boxM( ) 函数实现。先安装并加载 biotools 包：

```
> # install.packages("biotools")
> library(biotools)
```

函数 boxM()中有两个参数，其中第一个参数 data 需要输入包含多元数据的数据框或矩阵；第二个参数需要输入一个分组变量，通常分组变量是一个因子。例如，在数据集 cirr 中，检验不同性别患者的 4 项检测指标的协方差矩阵是否相同，可使用下面的命令：

```
> boxM(cirr[, 3:6], cirr[, 1])
  Box's M-test for Homogeneity of Covariance Matrices
data:  cirr[, 3:6]
Chi-Sq (approx.) = 9.4874, df = 10, p-value = 0.4866
```

因为 P 值大于 0.05，可以认为男性和女性患者 4 项检测指标的协方差矩阵相同。函数 boxM( )也可用于检验多个协方差矩阵是否相同，例如：

```
> boxM(cirr[, 3:6], cirr[, 2])
  Box's M-test for Homogeneity of Covariance Matrices
data:  cirr[, 3:6]
Chi-Sq (approx.) = 22.429, df = 20, p-value = 0.3177
```

结果表明，不同年龄组的患者的 4 项检测指标的协方差矩阵也相同（$P=0.3177$）。

3.5 多变量的非参数检验

在一元检验中，当参数检验的前提条件不满足时，我们可以采用非参数检验。例如，当数据不符合正态分布或协方差矩阵不相等时，我们可以用符号秩检验代替单样本的 t 检验、用秩和检验代替两独立样本的 t 检验。在多元分析中也有类似的做法，当参数检验的前提条件不满足时，我们可以考虑采用多变量的非参数检验。例如，多元 T 检验可以用边缘符号秩检验或边缘秩和检验代替。

在 3.1.1 节中，数据 bio 并没有通过多元正态分布的假设检验，所以得到的结论是不可靠的。改用 ICSNP 包中的函数 rank.ctest( ) 进行单样本的边缘符号秩检验：

```
> rank.ctest(bio, mu = mu0)
  Marginal One Sample Signed Rank Test
data:  bio
T = 33.098, df = 4, p-value = 1.14e-06
alternative hypothesis: true location is not equal to c(2.5,2.5,80,9)
```

类似地，3.1.3 节中多元 T 检验可以用两样本的边缘秩和检验代替：

```
> rank.ctest(X ~ cirr$sex)
  Marginal Two Sample Rank Sum Test
data:  X by cirr$sex
T = 9.4408, df = 4, p-value = 0.05098
alternative hypothesis: true location difference is not equal to c(0,0,0,0)
```

3.2 节中多元方差分析可以用多个样本的边缘秩和检验代替：

```
> rank.ctest(X ~ cirr$agegrp)
  Marginal C Sample Rank Sum Test
data:  X by cirr$agegrp
T = 5.8783, df = 8, p-value = 0.6609
```

需要说明的是，基于秩次的非参数方法用于探讨总体分布轮廓或者位置而非均值向量。从上面的结果可以看到，虽然使用非参数检验得到的 P 值与多元 T 检验或多元方差分析得到的 P 值有明显差异，但统计推断的结论是相同的。实际上，多元 T 检验和多元方差分析对正态性是比较稳健的，即总体稍微偏离正态，对结论的影响不大。因此，在样本量足够大的情况下，也可以将它们用于偏态总体均数的统计推断。但是对于小样本严重偏态分布的数据，使用非参数的检验方法得到的结论更可靠。

3.6   小结

本章主要介绍了常用的多元检验方法，包括多元正态分布条件下均值向量和协方差矩阵的假设检验。多元检验与一元检验在使用时是相辅相成的。多元检验具有概括和全面考虑的特点，而一元检验适用于分析单个指标的组间差异。在实际应用中，我们应根据需要正确处理二者的关系。例如，在多元方差分析中，差异可能仅出现在多个特征指标中的某一个，这时对整体的差异检验可能没有统计学意义，而对某个特定指标的差异检验会有统计学意义。避免这种情况的方法是在进行实验设计时，不要纳入太多的预期不显著的变量。此外，与一元分析一样，离群值对多元检验的结果有较大影响，因此，在进行组间差异的检验之前应该识别和处理每个变量的离群值。

3.7   习题

3-1   某医师检测了 3 组贫血患者的血红蛋白浓度 x_1（g/L）和红细胞计数 x_2（10^{12}/L）两项指标，数据见表 3-3。3 组患者的贫血程度是否有差别？

表 3-3   3 组贫血患者的化验指标

A 组		B 组		C 组	
x_1	x_2	x_1	x_2	x_1	x_2
55	2.8	48	2.3	44	2.4
56	3.1	49	2.9	50	2.6
48	2.4	50	2.5	41	2.3
50	2.6	51	2.8	39	2.1
51	2.9	55	2.7	38	1.9
54	3.0	45	2.3	40	2.2
60	3.3	46	2.2	38	1.9
58	3.2	41	2.4	36	1.8
57	3.2	40	2.1	35	1.7
49	2.8	39	1.9	40	2.0
53	2.9	47	2.3	39	1.9
48	2.5	42	2.1	37	1.8

3-2   nlme 包中的数据集 Orthodont 是 16 名男童和 11 名女童分别在 8 岁、10 岁、12 岁和 14 岁时测量的脑垂体中心到上颌裂距离数据。请加载该数据集，并将数据转为宽格式；分别使用多元 T 检验和轮廓分析探索男童和女童 8 岁以后脑垂体中心到上颌裂距离的变化是否相同。

第 4 章　聚类分析

分类学是人类认识世界的基础科学。人类对事物的认识常常不是先有"定义"，而是靠经验和专业知识把相似的东西归成"类"。本章介绍的聚类分析（cluster analysis）和下一章将要介绍的判别分析都是研究事物分类的定量分析方法，前者是在事物的分类面貌尚不清楚的情况下讨论分类问题，而后者是根据已知类别的样品归纳出判别法则，以判断未知类别的新样品的归类。

4.1　聚类分析的目的与方法

聚类分析可以是对样品聚类，也可以是对观察指标（变量）聚类，前者称为 Q 型聚类，后者称为 R 型聚类。虽然这两种类型的聚类关注的问题不同，但从数据分析上来讲，二者并没有实质性的差别。聚类分析是通过比较各样品（或变量）之间的"性质"，将性质相近的归为一类，性质差别较大的归在不同类。衡量样品性质相近程度的指标有各种距离、相异系数等；而衡量变量性质相近程度的指标有相关系数、夹角余弦、列联系数等。上述指标的定义见 1.3 节。

聚类分析中常用的方法有以下 5 种。

（1）层次聚类法。其基本思想是：先把 n 个对象（样品或变量）看成 n 类，然后将属性最接近的两类合并成一类，得到 $n-1$ 类，再从这 $n-1$ 类中找出最接近的两类加以合并变成 $n-2$ 类；如此下去，直到所有 n 个对象合并成一类为止。

（2）动态聚类法。其基本思想是：先将 n 个对象大致分成若干类，然后逐步调整对象所属的类别以获得更优的分类效果，直至前后两次调整结果一致为止。

（3）有序样品聚类法。若样品按照某种原因（时间、位置、空间等）存在自然顺序，如生长发育资料的年龄顺序，发病率的年代顺序和地理位置，则这种样品称为有序样品。以不破坏样品间顺序为条件的聚类方法称为有序样品聚类法。

（4）分解法。其过程与层次聚类法正好相反。首先将所有对象看成一类，再依据某种最优准则将它们分成两类，然后用同样的准则将这两类各自再分成两类，从中选一个使目标函数较好者，这样由两类变成三类；以此类推，一直分解到每类只有一个对象为止（或用其他停止规则）。

（5）模糊聚类法。模糊聚类法是将模糊数学的思想观点用到聚类分析中产生的方法。该方法多用于定性变量的分类。

聚类分析的方法非常多，除了上面提到的方法，还有加入法、密度聚类法、条件聚类法、运筹方法等。

4.2 层次聚类法

层次聚类法（hierarchical clustering）又被称为系统聚类法，是聚类分析诸多方法中使用最多的一种方法。在合并类的过程中，我们需要度量类之间的相似性（或距离）。

4.2.1 度量类与类之间距离的方法

正如样品之间的距离可以有不同的度量方法一样，类与类之间的距离也有各种度量方法，常用的有最短距离法、最长距离法、中间距离法、类平均法、重心法、离差平方和法等。

1. 最短距离法

最短距离法定义类与类之间的距离为两类最近样品间的距离，又被称为单连接法（single linkage method）。如图 4-1 所示，类 G_p 和类 G_q 之间的最短距离是 d_{24}。

2. 最长距离法

最长距离法定义类与类之间的距离为两类最远样品间的距离，又被称为完全连接法（complete linkage method）。如图 4-2 所示，类 G_p 和类 G_q 之间的最长距离是 d_{15}。

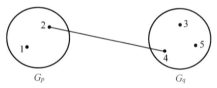

图 4-1　两类间最短距离示意图

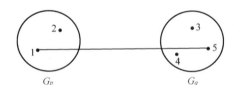

图 4-2　两类间最长距离示意图

3. 中间距离法

中间距离法（median method）既不取两类最近样品的距离，也不取两类最远样品的距离，而是取介于两者中间的距离。设某一步将 G_2 和 G_3 合并为 G_4，对于某一类 G_1，中间距离法定义类 G_1 与类 G_4 之间的距离为

$$D_{14}^2 = \frac{1}{2}(D_{12}^2 + D_{13}^2) - \frac{1}{4}D_{23}^2 \qquad (4.1)$$

由初等几何的知识可知，D_{14} 就是由 G_1、G_2 和 G_3 组成的三角形的中线，如图 4-3 所示。

中间距离法可以推广到更一般的情形，将式（4.1）中的系数改为带有参数 β，即

$$D_{14}^2 = \frac{1-\beta}{2}(D_{12}^2 + D_{13}^2) + \beta D_{23}^2 \qquad (4.2)$$

其中，$-1 \leqslant \beta \leqslant 0$，这种方法称为可变距离法。特别地，当 $\beta = 0$ 时，式（4.2）则为

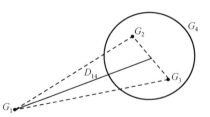

图 4-3　中间距离法距离示意图

$$D_{14}^2 = \frac{1}{2}(D_{12}^2 + D_{13}^2) \tag{4.3}$$

称此方法为 Mcquitty 相似法。

4. 类平均法

类平均法（average linkage method）有两种定义，一种是把类与类之间的距离定义为两类中各样品间距离的平均。如图 4-4 所示，类 G_p 和类 G_q 之间的类平均法距离为

$$D_{pq} = \frac{1}{6}(D_{13} + D_{14} + D_{15} + D_{23} + D_{24} + D_{25}) \tag{4.4}$$

另一种是把类与类之间的距离的平方定义为两类中各样品间距离的平方的平均。据此定义，图 4-4 中类 G_p 和类 G_q 之间的类平均法距离为

$$D_{pq}^2 = \frac{1}{6}(D_{13}^2 + D_{14}^2 + D_{15}^2 + D_{23}^2 + D_{24}^2 + D_{25}^2) \tag{4.5}$$

需要说明的是，在 R 基础包中类平均法采用的是式（4.4）的算法，而在 SAS 和 SPSS 中采用的是式（4.5）的算法。

5. 重心法

重心法（centroid method）定义类与类之间的距离为两类的重心之间的距离。如图 4-5 所示，C_1 和 C_2 分别是类 G_p 和类 G_q 的重心，其中，C_1 的坐标就是点 1 与点 2 的坐标的平均，C_2 的坐标就是点 3、点 4、点 5 的坐标的平均。重心法定义类 G_p 和类 G_q 之间的距离就是 C_1 和 C_2 之间的距离。

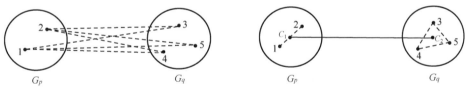

图 4-4 类平均法距离示意图　　　图 4-5 重心法距离示意图

6. 离差平方和法

离差平方和法是 Ward 于 1936 年提出的，也称 Ward 法。它基于方差分析的思想，如果分类正确，则同类样品之间的离差平方和应当较小，而类与类之间的离差平方和应当较大。其具体做法是，先将 n 个样品各自看作一类，然后每次合并其中两个类，合并后的类内离差平方和会增加，选择使离差平方和增加最小的两类合并，直到所有的样品归为一类为止。

在 R 中，stats 包的函数 hclust( )可用于层次聚类，其中的第一个参数 d 是由函数 dist( )生成的一个距离矩阵，第二个参数 method 用于指定类之间距离的计算方法，参数 method 的取值及其含义见表 4-1。类与类之间用不同的方法定义距离，就产生了不同的层次聚类方法。不同方法的归类步骤是一样的，不同的仅仅是类与类之间的距离有不同的定义，即采用了不同的计算距离的公式。

表 4-1　函数 hclust( ) 中参数 method 的常用取值及其含义

参数 method 的取值	含义
single	最短距离法
complete	最长距离法（默认）
median	中间距离法
average	类平均法
centroid	重心法
mcquitty	Mcquitty 相似法
ward.D2	离差平方和法

在 R 中，离差平方和法有 ward.D 与 ward.D2 两种方法。这两种方法的差别在于 ward.D 方法采用的是距离，而 ward.D2 方法采用的是平方距离。因此，在函数 hclust( ) 中，距离 dist(x) 结合 ward.D2 等价于距离 dist(x) 的平方结合 ward.D。

重心法在处理异常值方面比其他方法更稳健，但在其他方面不如类平均法或离差平方和法的效果好。离差平方和法在很多场合下的聚类效果都比较好，但它对异常值很敏感。类平均法和重心法一般只用于样品聚类。

4.2.2　Q 型聚类实例

1. 数值型数据的聚类分析

下面使用第 1 章表 1-2 中的数据为例进行聚类分析。

首先，读入数据并选取其中的 4 项检测指标：

```
> cirr <- read.csv('cirrhosis.csv')
> bio <- cirr[, 3:6]
```

接下来将进行 Q 型聚类。指标的类型和数据分布决定了计算距离时选用的方法。因此，先使用函数 str( ) 查看变量的类型，并用函数 summary( ) 查看数据的分布情况：

```
> str(bio)
'data.frame':   36 obs. of  4 variables:
 $ FIB  : num  2.8 3.02 2.45 2.59 3.52 2.5 2.49 3.39 2.35 3 ...
 $ lnPT : num  2.53 2.57 2.57 2.57 2.66 2.51 2.62 2.56 3.03 2.61 ...
 $ PTA  : int  110 103 101 81 85 80 89 104 44 92 ...
 $ lnCHE: num  8.76 8.37 8.02 7.43 8.29 8.52 8.23 8.75 7.53 8.13 ...
> summary(bio)
      FIB             lnPT            PTA             lnCHE
 Min.   :0.780   Min.   :2.300   Min.   : 32.00   Min.   :7.150
 1st Qu.:2.147   1st Qu.:2.567   1st Qu.: 67.75   1st Qu.:7.678
 Median :2.390   Median :2.640   Median : 79.00   Median :8.190
 Mean   :2.470   Mean   :2.678   Mean   : 79.78   Mean   :8.133
 3rd Qu.:2.833   3rd Qu.:2.752   3rd Qu.: 94.75   3rd Qu.:8.598
 Max.   :5.100   Max.   :3.080   Max.   :128.00   Max.   :8.970
```

结果表明，变量都是数值型的，但各个变量的取值范围有较大差异。为了避免 1.3.1 节中提到的"大数吃小数"现象，先用函数 scale( ) 将数据标准化，再用欧氏距离计算距离矩阵：

```
> bio.scaled <- scale(bio)
> d.eu <- dist(bio.scaled, method = "euclidean")
```

下面使用欧氏距离矩阵，尝试不同聚类方法进行 Q 型聚类：

```
> hc.complete <- hclust(d.eu, method = "complete")    # 最长距离法
> hc.average <- hclust(d.eu, method = "average")      # 类平均法
> hc.centroid <- hclust(d.eu, method = "centroid")    # 重心法
> hc.ward <- hclust(d.eu, method = "ward.D2")         # 离差平方和法
```

聚类结果通常用聚类树状图（也称为谱系图）展示，代码如下。

```
> plot(hc.complete, hang = - 1)
> plot(hc.average, hang = - 1)
> plot(hc.centroid, hang = - 1)
> plot(hc.ward, hang = - 1)
```

plot( )是一个泛型函数，这里实际上调用的是函数 plot.hclust( )。其中的参数 hang 默认为正数，这里设为负数是为了让聚类图中样品的标签显示在同一个水平线上。4 种不同聚类方法的聚类树状图如图 4-6 所示。使用不同的方法进行层次聚类可能得到不同的聚类结果，此时可以结合专业知识得到一个相对合理的结果。

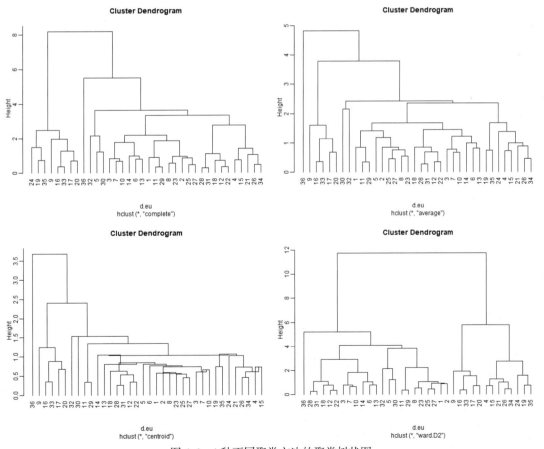

图 4-6　4 种不同聚类方法的聚类树状图

与绘制聚类树状图有关的函数还有 as.dendrogram( )，它可以将层次聚类得到的对象强制转换为聚类树状图。此时，函数 plot( )有更多参数选项，例如：

```
> dg <- as.dendrogram(hc.ward, hang = - 1)
> par(mfrow = c(1, 2))           # 将画布分割为 1 行 2 列
> plot(dg, horiz = TRUE)         # 绘制水平放置的聚类树状图
> plot(dg, type = "triangle")    # 绘制三角形的聚类树状图
> par(mfrow = c(1, 1))           # 将画布恢复为默认的 1 行 1 列
```

绘制的图形如图 4-7 所示。

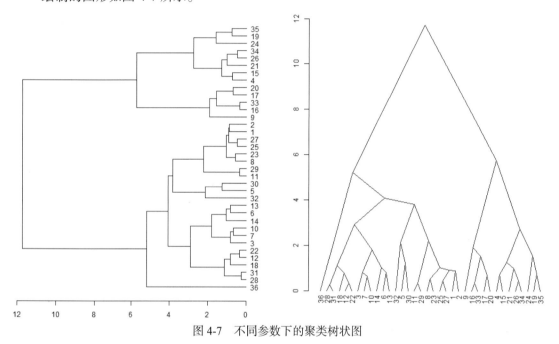

图 4-7　不同参数下的聚类树状图

接下来的工作是要根据层次聚类的结果确定类别数。这个问题目前没有统一的标准。Demirmen 于 1972 年提出了几个根据聚类树状图来判断类别数的准则：①各类重心的距离必须足够大；②确定的类中，各类所包含的元素都不要太多；③类别数必须符合实用目的；④若采用几种不同的聚类方法，则在各自的聚类图中应发现相同的类。一般来说，分析者可以结合实际问题确定需要的聚类个数，也可以借助 NbClust 包里的函数 NbClust( )确定聚类个数，其代码如下。

```
> library(NbClust)
> NbClust(bio.scaled, distance = "euclidean", method = "ward.D2")
*** : The Hubert index is a graphical method of determining the number
of clusters. In the plot of Hubert index, we seek a significant knee that
corresponds to a significant increase of the value of the measure i.e the
significant peak in Hubert index second differences plot.
*** : The D index is a graphical method of determining the number of
clusters. In the plot of D index, we seek a significant knee (the significant
peak in Dindex second differences plot) that corresponds to a significant
increase of the value of the measure.
```

```
*****************************************************************
* Among all indices:
* 6 proposed 2 as the best number of clusters
* 4 proposed 3 as the best number of clusters
* 3 proposed 4 as the best number of clusters
* 2 proposed 6 as the best number of clusters
* 1 proposed 12 as the best number of clusters
* 4 proposed 14 as the best number of clusters
* 3 proposed 15 as the best number of clusters
              ***** Conclusion *****
 * According to the majority rule, the best number of clusters is  2
    *************************************************************
============ remaining lines omitted =============
> par(mfrow = c(1, 1))
```

函数 NbClust( )的输出包含两部分。第一部分是两种图形方法（Hubert index 法和 D index 法）的说明以及相应的图形。图 4-8 是 D index 法的输出结果示意图。在图 4-8（a）中，D index 值下降最快的点（肘点）对应的就是最优聚类个数，在此例中 D index 值下降幅度比较一致，没有明显的"肘点"；在图 4-8（b）中，D index 值的二阶差分上升最快的点对应的就是最优聚类个数，据此，聚类个数应选为 2。输出的第二部分是不同标准下得到的最佳聚类个数的统计，并根据少数服从多数的原则向用户提出了最佳聚类个数的建议。结果表明，建议聚类个数为 2 的有最多的 6 个标准。需要说明的是，因为函数 NbClust( )将绘图画布设为了 1 行 2 列，所以最后一行命令将画布恢复为 1 行 1 列。

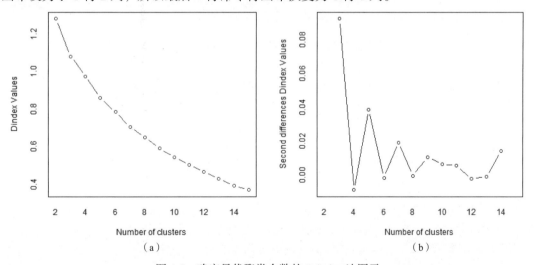

图 4-8　确定最优聚类个数的 D index 法图示

确定了类别的个数，就可以使用函数 rect.hclust( )在聚类树状图的分支周围绘制矩形，以突出显示相应的簇，如图 4-9 所示。函数 rect.hclust( )是一个低水平作图函数，用于在已绘制图形的基础上添加图形元素。

```
> plot(hc.ward, hang = - 1)
> rect.hclust(hc.ward, k = 2)
```

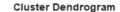

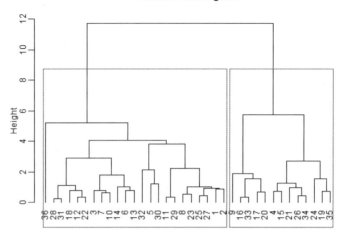

图 4-9　添加矩形分类框的聚类树状图

　　当样品个数较多时，从树状图上很难分辨各个类别所含的样品，这时我们可以使用函数 cutree( )显示各个样品所属的类别，输出是按样品序号给出的分类结果。

```
> cutree(hc.ward, k = 2)
 [1] 1 1 1 2 1 1 1 1 2 1 1 1 1 1 2 2 2 1 2 2 2 1 1 2 1 2 1 1 1 1 1 1 1 2 2 2
[36] 1
```

　　为了便于查看，我们将上面的结果放入一个数据框中：

```
> data.frame(group = cutree(hc.ward, k = 2))
    group
1       1
2       1
3       1
4       2
5       1
6       1
7       1
8       1
9       2
10      1
============ remaining lines omitted ============
```

　　2. 混合型数据的聚类分析

　　层次聚类法还可以扩展到混合型的数据，为了方便介绍，下面采用 cluster 包里的 flower 数据集来实现层次聚类。首先加载数据集并查看变量类型：

```
> library(cluster)
> data(flower)
```

```
> str(flower)
'data.frame':   18 obs. of  8 variables:
 $ V1: Factor w/ 2 levels "0","1": 1 2 1 1 1 1 1 1 2 2 ...
 $ V2: Factor w/ 2 levels "0","1": 2 1 2 1 2 2 1 2 2 2 ...
 $ V3: Factor w/ 2 levels "0","1": 2 1 1 2 1 1 1 2 1 1 ...
 $ V4: Factor w/ 5 levels "1","2","3","4",..: 4 2 3 4 5 4 4 2 3 5 ...
 $ V5: Ord.factor w/ 3 levels "1"<"2"<"3": 3 1 3 2 2 3 3 2 1 2 ...
 $ V6: Ord.factor w/ 18 levels "1"<"2"<"3"<"4"<..: 15 3 1 16 2 12 13 7 4 14 ...
 $ V7: num  25 150 150 125 20 50 40 100 25 100 ...
 $ V8: num  15 50 50 50 15 40 20 15 15 60 ...
```

上面的输出表明，数据集 flower 里有 18 个样品，每个样品包含 8 个属性，其中前 6 个属性是因子型变量（其中第 5 个和第 6 个是有序因子），后两个属性是数值型变量。下面查看两个数值型变量的分布情况。

```
> summary(flower$V7)
   Min. 1st Qu.  Median    Mean 3rd Qu.    Max.
  20.00   28.75   65.00   79.72  118.75  200.00
> summary(flower$V8)
   Min. 1st Qu.  Median    Mean 3rd Qu.    Max.
  10.00   15.00   22.50   30.83   50.00   60.00
```

从分布情况看，变量 V7 和 V8 的取值范围不同，需要先对它们进行标准化。

```
> flower[, c("V7", "V8")] <- scale(flower[, c("V7", "V8")])
> summary(flower)
 V1      V2      V3       V4     V5      V6           V7                  V8
 0: 8   0:8    0:11   1:2   1: 3   1  : 1   Min.   :-1.0634   Min.   :-1.0811
 1:10   1:10   1:7    2:4   2:10   2  : 1   1st Qu.:-0.9076   1st Qu.:-0.8217
                      3:3   3: 5   3  : 1   Median :-0.2621   Median :-0.4325
                      4:6           4  : 1   Mean   : 0.0000   Mean   : 0.0000
                      5:3           5  : 1   3rd Qu.: 0.6949   3rd Qu.: 0.9947
                                    6  : 1   Max.   : 2.1416   Max.   : 1.5136
                            (Other) : 12
```

然后，计算距离矩阵。因为数据框里有因子型变量，不能用基础包里的函数 dist( )，需要用 cluster 包里的函数 daisy( ) 计算距离矩阵。函数 daisy( ) 可以计算混合型样本数据的距离矩阵。对于非数值型变量，它采用 Gower 距离度量变量之间的距离，读者可以从该函数的帮助文档中查看其计算公式。

```
> dmat <- as.matrix(daisy(flower))
> dmat[1:6, 1:6]
          1         2         3         4         5         6
1 0.0000000 0.8875408 0.5272467 0.3517974 0.4115605 0.2269199
2 0.8875408 0.0000000 0.5147059 0.5504493 0.6226307 0.6606209
3 0.5272467 0.5147059 0.0000000 0.5651552 0.3726307 0.3003268
```

```
4 0.3517974 0.5504493 0.5651552 0.0000000 0.6383578 0.4189951
5 0.4115605 0.6226307 0.3726307 0.6383578 0.0000000 0.3443627
6 0.2269199 0.6606209 0.3003268 0.4189951 0.3443627 0.0000000
```

计算 18 个样品两两之间的距离，故距离矩阵 dmat 含有 18 行 18 列，上面只显示了其中的前 6 行的前 6 列。最后，用函数 agnes( )进行层次聚类，并用函数 pltree( )画出聚类图。

```
> flower.cluster <- agnes(dmat, diss = TRUE)
> pltree(flower.cluster, hang = -1, main = "")
> rect.hclust(flower.cluster, k = 3)
```

在函数 agnes( )中，参数 diss = TRUE 表示输入的是距离矩阵而非原始数据框，参数 method 这里取默认值 "average"，表示类平均法。绘制的图形如图 4-10 所示，其中，横坐标表示样品的编号，纵坐标表示距离。函数 rect.hclust( )中设定参数 k 为 3，表示绘出分为 3 类的框图。

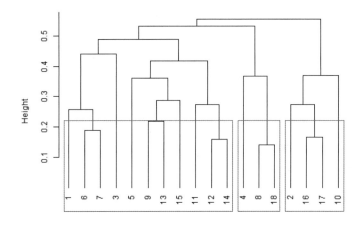

dmat
agnes (*, "average")

图 4-10   数据集 flower 的聚类树状图

使用函数 cutree( )显示各个样品所属的类别：

```
> data.frame(group = cutree(flower.cluster, k = 3))
     group
1      1
2      2
3      1
4      3
5      1
6      1
7      1
8      3
9      1
10     2
```

```
11    1
12    1
13    1
14    1
15    1
16    2
17    2
18    3
```

4.2.3　R 型聚类实例

　　R 型聚类与 Q 型聚类在本质上没有差别，只不过聚类的对象由样品换成了变量。因此，相似性度量从样品之间的距离换成了变量即观察指标之间的相似系数（相关系数、夹角余弦等）。需要注意的是，相似系数的取值是在 -1 和 1 之间，两个变量之间的相似系数 r_{ij} 的绝对值（而不是相似系数本身）越大，表示这两个变量越相似，或者"距离"越近。因此，在聚类时需要用公式 $d_{ij} = 1 - |r_{ij}|$ 或 $d_{ij}^2 = 1 - r_{ij}^2$ 将相似系数转化为距离。

　　假设某研究测量了 300 名成年女子的身高（x_1）、下肢长（x_2）、手臂长（x_3）、腰围（x_4）、胸围（x_5）和臀围（x_6），并计算得到各指标的相关系数，见表 4-2。

表 4-2　成年女子身体指标相关系数

	x_1	x_2	x_3	x_4	x_5	x_6
x_1	1	0.852	0.671	0.099	0.234	0.376
x_2	0.852	1	0.636	0.055	0.174	0.321
x_3	0.671	0.636	1	0.153	0.233	0.252
x_4	0.099	0.055	0.153	1	0.732	0.627
x_5	0.234	0.174	0.233	0.732	1	0.676
x_6	0.376	0.321	0.252	0.627	0.676	1

　　下面用层次聚类法对这些指标（变量）进行聚类。先根据表 4-2 中的数据建立相关系数矩阵 $\boldsymbol{R}$：

```
> R <- matrix(c(1, 0.852, 0.671, 0.099, 0.234, 0.376,
+              0.852, 1, 0.636, 0.055, 0.174, 0.321,
+              0.671, 0.636, 1, 0.153, 0.233, 0.252,
+              0.099, 0.055, 0.153, 1, 0.732, 0.627,
+              0.234, 0.174, 0.233, 0.732, 1, 0.676,
+              0.376, 0.321, 0.252, 0.627, 0.676, 1),
+      nrow = 6,
+      dimnames = list(c("身高", "下肢长", "手臂长", "腰围", "胸围", "臀围")))
```

　　然后将相关系数矩阵转为距离矩阵。

```
> d <- as.dist(1 - R)
```

　　这里的相关系数都是正数，可以不取绝对值，否则需要用函数 abs( )将负的相关系数转为正数。

使用函数 hclust() 进行 R 型聚类，然后绘制聚类树状图。

```
> hc <- hclust(d)
> plot(hc, hang = -1)
> rect.hclust(hc, k = 2)
```

绘制的图形如图 4-11 所示，从图中可以看出，所分析的 6 个身体指标大体可分为两类：一类是反映人高矮的变量，如手臂长、身高、下肢长；另一类是反映人胖瘦（或围度）的变量，如臀围、腰围、胸围。

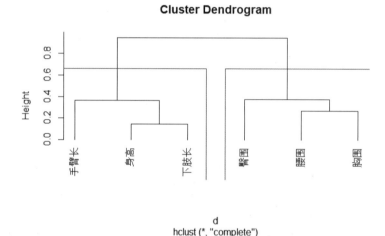

图 4-11　成年女子身体指标聚类树状图

4.3　k 均值聚类法

层次聚类法的每一步都需要计算类之间的距离，当样本量较大时，运算量很大，需要占用很大的内存空间。为了改进这个不足，MacQueen 于 1967 年提出了一种动态聚类法——k 均值聚类法（k-means clustering）。其基本思想与计算数学中的迭代法很相似：首先指定参数 k，随机选取 k 个样品作为中心点，其余样品根据它们与中心点的距离逐一归为其中一类，同时计算新的中心点即均值向量，然后重复上一步直至所有样品全部归类。重复上述过程直到前后两次调整的结果一致为止，得到最终的分类。

stats 包里的函数 kmeans( ) 可以用来实现 k 均值聚类算法，它的使用格式为：

```
kmeans(x, centers, iter.max = 10, nstart = 1, algorithm = c("Hartigan-Wong",
"Lloyd", "Forgy",
    "MacQueen"), trace = FALSE)
```

其中主要参数的意义如下。

- x 为矩阵或数据框；

- centers 为中心点的个数；
- iter.max 为最大迭代次数；
- nstart 为初始随机点的个数；
- algorithm 为聚类算法；
- trace 是逻辑值，用于设定是否显示聚类过程，默认为 FALSE（不显示）。

对于 4.2.2 节标准化后的数据 bio.scaled，采用 *k* 均值法进行聚类（设定中心点的个数为 2）：

```
> set.seed(123)      # 设定随机数种子
> km <- kmeans(bio.scaled, centers = 2)
> km
K-means clustering with 2 clusters of sizes 24, 12
Cluster means:
        FIB        lnPT        PTA        lnCHE
1  0.4207954  -0.4884137   0.5145242    0.5271193
2 -0.8415907   0.9768274  -1.0290483   -1.0542386

Clustering vector:
 [1] 1 1 1 1 1 1 1 1 1 2 1 1 1 1 1 1 2 2 2 1 2 2 2 1 1 2 1 2 1 2 1 1
[29] 1 1 1 1 2 2 2 1

Within cluster sum of squares by cluster:
[1] 48.51375 22.49537
 (between_SS / total_SS =  49.3 %)

Available components:
[1] "cluster"      "centers"      "totss"
[4] "withinss"     "tot.withinss" "betweenss"
[7] "size"         "iter"         "ifault"
```

上面的结果首先给出了 2 个类别所含样品数（sizes），分别为 24 和 12；接着给出了最终的两个中心点坐标，以及聚类的结果；然后给出了各类别的组内平方和。括号中显示组间平方和占总平方和的 49.3%。类似于方差分析的思想，此百分比越大表明组内差距越小、组间差距越大，即聚类效果越好。该值可用于比较类别数不同取值时的聚类结果，从而找出最优聚类结果。

为了便于查看分类情况，我们可以对聚类结果进行排序：

```
> data.frame(group = km$cluster)
   group
1      1
2      1
3      1
4      1
5      1
6      1
```

7	1
8	1
9	2
10	1
11	1
12	1
13	1
14	1
15	2
16	2
17	2
18	1
19	2
20	2
21	2
22	1
23	1
24	2
25	1
26	2
27	1
28	1
29	1
30	1
31	1
32	1
33	2
34	2
35	2
36	1

因为函数 kmeans( )每次都是随机选取 k 个样品作为中心点，再计算距离，然后重新分类，所以每次的运行结果不太一样。对类别及 k 的数值选择不同，分类的结果也不完全相同。选择一个正确的聚类数目对于划分样品是很重要的，k 值可以根据专业知识加以确定，或者先用层次聚类法决定中心点的个数。

最后，我们可以用 cluster 包里的函数 clusplot( )把聚类结果投影到两个区分度最高的维度以验证聚类的效果。

```
> library(cluster)
> clusplot(bio.scaled, km$cluster,
+          color = TRUE, labels = 2, cex = 0.8)
```

从图 4-12 可以看到，上述 k 均值法聚类的效果较好。如果效果不好，需要调整参数 centers 的取值或者采用其他方法聚类。

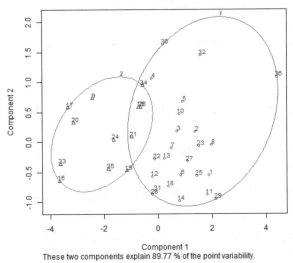

图 4-12　*k* 均值聚类结果投影图

4.4　模糊 *C* 均值聚类法

模糊聚类法（fuzzy clustering method）是在模糊集理论基础上产生的一种聚类分析方法，它是根据研究对象本身的属性来构造模糊矩阵，在此基础上根据一定的隶属度确定其分类关系。模糊 *C* 均值聚类法（fuzzy C-means clustering，FCM）是广泛使用的模糊聚类算法，它与 *k* 均值聚类法较为相似，通过不断迭代使组内平方和最小化。二者最主要的区别在于，*k* 均值聚类法中每个对象只由一个聚类中心约束，而模糊 *C* 均值聚类法引入了隶属度（membership）的概念，每个对象用 $0 \sim 1$ 的隶属度来衡量其属于各类的程度。一个对象在某一类的隶属度越高，表示该对象与该类之间关系越紧密，否则关系越疏松。每个对象在各类上的隶属度总和为 1。

模糊 *C* 均值聚类中的"*C*"与 *k* 均值聚类中的"*k*"是相同的概念，都是指聚类的数目；而"模糊"是指一个事件的发生程度（模糊相似关系）。因此，模糊 *C* 均值聚类算法中需要指定两个参数：聚类数目 *C* 和模糊指数 *m*。不同的 *C* 和 *m* 会导致聚类结果的不同。一般来说，*C* 要远远小于聚类样本的数目，并保证至少大于 1；而模糊指数 *m* 是控制算法柔性的参数，用于定义整个数据集的模糊度，一般默认取 2，取值接近于 1 会导致结果接近于 *k* 均值聚类，取值过大会导致各类之间的隶属度太接近。

模糊 *C* 均值聚类算法的步骤大致如下。

（1）随机生成 *C* 个聚类中心（或者随机生成样品的隶属度矩阵）。

（2）计算隶属度矩阵（或者计算聚类中心）。

（3）利用隶属度矩阵（或聚类中心）重新计算聚类中心（或隶属度矩阵）。

（4）计算目标函数值。

（5）如果目标函数达到最小值或不再有较大波动，则停止操作，确定最终聚类结果；否则，重新计算隶属度矩阵（或聚类中心），重复（3）～（5）步。

在 R 中，有多个包的函数可以实现模糊 C 均值聚类，例如 cluster 包的 fanny( )函数、e1071 包的 cmeans( )函数、ppclust 包的 fcm( )函数。以函数 fanny()为例，该函数的使用格式为：

```
fanny(x, k, diss = inherits(x, "dist"), memb.exp = 2, metric = c("euclidean",
"manhattan", "SqEuclidean"), stand = FALSE, iniMem.p = NULL, ...)
```

其中主要参数的意义如下。

- x 为数据矩阵或数据框，也可以为相异矩阵（可以理解为距离矩阵）；
- k 为类别数；
- diss 为逻辑值，当 x 为数据矩阵或数据框时设为 FALSE，当 x 为相异矩阵时设为 TRUE；
- memb.exp 用于设定模糊度，其值为大于 1 的数，默认为 2；
- metric 为相异矩阵的计算方法，默认为欧氏距离；
- stand 为逻辑值，表示是否将数据标准化，默认为 FALSE；
- iniMem.p 用于设定初始隶属度矩阵。

对于 4.2.2 节中标准化后的数据 bio.scaled，采用模糊 C 均值聚类法进行聚类（设定中心点的个数为 2，模糊指数为 2）：

```
> library(cluster)        # 加载 cluster 包
> fcm <- fanny(bio.scaled, k = 2, memb.exp = 2)   # 模糊 C 均值聚类
> fcm
Fuzzy Clustering object of class 'fanny' :
m.ship.expon.          2
objective        21.54221
tolerance          1e-15
iterations          30
converged            1
maxit              500
n                   36
Membership coefficients (in %, rounded):
      [,1] [,2]
 [1,]  74   26
 [2,]  76   24
 [3,]  65   35
 [4,]  44   56
 [5,]  66   34
 [6,]  70   30
 [7,]  69   31
 [8,]  73   27
 [9,]  31   69
[10,]  70   30
[11,]  71   29
[12,]  49   51
[13,]  58   42
[14,]  63   37
```

```
[15,]    37    63
[16,]    33    67
[17,]    31    69
[18,]    65    35
[19,]    30    70
[20,]    30    70
[21,]    30    70
[22,]    51    49
[23,]    73    27
[24,]    29    71
[25,]    76    24
[26,]    34    66
[27,]    78    22
[28,]    50    50
[29,]    69    31
[30,]    50    50
[31,]    52    48
[32,]    62    38
[33,]    32    68
[34,]    38    62
[35,]    28    72
[36,]    60    40
Fuzzyness coefficients:
dunn_coeff normalized
 0.5611011  0.1222023
Closest hard clustering:
 [1] 1 1 1 2 1 1 1 1 2 1 1 2 1 2 1 1 2 2 2 1 2 2 2 1 1 2 1 2 1 2 1 2 1 1 1 1
[33] 2 2 2 1
Available components:
 [1] "membership" "coeff"      "memb.exp"    "clustering"
 [5] "k.crisp"    "objective"  "convergence" "diss"
 [9] "call"       "silinfo"    "data"
```

上面的输出结果包括了模糊 C 均值聚类算法的过程参数（如迭代次数 iterations）、样品的隶属度系数（membership coefficients）、最接近的硬聚类结果（closest hard clustering）等信息。我们也可以单独提取某一方面的信息，例如，提取样品的隶属度和聚类簇（输出略）：

```
> fcm$membership       # 提取样品的隶属度
> fcm$clustering       # 提取样品的聚类簇
```

对于分类结果，常用轮廓系数（silhouette width）进行评价，它表示样品在各类别之间的分离度。对于某一类别的某一个样品，记 A 为该样品到所在类别其他所有样品的平均距离，B 为该样品与其他类别里所有样品的平均值的最小值（即与该样品相距最近的其他类别），那么该样品的轮廓系数为

$$\frac{B-A}{\max\{A, B\}}$$

该值越接近 1，表明分类越合理；若为负值，则表示该样品可能是个 "叛徒"。
轮廓系数可以从 fcm 对象中提取，也可以使用函数 silhouette( )：

```
> silhouette(fcm)
     cluster neighbor   sil_width
1       1       2       0.57581226
25      1       2       0.57326475
2       1       2       0.57191295
8       1       2       0.57185956
27      1       2       0.56212953
23      1       2       0.55110447
11      1       2       0.53449821
29      1       2       0.51761782
6       1       2       0.46851052
10      1       2       0.45913834
5       1       2       0.42787448
7       1       2       0.41457623
32      1       2       0.39796119
3       1       2       0.39756241
36      1       2       0.38486263
14      1       2       0.37748865
18      1       2       0.36505427
13      1       2       0.26317751
31      1       2       0.10958025
22      1       2       0.10713785
30      1       2       0.10657210
20      2       1       0.51912882
17      2       1       0.51150546
33      2       1       0.49975775
16      2       1       0.48464877
9       2       1       0.46709026
35      2       1       0.45988457
24      2       1       0.43270081
19      2       1       0.34263707
21      2       1       0.32667050
15      2       1       0.21738791
26      2       1       0.20783158
34      2       1       0.17309655
4       2       1       0.01737612
28      2       1      -0.14090182
12      2       1      -0.14975851
```

```
attr(,"Ordered")
[1] TRUE
attr(,"call")
fanny(x = bio.scaled, k = 2, memb.exp = 2)
attr(,"class")
[1] "silhouette"
```

直观地，绘制排序的轮廓图展示聚类结果：

```
> plot(silhouette(fcm), cex = 0.7, col = fcm$silinfo$widths + 1)
```

从图 4-13 可以看出，第 1 类共包含 21 个样品，第 2 类共包含 15 个样品，12 号和 28 号样品的轮廓系数很接近，表明这两个样品难以分类。

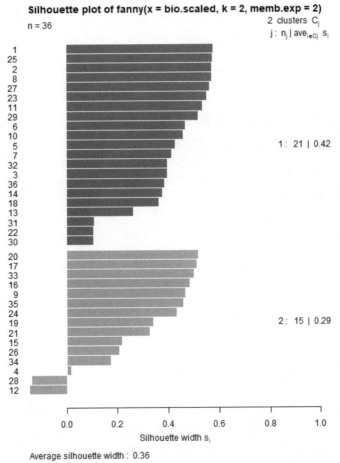

图 4-13　模糊 *C* 均值聚类样品隶属度轮廓图

用 cluster 包里的函数 clusplot( ) 把聚类结果投影到两个区分度最高的维度，以查看聚类效果：

```
> clusplot(fcm)
```

得到的投影图如图 4-14 所示。

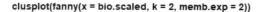

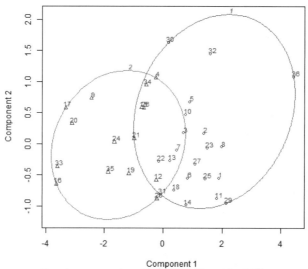

图 4-14 模糊 C 均值聚类结果主坐标投影图

比较 k 均值聚类法和模糊 C 均值聚类法的聚类结果：

```
> table(km$cluster, fcm$clustering)

     1  2
  1 21  3
  2  0 12
> which(km$cluster == 1 & fcm$clustering == 2)
[1]  4 12 28
```

结果表明，在两种方法下，第 4 号、12 号、28 号样品的聚类结果不同。

4.5 基于模型的聚类

基于模型的聚类（model-based clustering）假定数据集是由一系列的概率分布所决定的，给每一个类假定一个模型，然后在数据集中寻找能够很好满足这个模型的类。其中最有代表性的是基于高斯混合模型（Gaussian mixture model，GMM）的聚类方法。

高斯混合模型假设每一个簇服从一个多元正态分布，即 $f_k(x;\theta_k) \sim N(\mu_k, \Sigma_k)$。其中 μ_k 为均值向量，决定分布的中心位置；Σ_k 为协方差矩阵，决定分布的其他几何特征（体积、形状和方向）。将协方差矩阵进行特征值分解，有 $\Sigma_k = \lambda_k D_k A_k D_k^T$，其中 λ_k 是一个用于控制椭球体体积的标量，A_k 是一个行列式为 1 的对角矩阵，用于控制密度轮廓的形状，D_k 是一个正交矩阵，用于控制椭球体的方向。

R 中的 mclust 包能够实现基于高斯有限混合模型的聚类、分类以及密度估计，并且还有专门的可视化函数展示分析结果。它采用期望最大化（EM）算法。mclust 包中一共包含 14 种不同的模型，表 4-3 列出了这 14 种具有不同分布特征、体积、形状、方向的模型，

图 4-15 以图形的形式展示了这 14 种模型。

表 4-3   mclust 包中 14 种不同参数的模型及相应的几何特征

模型	Σ_k	分布	体积	形状	方向
EII	λI	球型	相同	相同	—
VII	$\lambda_k I$	球型	不同	相同	—
EEI	λA	对角型	相同	相同	坐标轴向
VEI	$\lambda_k A$	对角型	不同	相同	坐标轴向
EVI	λA_k	对角型	相同	不同	坐标轴向
VVI	$\lambda_k A_k$	对角型	不同	不同	坐标轴向
EEE	$\lambda D A D^{\mathrm{T}}$	椭球型	相同	相同	相同
EVE	$\lambda D A_k D^{\mathrm{T}}$	椭球型	相同	不同	相同
VEE	$\lambda_k D A D^{\mathrm{T}}$	椭球型	不同	相同	相同
VVE	$\lambda_k D A_k D^{\mathrm{T}}$	椭球型	不同	不同	相同
EEV	$\lambda D_k A D_k^{\mathrm{T}}$	椭球型	相同	相同	不同
VEV	$\lambda_k D_k A D_k^{\mathrm{T}}$	椭球型	不同	相同	不同
EVV	$\lambda D_k A_k D_k^{\mathrm{T}}$	椭球型	相同	不同	不同
VVV	$\lambda_k D_k A_k D_k^{\mathrm{T}}$	椭球型	不同	不同	不同

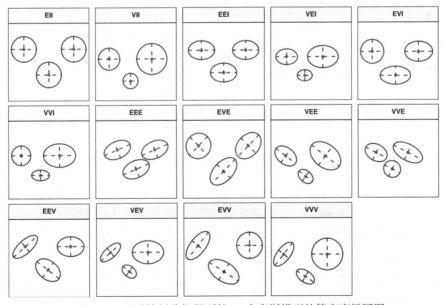

图 4-15   通过特征分解得到的 14 个高斯模型的等密度椭圆图

下面以一个实例来介绍如何使用 mclust 包进行聚类分析。mclust 包的数据集 thyroid 包含了 215 名患者的 5 项实验室检测指标数据。下面使用函数 Mclust( )进行聚类分析。先加载包和数据集：

```
> library(mclust)
> data(thyroid)
> str(thyroid)
'data.frame':   215 obs. of  6 variables:
 $ Diagnosis: Factor w/ 3 levels "Hypo","Normal",..: 2 2 2 2 2 2 2 2 2 2 ...
 $ RT3U     : num  107 113 127 109 105 105 110 114 106 107 ...
 $ T4       : num  10.1 9.9 12.9 5.3 7.3 6.1 10.4 9.9 9.4 13 ...
 $ T3       : num  2.2 3.1 2.4 1.6 1.5 2.1 1.6 2.4 2.2 1.1 ...
 $ TSH      : num  0.9 2 1.4 1.4 1.5 1.4 1.6 1.5 1.5 0.9 ...
 $ DTSH     : num  2.7 5.9 0.6 1.5 -0.1 7 2.7 5.7 0 3.1 ...
```

使用数据集 thyroid 的后 5 列进行聚类分析：

```
> mod <- Mclust(thyroid[, -1])
```

直接输入 mod 会得到以下信息。

```
> mod
'Mclust' model object: (VVI,3)
Available components:
 [1] "call"           "data"           "modelName"      "n"
 [5] "d"              "G"              "BIC"            "loglik"
 [9] "df"             "bic"            "icl"            "hypvol"
[13] "parameters"     "z"              "classification" "uncertainty"
```

输出结果包括两部分，其中第一部分（第一行）告诉我们选用了 VVI 模型将数据分为 3 类；第二部分告诉我们模型的输出结果中包含的对象名（共 16 个）。我们可以通过$提取其中的对象。例如，获取模型的聚类结果：

```
> mod$classification
  [1] 2 2 2 2 2 2 2 2 2 2 2 3 2 2 2 2 2 2 2 2 2 2 2 2 2 2 2 2 2 2 2
 [32] 2 2 2 2 2 2 2 2 2 2 2 2 2 2 2 2 2 2 3 1 2 2 2 2 2 2 2 2 2 2 2
 [63] 2 2 2 2 2 2 2 2 2 2 2 2 2 2 2 2 2 2 2 2 2 2 2 2 2 2 2 2 2 2 2
 [94] 2 2 2 2 2 2 2 2 2 2 2 2 2 2 2 2 2 2 2 2 2 2 2 2 2 2 2 2 2 2 2
[125] 2 2 2 2 2 2 2 2 2 2 2 2 2 2 2 2 2 2 2 2 2 2 2 2 2 2 2 1 1 1 1 1
[156] 1 1 1 2 1 1 1 1 1 1 1 1 1 1 1 1 1 1 1 1 1 1 1 1 1 1 1 1 1 1 3
[187] 3 2 2 3 3 3 3 3 3 3 3 3 3 3 3 3 3 3 3 3 3 3 3 3 3 2 3 2 3 2
```

上面在使用函数 Mclust( )时，除了输入聚类用到的数据，没有修改任何其他参数。实际上，该函数中可以设置很多参数。其中，参数 G 用于设置分类数，默认情况下是 1:9；参数 modelNames 用于指定待拟合的模型，默认使用表 4-3 中列出的所有 14 种模型。也就是说，函数 Mclust( )默认得到 14 种模型 1~9 组的所有分析结果，然后根据一定的标准选择最终的模型和分组数。Mclust( )默认根据贝叶斯信息准则（Bayesian information criterion，BIC）评估模型。BIC 的计算公式为

$$\mathrm{BIC} = 2\ln L - v\ln(n) \tag{4.6}$$

其中，L 表示用极大似然估计得到的模型似然值，v 表示模型中参数的个数（模型的自由度），n 表示样本量。一般来说，模型的拟合优度越高（似然值越大）、参数个数越少，模型越好。因此，根据式（4.6），BIC 值越大表示模型越好。

根据式（4.6），模型的 BIC 值为：

```
> 2 * mod$loglik - mod$df * log(nrow(thyroid))
[1] -4777.907
```

实际上，用下面的命令可以得到全部 126 个模型的 BIC 值。

```
> mod$BIC
Bayesian Information Criterion (BIC):
        EII        VII        EEI        VEI        EVI        VVI        EEE
1 -7477.365 -7477.365 -6699.729 -6699.729 -6699.729 -6699.729 -6388.425
2 -7265.402 -6780.868 -6399.694 -5475.418 -5446.598 -5276.295 -6231.340
3 -6971.282 -6403.960 -6081.249 -5471.688 -5110.272 -4777.907 -6228.443
4 -6726.544 -6263.137 -5972.840 -5281.335 -5145.993 -4796.773 -6260.654
5 -6603.992 -6077.544 -5920.842 -5248.831 -4897.404 -4810.928 -6292.632
6 -6574.089 -6002.908 -5893.452 -5230.135 -4944.958 -4854.644 -5945.963
7 -6572.817 -5966.997 -6116.188 -5249.991 -4960.523 -4860.047 -5977.281
8 -6500.206 -5947.551 -6065.901 -5253.006 -5003.461 -4881.430 -5924.748
9 -6370.844 -5904.020 -5579.314 -5244.450 -5089.214 -4876.397 -5696.233
        VEE        EVE        VVE        EEV        VEV        EVV        VVV
1 -6388.425 -6388.425 -6388.425 -6388.425 -6388.425 -6388.425 -6388.425
2 -5429.643 -5286.303 -5163.563 -5354.919 -5166.363 -5241.533 -5150.787
3 -5273.284 -5036.372 -5453.926 -5272.809 -5180.987 -5048.356 -4809.761
4 -5381.404 -4974.813 -5478.832 -5129.314 -4902.635 -5061.872 -5175.288
5 -5275.983 -5022.634 -5474.159 -5233.859 -4972.130        NA -4959.885
6 -5291.645 -4932.228 -4878.326 -5290.634 -5005.373 -5141.022 -5012.478
7 -5279.279 -5039.754 -4888.723 -5359.323 -5209.262 -5250.154 -5096.837
8 -5327.223 -5086.883 -4909.742 -5376.183 -5070.889 -5347.053 -5129.746
9 -5272.989        NA        NA -5287.693 -5091.247        NA        NA

Top 3 models based on the BIC criterion:
   VVI,3     VVI,4     VVV,3
-4777.907 -4796.773 -4809.761
```

函数 Mclust( ) 尝试进行所有 14 种模型在分类数目 1～9 时聚类，并选择 BIC 值最大的作为最终的聚类结果。下面的命令可以得到 BIC 值最大的 3 个模型。

```
> summary(mod$BIC)
Best BIC values:
           VVI,3       VVI,4       VVV,3
BIC     -4777.907 -4796.77332 -4809.7612
BIC diff    0.000   -18.86646   -31.8543
```

我们还可以绘制各种模型分类数为 1~9 时 BIC 值的变化曲线：

```
> plot(mod, what = "BIC")
```

这里函数 plot( )实际上调用的是 plot.Mclust( )。绘制的图形如图 4-16 所示，可以看出 VVI 模型在分类数为 3 时的 BIC 值最大。

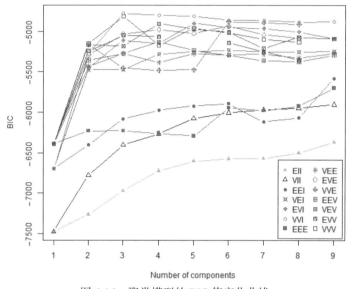

图 4-16　聚类模型的 BIC 值变化曲线

mclust 包为不同的输出都提供了对应的泛型函数 plot( )用于可视化。例如，对上面的聚类结果降维后再绘图展示：

```
> drmod <- MclustDR(mod)
> plot(drmod, what = "density")        # 绘制一维密度曲线
> plot(drmod, what = "boundaries")     # 绘制二维散点图
```

绘制的图形如图 4-17 所示。

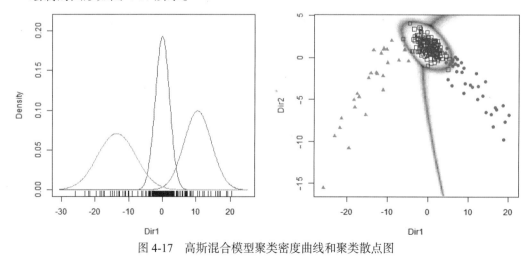

图 4-17　高斯混合模型聚类密度曲线和聚类散点图

4.6 小结

本章主要介绍了聚类分析中常用的几种算法。k 均值聚类法算法简单、聚类速度快，对于球形数据点聚类的效果较好。但它不能识别非球形的簇，解决这个问题的方法之一是采用基于密度的聚类方法。fpc 包里的函数 dbscan( ) 可以实现密度聚类，有需要的读者可以查看该包的帮助文档。此外，cluster 包提供了大量的聚类方法和可视化技术，例如，函数 agnes( ) 可实现凝聚的层次聚类（agglomerative nesting）算法，函数 diana( ) 可实现分裂的层次聚类（divisive analysis）算法。

聚类分析是一种探索性的数据分析方法，针对不同的数据可能有不同的适合方法，很难说哪一种方法是最好的。我们需要把握的一个重要原则是要使聚类结果的区分度足够大，并且能够结合实际问题很好地总结各个类别的特征，以便于结果的解释和应用。

4.7 习题

4-1 对数据集 cirr（表 1-2）中的 4 项检测指标使用马氏距离结合离差平方和法进行聚类分析，并验证在函数 hclust( ) 中使用距离矩阵结合 ward.D2 与使用距离矩阵的平方结合 ward.D 是等价的。

4-2 flexclust 包里的数据集 nutrient 包含了 27 种肉类食品中营养物质的 5 项测量指标：能量（energy，cal）、蛋白质（protein，g）、脂肪（fat，g）、钙（calcium，mg）和铁（iron，mg）的含量（见表 4-4）。请加载 flexclust 包并载入 nutrient 数据集，然后对 27 种肉类食品采用层次聚类法进行聚类。

表 4-4　27 种肉类食品中营养物质的 5 项测量指标

食品名称	energy	protein	fat	calcium	iron
炖牛肉（beef braised）	340	20	28	9	2.6
汉堡（hamburger）	245	21	17	9	2.7
烤牛排（beef roast）	420	15	39	7	2.0
煎牛排（beef steak）	375	19	32	9	2.6
牛肉罐头（beef canned）	180	22	10	17	3.7
烤鸡肉（chicken broiled）	115	20	3	8	1.4
鸡肉罐头（chicken canned）	170	25	7	12	1.5
牛心（beef heart）	160	26	5	14	5.9
烤羊腿（lamb leg roast）	265	20	20	9	2.6
烤羊肩（lamb shoulder roast）	300	18	25	9	2.3
熏火腿（smoked ham）	340	20	28	9	2.5
烤猪肉（pork roast）	340	19	29	9	2.5

续表

食品名称	energy	protein	fat	calcium	iron
炖猪肉（pork simmered）	355	19	30	9	2.4
牛舌（beef tongue）	205	18	14	7	2.5
炸小牛排（veal cutlet）	185	23	9	9	2.7
烤蓝鱼（bluefish baked）	135	22	4	25	0.6
生蛤蜊（clams raw）	70	11	1	82	6.0
蛤蜊罐头（clams canned）	45	7	1	74	5.4
蟹肉罐头（crabmeat canned）	90	14	2	38	0.8
炸黑线鳕（haddock fried）	135	16	5	15	0.5
烤鲭鱼（mackerel broiled）	200	19	13	5	1.0
鲭鱼罐头（mackerel canned）	155	16	9	157	1.8
煎鲈鱼（perch fried）	195	16	11	14	1.3
三文鱼罐头（salmon canned）	120	17	5	159	0.7
沙丁鱼罐头（sardines canned）	180	22	9	367	2.5
金枪鱼罐头 （tuna canned）	170	25	7	7	1.2
虾罐头（shrimp canned）	110	23	1	98	2.6

4-3　某实验需观测 7 个指标——x_1（每 100mL 尿中含钠量，mmol/L）、x_2（渗透清除率，mL/min）、x_3（尿钠排出量，mmol/L）、x_4（尿量，mL/min）、x_5（尿渗透压，mOsm/(kg·H_2O)）、x_6（尿与血浆渗透压之比）、x_7（游离水清除率，mL/min），现欲通过聚类分析减少指标以节省人力、物力，提高实验效率。实验者以若干只兔子为实验对象获取 7 个指标的数据并计算了指标之间的相关系数。相关系数的绝对值数据见表 4-5。请对这 7 个指标进行聚类。

表 4-5　7 个观测指标相关系数的绝对值数据

	x_1	x_2	x_3	x_4	x_5	x_6	x_7
x_1	1						
x_2	0.936	1					
x_3	0.995	0.896	1				
x_4	0.974	0.977	0.949	1			
x_5	0.610	0.490	0.621	0.612	1		
x_6	0.440	0.367	0.441	0.477	0.749	1	
x_7	0.705	0.890	0.640	0.773	0.150	0.715	1

4-4　mclust 包的数据集 diabetes 包含了对 145 名非肥胖成年患者 3 项指标的测量。其中，glucose 表示 3h 耐糖试验后血糖曲线下方面积，insulin 表示 3h 耐糖试验后血浆胰岛素曲线下方面积，sspg 表示稳定状态下的血糖。请加载该数据集，使用这 3 项指标分别采用模糊 C 均值法和基于模型的方法进行聚类。

第 5 章　判别分析

判别分析（discriminant analysis）是研究样品所属类别的一种统计分析方法。在医学研究和临床实践中，经常需要根据观察资料对所研究的对象进行判别归类。例如，临床诊断中，根据患者的症状、体征和各种检测结果判别患者的患病情况，根据细菌的形态和生化特征判断其属于哪一种菌株等。判别分析与聚类分析都是研究分类问题，不同的是，在聚类分析中，所有样品事先都不知道属于哪一类，也不知道一共有多少类；而在判别分析中，用于建立判别准则的样品的分类是已知的，判别的目的是根据建立的分类准则判断新的样品的分类。在机器学习中，聚类分析属于无监督学习（unsupervised learning），判别分析属于有监督学习（supervised learning）。

根据建立的判别准则的不同，判别分析可分为距离判别、Fisher 判别、Bayes 判别以及机器学习的各种分类算法等。无论哪种判别方法，其步骤都是一致的：①收集训练样本数据（training dataset）和测试样本数据（testing dataset）。收集一批分类明确的训练样品和测试样品，根据专业知识测量每个样品的分类指标。②建立判别准则。根据专业问题的特点和资料的性质选择判别方法，使用训练样本建立判别函数。③考核判别效果。用回代法和前瞻法考核所建立函数的判别效果。回代法又叫内部验证，它是将训练样本中每个样品的各项指标回代入所建立的判别函数中得到判定类别，并将此分类与原类别进行比较，计算判断正确率（符合率）；前瞻法也叫外部验证，它是将所建立的判别准则用于测试样本集，得到测试样本的分类，并与测试样本的原始分类作比较计算正确率。只有当回判正确率和前瞻正确率都比较高时，才可以认为所建立的判别准则是合适的。前者衡量的是判别模型的拟合优度，后者衡量的是判别模型的预测准确度。

5.1　距离判别法

距离判别法的原理简单而朴素，即根据样品到各类中心点（均值向量）的距离，按距离最近准则进行判别归类。第 1 章已经介绍了各种距离的定义和计算公式，因为马氏距离不受指标的量纲和指标之间多重相关性的影响，所以在距离判别中最为常用。

下面以 mclust 包里的数据集 thyroid 为例说明距离判别法的原理和应用。首先加载数据集 thyroid，并将其中的分类变量 Diagnosis 的 3 个水平重新按照在数据集里出现的顺序排序。

```
> data(thyroid, package = "mclust")
> thyroid$Diagnosis <- factor(thyroid$Diagnosis,
+                             levels = c("Normal", "Hyper", "Hypo"))
```

通过相关系数矩阵探索 5 项检测指标之间的相关性：

```
> cor(thyroid[, 2:6])
          RT3U          T4          T3         TSH        DTSH
RT3U  1.0000000  -0.4941624  -0.5369712   0.2903679   0.2963267
T4   -0.4941624   1.0000000   0.7186816  -0.4228445  -0.4099646
T3   -0.5369712   0.7186816   1.0000000  -0.2416412  -0.2273919
TSH   0.2903679  -0.4228445  -0.2416412   1.0000000   0.4975449
DTSH  0.2963267  -0.4099646  -0.2273919   0.4975449   1.0000000
```

从上面的相关系数矩阵可以看出，5 项检测指标之间存在较强的相关关系。因此，需要用马氏距离计算各对象之间的距离。

分别计算 3 组患者的 5 项检测指标的均值，作为各个类别的中心点：

```
> m.Normal <- colMeans(thyroid[1:150, 2:6])
> m.Normal
      RT3U          T4          T3         TSH        DTSH
110.513333    9.192667    1.731333    1.316667    2.516667
> m.Hyper <- colMeans(thyroid[151:185, 2:6])
> m.Hyper
      RT3U          T4          T3         TSH        DTSH
95.2857143  17.7457143   4.2628571   0.9742857  -0.0200000
> m.Hypo <- colMeans(thyroid[186:215, 2:6])
> m.Hypo
      RT3U          T4          T3         TSH        DTSH
121.700000    3.600000    1.063333   12.920000   17.533333
```

接下来使用马氏距离进行距离判别。在式（1.8）马氏距离的计算公式中，需要用到变量间的协方差矩阵，通常是用样本协方差矩阵去估计它。我们首先需要考虑 3 组患者的 5 项指标的协方差矩阵是否相等，这可以借助 Box M 检验来帮助判断。biotools 包里的 boxM( ) 函数可以实现该检验，使用前请先安装 biotools 包。

```
> library(biotools)
> boxM(thyroid[, -1], thyroid[, 1])
  Box's M-test for Homogeneity of Covariance Matrices
data:  thyroid[, -1]
Chi-Sq (approx.) = 1512.6, df = 30, p-value < 2.2e-16
```

Box M 检验要求变量服从多元正态分布，其零假设是各协方差矩阵相等。如果该检验结果不显著，则认为各类总体的协方差矩阵相同，此时可以用所有对象计算的协方差矩阵作为总体协方差矩阵的估计值。上面的检验结果表明，3 组患者的 5 项检测指标协方差矩阵之间的差异有统计学意义（$P < 0.001$）。因此，分别计算 3 组的协方差矩阵：

```
> v.Normal <- cov(thyroid[1:150, 2:6])
> v.Normal
```

```
            RT3U          T4          T3          TSH         DTSH
RT3U 65.6072036  4.843387025 1.138841163 -0.186465324  3.06252796
T4    4.8433870  4.198804922 0.252781655 -0.009340045 -0.62256152
T3    1.1388412  0.252781655 0.225924385  0.002158837  0.06262864
TSH  -0.1864653 -0.009340045 0.002158837  0.247572707  0.08227069
DTSH  3.0625280 -0.622561521 0.062628635  0.082270694  3.90247204
> v.Hyper <- cov(thyroid[151:185, 2:6])
> v.Hyper
             RT3U          T4           T3          TSH          DTSH
RT3U 352.0336134 -2.157815e+01 -22.72731092 -0.79537815  1.4205882353
T4   -21.5781513  1.731314e+01   4.21174790  0.32709244  0.0009411765
T3   -22.7273109  4.211748e+00   5.08122689  0.07401681 -0.0284117647
TSH   -0.7953782  3.270924e-01   0.07401681  0.16020168 -0.0252352941
DTSH   1.4205882  9.411765e-04  -0.02841176 -0.02523529  0.0728235294
> v.Hypo <- cov(thyroid[186:215, 2:6])
> v.Hypo
           RT3U          T4         T3          TSH        DTSH
RT3U 122.286207  -7.0137931 -1.0596552   23.006207 -17.262069
T4    -7.013793   3.0848276  0.5755172  -12.250000   9.207241
T3    -1.059655   0.5755172  0.3086092   -2.823034   2.593333
TSH   23.006207 -12.2500000 -2.8230345  153.447862  19.091034
DTSH -17.262069   9.2072414  2.5933333   19.091034 240.445057
```

然后，我们就可以用函数 mahalanobis( )计算每个对象与 3 组患者中心点的距离了。例如，计算第 1 个对象与 3 组患者中心点的马氏距离：

```
> mahalanobis(thyroid[1, 2:6], m.Normal, v.Normal)
       1
2.601487
> mahalanobis(thyroid[1, 2:6], m.Hyper, v.Hyper)
       1
122.2996
> mahalanobis(thyroid[1, 2:6], m.Hypo, v.Hypo)
       1
25.30864
```

结果表明，第 1 个对象与甲状腺正常组的中心点距离最近，因此将其判为 "Normal"。类似地，我们可以用这种方法对其余所有对象做出判断。

计算所有对象与 3 个中心点的距离：

```
> d.Normal <- mahalanobis(thyroid[,2:6], m.Normal, v.Normal)
> d.Hyper <- mahalanobis(thyroid[,2:6], m.Hyper, v.Hyper)
> d.Hypo <- mahalanobis(thyroid[,2:6], m.Hypo, v.Hypo)
```

为便于比较，将上面 3 个向量放入一个数据框中：

```
> d <- data.frame(d.Normal, d.Hyper, d.Hypo)
> head(d)
```

```
     d.Normal      d.Hyper     d.Hypo
1   2.601487 122.299578 25.308641
2  12.722546 599.864349 30.202970
3   7.619211  10.949499 60.943138
4   4.747232  54.121522  4.266343
5   3.300288   9.766824 10.065090
6   8.572603 826.207585  7.183526
```

对于数据框 d 的每一行，我们需要找出哪一个最小，这可以通过下面的命令实现：

```
> index <- apply(d, MARGIN = 1, FUN = which.min)
> index
  [1] 1 1 1 3 1 3 1 1 1 1 3 1 1 3 1 1 1 1 1 1 1 2 2 1 1 1 1 1 1 1 1 1 1 1 1
 [36] 1 1 1 1 1 1 1 1 1 1 1 1 2 3 2 1 1 1 1 1 1 1 1 1 1 1 1 1 1 1 1 1 1 1 1
 [71] 1 1 1 1 1 1 1 1 1 1 1 1 1 1 1 1 1 1 1 1 1 3 1 1 1 1 1 1 1 1 1 1 1 3 1
[106] 1 1 1 1 1 1 1 1 1 1 1 1 1 1 1 1 1 1 1 1 1 1 1 1 1 2 1 1 1 1 1 1 1 1 1
[141] 3 1 1 1 1 1 1 1 1 1 2 2 2 2 2 2 2 2 2 2 2 2 2 2 2 2 2 2 2 2 2 2 2 2 2
[176] 2 2 2 2 2 2 2 2 2 3 3 3 3 3 3 3 3 3 3 3 3 3 3 3 3 3 3 3 3 3 3 3 3 3 3
[211] 3 3 3 3 3
```

函数 apply( ) 可以对矩阵或数据框按行（MARGIN = 1）或者按列（MARGIN = 2）执行某函数命令。函数 which.min( ) 用于找出最小值所在的位置。上面的"1"代表第 1 列（Normal），"2"代表第 2 列（Hyper），"3"代表第 3 列（Hypo）。我们将它们换成标签：

```
> type <- factor(index, labels = c("Normal", "Hyper", "Hypo"))
> type
  [1] Normal Normal Normal Hypo   Normal Hypo   Normal Normal Normal Normal
 [11] Hypo   Normal Normal Hypo   Normal Normal Normal Normal Normal Normal
 [21] Normal Hyper  Hyper  Normal Normal Normal Normal Normal Normal Normal
 [31] Normal Normal Normal Normal Normal Normal Normal Normal Normal Normal
 [41] Normal Normal Normal Normal Normal Normal Normal Normal Hyper  Hypo
 [51] Hyper  Normal Normal Normal Normal Normal Normal Normal Normal Normal
 [61] Normal Normal Normal Normal Normal Normal Normal Normal Normal Normal
 [71] Normal Normal Normal Normal Normal Normal Normal Normal Normal Normal
 [81] Normal Normal Normal Normal Normal Normal Normal Normal Normal Normal
 [91] Normal Hypo   Normal Normal Normal Normal Normal Normal Normal Normal
[101] Normal Normal Normal Hypo   Normal Normal Normal Normal Normal Normal
[111] Normal Normal Normal Normal Normal Normal Normal Normal Normal Normal
[121] Normal Normal Normal Normal Normal Normal Normal Normal Normal Normal
[131] Normal Hyper  Normal Normal Normal Normal Normal Normal Normal Normal
[141] Hypo   Normal Normal Normal Normal Normal Normal Normal Normal Normal
[151] Hyper  Hyper  Hyper  Hyper  Hyper  Hyper  Hyper  Hyper  Hyper  Hyper
[161] Hyper  Hyper  Hyper  Hyper  Hyper  Hyper  Hyper  Hyper  Hyper  Hyper
[171] Hyper  Hyper  Hyper  Hyper  Hyper  Hyper  Hyper  Hyper  Hyper  Hyper
[181] Hyper  Hyper  Hyper  Hyper  Hyper  Hypo   Hypo   Hypo   Hypo   Hypo
[191] Hypo   Hypo   Hypo   Hypo   Hypo   Hypo   Hypo   Hypo   Hypo   Hypo
[201] Hypo   Hypo   Hypo   Hypo   Hypo   Hypo   Hypo   Hypo   Hypo   Hypo
```

```
[211] Hypo    Hypo    Hypo    Hypo    Hypo
Levels: Normal Hyper Hypo
```

当对象太多时，通过肉眼观察比较难分辨哪些对象被判对，哪些被判错。我们可以借助判定类别与真实类别构成的列联表查看判别效果：

```
> confusion.matrix <- table(type, thyroid$Diagnosis)
> confusion.matrix
type      Normal Hyper Hypo
  Normal    137     0    0
  Hyper       5    35    0
  Hypo        8     0   30
```

上面的列联表被称为分类结果的混淆矩阵，矩阵的行变量是距离判别法的判别结果，列变量是原数据集里的变量 Diagnosis。结果表明，有 5 个 Normal 被错判为 Hyper，8 个 Normal 被错判为 Hypo。下面的命令可以找出这两个被错判的对象所处的行号：

```
> which(type == "Hyper" & thyroid$Diagnosis == "Normal")
[1]  22  23  49  51 132
> which(type == "Hypo" & thyroid$Diagnosis == "Normal")
[1]   4   6  11  14  50  92 104 141
```

我们可以使用错误率或正确率来量化判别效果。混淆矩阵对角线上的数字代表判断正确的数目，判断正确的总数为：

```
> sum(diag(confusion.matrix))
[1] 202
```

因此，本例中回代法的判断正确率为 $202/215 \approx 94\%$。

5.2　Fisher 判别法

Fisher 判别法的基本思想是"投影"，即将高维空间中的样本点投影到低维空间，从而简化问题。Fisher 判别最重要的就是选出适当的投影轴，保证投影后每一类之内的样本点的离散程度尽可能小，而不同类之间的样本点的离散程度尽可能大。

Fisher 判别有线性判别、二次判别等多种判别方法。对于线性判别，先将样本点投影到一维空间（即直线）上，若效果不好，则可以增加一个维度，即投影到二维空间中，以此类推。二次判别与线性判别的区别在于投影面的形状不同，线性判别的投影面为直线或平面，而二次判别使用若干二次曲面将样本点划分到相应的类别中。MASS 包里的函数 lda( ) 可用于线性判别，而函数 qda( ) 可用于二次判别，其使用方法类似。下面仍以数据集 thyroid 为例，使用函数 lda( ) 进行线性判别。

```
> library(MASS)
> thyroid.ld <- lda(Diagnosis ~ RT3U + T4 + T3 + TSH + DTSH, data = thyroid)
```

```
> thyroid.ld
Call:
lda(Diagnosis ~ RT3U + T4 + T3 + TSH + DTSH, data = thyroid)

Prior probabilities of groups:
   Normal    Hyper      Hypo
0.6976744 0.1627907 0.1395349

Group means:
             RT3U        T4        T3       TSH       DTSH
Normal 110.51333  9.192667 1.731333  1.3166667  2.516667
Hyper   95.28571 17.745714 4.262857  0.9742857 -0.020000
Hypo   121.70000  3.600000 1.063333 12.9200000 17.533333

Coefficients of linear discriminants:
            LD1          LD2
RT3U 0.02501083  0.001974564
T4  -0.30544670 -0.103495742
T3  -0.11588398 -0.434103730
TSH  0.03831828 -0.147419858
DTSH 0.07288461 -0.074044771

Proportion of trace:
   LD1    LD2
0.8398 0.1602
```

以上输出中包括函数 lda( )里所用的公式、先验概率、各类的均值向量、线性判别函数的系数、两个判别式对区分总体的贡献大小等。在公式里 Diagnosis 为因变量，其余 5 个变量为自变量；先验概率的默认值为各个类别所占的比例；两个线性判别函数分别为

$$LD1 = 0.025 \times RT3U - 0.305 \times T4 - 0.116 \times T3 + 0.038 \times TSH + 0.073 \times DTSH$$

$$LD2 = 0.002 \times RT3U - 0.103 \times T4 - 0.434 \times T3 - 0.147 \times TSH - 0.074 \times DTSH$$

将泛型函数 predict( )作用于线性判别对象可以得到各个样品的回判分类，结果如下。

```
> thyroid.pred <- predict(thyroid.ld)
> thyroid.pred$class
  [1] Normal Normal Normal Normal Normal Normal Normal Normal Normal Normal
 [11] Normal Normal Normal Normal Normal Normal Normal Normal Normal Normal
 [21] Normal Normal Normal Normal Normal Normal Normal Normal Normal Normal
 [31] Normal Normal Normal Normal Normal Normal Normal Normal Normal Normal
 [41] Normal Normal Normal Normal Normal Normal Normal Normal Normal Normal
 [51] Normal Normal Normal Normal Normal Normal Normal Normal Normal Normal
 [61] Normal Normal Normal Normal Normal Normal Normal Normal Normal Normal
 [71] Normal Normal Normal Normal Normal Normal Normal Normal Normal Normal
 [81] Normal Normal Normal Normal Normal Normal Normal Normal Normal Normal
 [91] Normal Normal Normal Normal Normal Normal Normal Normal Normal Normal
[101] Normal Normal Normal Normal Normal Normal Normal Normal Normal Normal
```

```
[111] Normal Normal Normal Normal Normal Normal Normal Normal Normal Normal
[121] Normal Normal Normal Normal Normal Normal Normal Normal Normal Normal
[131] Normal Normal Normal Normal Normal Normal Normal Normal Normal Normal
[141] Normal Normal Normal Normal Normal Normal Normal Normal Normal Normal
[151] Hyper  Hyper  Hyper  Hyper  Hyper  Hyper  Hyper  Hyper  Hyper  Normal
[161] Hyper  Hyper  Normal Hyper  Hyper  Normal Hyper  Hyper  Normal Hyper
[171] Hyper  Hyper  Hyper  Hyper  Hyper  Hyper  Hyper  Normal Hyper  Normal
[181] Hyper  Normal Normal Hyper  Normal Hypo   Hypo   Normal Normal Hypo
[191] Hypo   Hypo   Hypo   Hypo   Hypo   Hypo   Normal Hypo   Hypo   Hypo
[201] Hypo   Hypo   Hypo   Hypo   Hypo   Hypo   Hypo   Hypo   Hypo   Hypo
[211] Normal Normal Normal Normal Normal
Levels: Normal Hyper Hypo
```

与 5.1 节类似，我们可以通过混淆矩阵查看判别效果：

```
> table(thyroid.pred$class, thyroid$Diagnosis)

        Normal Hyper Hypo
 Normal   150      9    8
 Hyper      0     26    0
 Hypo       0      0   22
```

结果表明，有 17 个样品判别错误，错误率为 7.9%，正确率为 92.1%。如果想找出哪些对象被判错，可以使用下面的命令：

```
> e1 <- which(thyroid.pred$class == "Normal" & thyroid$Diagnosis == "Hyper")
> e1
[1] 160 163 166 169 178 180 182 183 185
> e2 <- which(thyroid.pred$class == "Normal" & thyroid$Diagnosis == "Hypo")
> e2
[1] 188 189 197 211 212 213 214 215
```

为了直观地展示判别效果，我们可以以两个线性判别函数为坐标轴绘制散点图，并用不同颜色和形状的点表示患者的诊断类型，代码如下。

```
> LD1 <- thyroid.pred$x[, 1]
> LD2 <- thyroid.pred$x[, 2]
> col <- as.numeric(thyroid$Diagnosis)
> pch <- as.numeric(thyroid$Diagnosis)
> plot(LD1, LD2, col = col, pch = pch)
> legend("bottom", legend = c("Normal", "Hyper", "Hypo"),
+        col = 1:3, pch = 1:3)
> points(LD1[e1], LD2[e1], cex = 2, col = 4)
> points(LD1[e2], LD2[e2], cex = 2, col = 4)
```

如图 5-1 所示，两个线性判别函数较好地区分了 3 类患者。其中判错的对象位于两类别的邻近区域，它们在图中用圆圈圈出了。

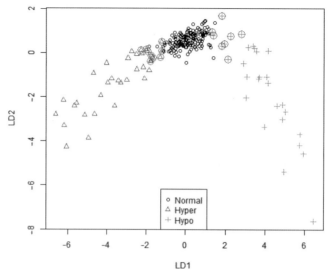

图 5-1　数据集 thyroid 线性判别法分类效果散点图

5.3　Bayes 判别法

Bayes 判别法假定对研究对象有一定的认识，这种认识用先验概率描述，再利用样本信息来修正已有的先验概率，从而得到后验概率，最后根据后验概率判断各样品的类别。朴素 Bayes 分类（naive Bayes classifier）是一种简单而实用的分类算法，其基本原理是 Bayes 定理。下面使用 klaR 包里的函数 NaiveBayes( )实现朴素 Bayes 分类算法。

```
> library(klaR)
> thyroid.bayes <- NaiveBayes(Diagnosis ~ RT3U + T4 + T3 + TSH + DTSH,
+                             data = thyroid)
> names(thyroid.bayes)
[1] "apriori"   "tables"   "levels"   "call"      "x"        "usekernel"
[7] "varnames"
```

函数 NaiveBayes( )共有 7 项输出结果，其中 apriori 是使用的先验概率，tables 存储了用于建立判别规则的所有变量在各类别下的条件概率。

我们可以使用上面建立的判别规则 thyroid.bayes 绘制参与规则建立的 5 个变量在不同类别下的密度曲线。

```
> plot(thyroid.bayes)
```

上面的命令共生成 5 幅图形，读者可以通过按回车键分别得到。或者，单独获取某个指定变量的密度曲线，例如：

```
> plot(thyroid.bayes, vars = "RT3U")
> plot(thyroid.bayes, vars = "T4")
```

RT3U 和 T4 两个变量在不同类别下的密度曲线如图 5-2 所示。从 RT3U 值看，Hypo 组较高，Normal 组次之，Hyper 组较低，而 Normal 组的离散程度最低，其余两组的离散程度较大；从 T4 值看，Hyper 组较高，Normal 组次之，Hypo 组较低，而 Normal 组和 Hypo 组的离散程度较小，Hyper 组的离散程度较大。

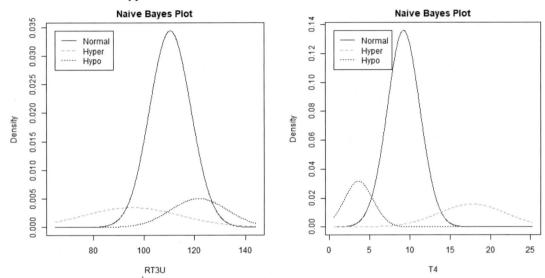

图 5-2　数据集 thyroid 中各特征变量在不同类别下的密度曲线

接下来通过回代法查看判别效果。

```
> thyroid.pred <- predict(thyroid.bayes)
> table(thyroid.pred$class, thyroid$Diagnosis)
        Normal  Hyper  Hypo
Normal  149      1     4
Hyper   0        34    0
Hypo    1        0     26
```

一共有 6 个对象被错判，回判正确率为 97.2%。

5.4　机器学习分类算法

机器学习中的分类算法也常常用来解决判别分析问题。常见的分类算法包括决策树、K 最邻近、支持向量机、神经网络、随机森林等。在用这些算法建立分类模型时，如果用全部数据建立模型并用回代法进行模型的内部验证，可能会出现过度拟合现象。因此，在建模时需要进行交叉验证以避免过度拟合问题。常用的交叉验证方法有以下 3 种。

（1）保留交叉验证（hand-out cross validation）：将样本集随机分成训练集（training set）和验证集（test set），比例通常是 7∶3 或 8∶2。使用模型在训练集上学习得到假设，然后使用验证集对假设进行验证，看模型预测的准确性，选择误差小的模型。

（2）k 折交叉验证（k-fold cross validation）：把样本集分成 k 份，分别使用其中的 $k-1$ 份作为训练集，剩下的 1 份作为交叉验证集，最后通过所有模型的平均误差来评估模型参数。

（3）留一法验证（leave-one-out validation）：实质上是 n 折交叉验证，n 是样本集的大小，就是只留下一个样本来验证模型的准确性。

下面以 MASS 包中的数据集 Pima.tr 和 Pima.te 为例说明常见机器学习分类算法的实现方法。它们是居住在美国某地区皮马印第安人后裔中部分女性的糖尿病调查数据。两个数据框中的变量都是一样的，其含义如下。

（1）npreg：怀孕次数；

（2）glu：血糖浓度；

（3）bp：舒张压（单位：mmHg）；

（4）skin：三头肌皮褶厚度（单位：mm）；

（5）bmi：体质指数；

（6）ped：糖尿病家族史因素；

（7）age：年龄；

（8）type：是否患有糖尿病（Yes/No）。

其中，结局变量为 type，其余均为数值型的预测变量。下面加载这两个数据集并分别将它们作为训练集和测试集。

```
> library(MASS)
> data(Pima.tr)
> data(Pima.te)
```

由于预测变量的测量单位之间有较大差异，下面用函数 scale( ) 将它们标准化，都转换为均值为 0、标准差为 1 的变量，并将训练集命名为 data.train，测试集命名为 data.test。

```
> data.train <- Pima.tr
> data.train[, -8] <- scale(data.train[, -8])
> data.test <- Pima.te
> data.test[, -8] <- scale(data.test[, -8])
```

5.4.1　决策树模型

决策树（decision tree）模型是一种简单易用的非参数分类方法。它不需要对数据的分布有任何的先验假设，计算速度快，结果也容易解释。分类回归树方法（CART）是决策树模型中的一种经典算法，它先从自变量中寻找最佳分割变量和最佳分割点，将数据划分成两组。针对分组后的数据将上述步骤重复下去，直到满足某种停止条件。CART 分为分类树（classification tree）和回归树（regression tree）两种。分类树用于因变量为分类数据的情况，树的末端为因变量的类别；回归树用于因变量为连续型变量的情况，树的末端给出相应类别中的因变量描述或预测。

在建立分类树模型时，首先对所有自变量和所有分隔点进行评估，最佳的选择是使分隔后组内的数据"纯度"更高，即组内目标变量的变异最小。再对分类树模型进行修剪或称为剪枝。因为如果不加任何限制，过度复杂的分类树模型很容易产生"过度拟合"的问题。因此通常使用 CP 参数（complexity parameter）控制树的复杂度。CP 参数取值越小，模型越复杂，越偏向于过度拟合。通常的做法是先建立一个枝节较多的分类树模型，再使用交叉验证的方法来估计不同"剪枝"条件下各个模型的误差，从而选择误差最小的分类树模型。

在 R 中可以用 rpart 包实现 CART 算法，其中参数 control 用来控制模型的复杂程度。设定模型复杂程度的参数（如 minsplit、minbucket、cp 等）可以通过函数 rpart.control（）传递给参数 control。

```
> library(rpart)
> set.seed(123)
> pima.rpart <- rpart(type ~ .,
+                     data = data.train,
+                     control = rpart.control(cp = 0))
> pima.rpart
n= 200
node), split, n, loss, yval, (yprob)
      * denotes terminal node
 1) root 200 68 No (0.66000000 0.34000000)
   2) glu< -0.01484184 109 15 No (0.86238532 0.13761468)
     4) age< -0.3289163 74  4 No (0.94594595 0.05405405) *
     5) age>=-0.3289163 35 11 No (0.68571429 0.31428571)
      10) glu< -1.072718 9  0 No (1.00000000 0.00000000) *
      11) glu>=-1.072718 26 11 No (0.57692308 0.42307692)
        22) bp>=-0.2839819 19  6 No (0.68421053 0.31578947) *
        23) bp< -0.2839819 7  2 Yes (0.28571429 0.71428571) *
   3) glu>=-0.01484184 91 38 Yes (0.41758242 0.58241758)
     6) ped< -0.4923593 35 12 No (0.65714286 0.34285714)
      12) glu< 1.32724 27  6 No (0.77777778 0.22222222) *
      13) glu>=1.32724 8  2 Yes (0.25000000 0.75000000) *
     7) ped>=-0.4923593 56 15 Yes (0.26785714 0.73214286)
      14) bmi< -0.597043 11  3 No (0.72727273 0.27272727) *
      15) bmi>=-0.597043 45  7 Yes (0.15555556 0.84444444) *
```

决策树模型的输出结果看起来像是以树状形式排列的一系列 if-else 语句。每行括号前面的数字代表节点，行缩进表示分支，*表示叶节点，loss 表示误差数量。各节点后括号里的数值代表了各类别的比例。例如，节点 1 为根节点；节点 2 的分类标准为 glu<-0.01484184，满足这个条件的对象个数是 109，若将它们都判定为 No，将有 15 个判错；节点 3 的分类标准为 glu≥-0.01484184，满足这个条件的对象个数是 91，若将它们都判定为 Yes，将有 38 个判错；节点 4 和节点 5 都是由节点 2 划分的，标准为 age 与-0.3289163 的关系。其余节点以此类推。

用 plot()函数绘制分类树，可以直观地展示模型结果，如图 5-3 所示。

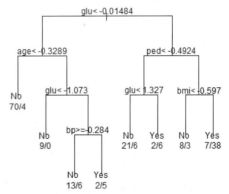

图 5-3 数据集 Pima.tr 分类树模型（CP＝0）

```
> plot(pima.rpart, uniform = TRUE, margin = 0.1)
> text(pima.rpart,use.n = TRUE)
```

不同复杂度的模型会有不同的预测误差，在上面的模型 pima.rpart 中，复杂度参数 CP 设为 0，模型的输出结果中包含了不同复杂度下交叉验证的预测误差值 xerror。我们可以寻找最小 xerror 值对应的 CP 值，并由此 CP 值决定树的规模。根据上面的输出求出最小的 CP 值，再用函数 prune( )对树模型进行剪枝：

```
> cptable <- as.data.frame(pima.rpart$cptable)
> cpvalue <- cptable[which.min(cptable$xerror), "CP"]
> cpvalue     # 最小的 CP 值
[1] 0.01470588
> prune.model <- prune(pima.rpart, cpvalue)
```

对于剪枝后的模型对象 prune.model，画出分类树模型，如图 5-4 所示。

```
> plot(prune.model, uniform = TRUE, margin = 0.1)
> text(prune.model,use.n = TRUE)
```

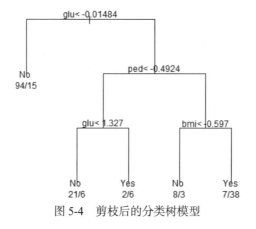

图 5-4   剪枝后的分类树模型

使用 rpart 包的函数 predict( )可以得到分类树模型对于建模数据的预测结果：

```
> probs.rp <- predict(prune.model)
> head(probs.rp)
          No        Yes
[1,] 0.8623853 0.1376147
[2,] 0.2500000 0.7500000
[3,] 0.8623853 0.1376147
[4,] 0.7777778 0.2222222
[5,] 0.8623853 0.1376147
[6,] 0.8623853 0.1376147
```

函数 predict( )中的参数 type 默认为 "prob"，因此上面得到的是各个对象分别属于两个类别的概率。在进行分类时，哪个类别对应的概率最大，就把该对象判为此类。将参数 type

设为 "class" 可以直接得到分类的结果：

```
> pred.train <- predict(prune.model, type = "class")
> pred.train[1:6]     # 查看前 6 个分类结果
[1] No  Yes No  No  No  No
Levels: No Yes
```

建立混淆矩阵查看判别效果：

```
> cm.train <- table(pred.train, data.train$type)
> cm.train
pred.train  No Yes
      No  123  24
      Yes   9  44
> sum(diag(cm.train))/sum(cm.train)      # 计算回判正确率
[1] 0.835
```

一共有 33 名对象被错判，回判正确率为 83.5%，这个预测是针对训练集进行的。如果同样一个数据集，我们既用它进行训练，又用它进行预测，显然是不合适的。这样往往会高估模型的准确性。下面用测试数据进行外部验证：

```
> pred.test <- predict(prune.model,
+                      newdata = data.test[, -8],
+                      type = "class")
> cm.test <- table(pred.test, data.test$type)
> cm.test
pred.test  No Yes
      No  193  49
      Yes  30  60
> sum(diag(cm.test))/sum(cm.test)        # 计算预测正确率
[1] 0.7620482
```

预测正确率为 76.2%。一般来说，外部验证的正确率会低于内部验证的正确率（回判正确率）。

5.4.2　使用 caret 包实现机器学习算法

R 中的 caret 包为机器学习算法提供了一个工作流，可以用它来进行数据划分、数据预处理、模型构建、模型调优、模型评估、模型对比等。caret 是分类和回归训练的简称（classification and regression training）。

caret 包集成了众多机器学习算法，下面的命令列出了可用的算法。

```
> library(caret)
> names(getModelInfo())
  [1] "ada"               "AdaBag"            "AdaBoost.M1"
  [4] "adaboost"          "amdai"             "ANFIS"
  [7] "avNNet"            "awnb"              "awtan"
```

```
 [10] "bag"                 "bagEarth"            "bagEarthGCV"
 [13] "bagFDA"              "bagFDAGCV"           "bam"
 [16] "bartMachine"         "bayesglm"            "binda"
 [19] "blackboost"          "blasso"              "blassoAveraged"
 [22] "bridge"              "brnn"                "BstLm"
 [25] "bstSm"               "bstTree"             "C5.0"
 [28] "C5.0Cost"            "C5.0Rules"           "C5.0Tree"
 [31] "cforest"             "chaid"               "CSimca"
 [34] "ctree"               "ctree2"              "cubist"
 [37] "dda"                 "deepboost"           "DENFIS"
 [40] "dnn"                 "dwdLinear"           "dwdPoly"
 [43] "dwdRadial"           "earth"               "elm"
 [46] "enet"                "evtree"              "extraTrees"
 [49] "fda"                 "FH.GBML"             "FIR.DM"
 [52] "foba"                "FRBCS.CHI"           "FRBCS.W"
 [55] "FS.HGD"              "gam"                 "gamboost"
 [58] "gamLoess"            "gamSpline"           "gaussprLinear"
 [61] "gaussprPoly"         "gaussprRadial"       "gbm_h2o"
 [64] "gbm"                 "gcvEarth"            "GFS.FR.MOGUL"
 [67] "GFS.LT.RS"           "GFS.THRIFT"          "glm.nb"
 [70] "glm"                 "glmboost"            "glmnet_h2o"
 [73] "glmnet"              "glmStepAIC"          "gpls"
 [76] "hda"                 "hdda"                "hdrda"
 [79] "HYFIS"               "icr"                 "J48"
 [82] "JRip"                "kernelpls"           "kknn"
 [85] "knn"                 "krlsPoly"            "krlsRadial"
 [88] "lars"                "lars2"               "lasso"
 [91] "lda"                 "lda2"                "leapBackward"
 [94] "leapForward"         "leapSeq"             "Linda"
 [97] "lm"                  "lmStepAIC"           "LMT"
[100] "loclda"              "logicBag"            "LogitBoost"
[103] "logreg"              "lssvmLinear"         "lssvmPoly"
[106] "lssvmRadial"         "lvq"                 "M5"
[109] "M5Rules"             "manb"                "mda"
[112] "Mlda"                "mlp"                 "mlpKerasDecay"
[115] "mlpKerasDecayCost"   "mlpKerasDropout"     "mlpKerasDropoutCost"
[118] "mlpML"               "mlpSGD"              "mlpWeightDecay"
[121] "mlpWeightDecayML"    "monmlp"              "msaenet"
[124] "multinom"            "mxnet"               "mxnetAdam"
[127] "naive_bayes"         "nb"                  "nbDiscrete"
[130] "nbSearch"            "neuralnet"           "nnet"
[133] "nnls"                "nodeHarvest"         "null"
[136] "OneR"                "ordinalNet"          "ordinalRF"
[139] "ORFlog"              "ORFpls"              "ORFridge"
[142] "ORFsvm"              "ownn"                "pam"
[145] "parRF"               "PART"                "partDSA"
```

```
[148]  "pcaNNet"            "pcr"                 "pda"
[151]  "pda2"               "penalized"           "PenalizedLDA"
[154]  "plr"                "pls"                 "plsRglm"
[157]  "polr"               "ppr"                 "pre"
[160]  "PRIM"               "protoclass"          "qda"
[163]  "QdaCov"             "qrf"                 "qrnn"
[166]  "randomGLM"          "ranger"              "rbf"
[169]  "rbfDDA"             "Rborist"             "rda"
[172]  "regLogistic"        "relaxo"              "rf"
[175]  "rFerns"             "RFlda"               "rfRules"
[178]  "ridge"              "rlda"                "rlm"
[181]  "rmda"               "rocc"                "rotationForest"
[184]  "rotationForestCp"   "rpart"               "rpart1SE"
[187]  "rpart2"             "rpartCost"           "rpartScore"
[190]  "rqlasso"            "rqnc"                "RRF"
[193]  "RRFglobal"          "rrlda"               "RSimca"
[196]  "rvmLinear"          "rvmPoly"             "rvmRadial"
[199]  "SBC"                "sda"                 "sdwd"
[202]  "simpls"             "SLAVE"               "slda"
[205]  "smda"               "snn"                 "sparseLDA"
[208]  "spikeslab"          "spls"                "stepLDA"
[211]  "stepQDA"            "superpc"             "svmBoundrangeString"
[214]  "svmExpoString"      "svmLinear"           "svmLinear2"
[217]  "svmLinear3"         "svmLinearWeights"    "svmLinearWeights2"
[220]  "svmPoly"            "svmRadial"           "svmRadialCost"
[223]  "svmRadialSigma"     "svmRadialWeights"    "svmSpectrumString"
[226]  "tan"                "tanSearch"           "treebag"
[229]  "vbmpRadial"         "vglmAdjCat"          "vglmContRatio"
[232]  "vglmCumulative"     "widekernelpls"       "WM"
[235]  "wsrf"               "xgbDART"             "xgbLinear"
[238]  "xgbTree"            "xyf"
```

在 caret 包中，函数 train( )用于使用训练数据建立模型，它支持 train(*x*, *y*)和 train(formula, data)两种模式，其主要参数如下。

- method 用于指定建模使用的算法名称。
- metric 用于指定在模型选择中要优化的指标。在分类中可以是"Accuracy""ROC"或"Kappa"，在回归中可以是"RMSE"或"Rsquared"。默认情况下，caret 通过这些性能度量指标的最大值来选择最优模型。
- trControl 表示进行模型选择时的控制参数，通常用函数 trainControl ( )进行传递。在函数 trainControl ( )中，使用参数 method 设定交叉验证和重抽样的方法，默认为"boot"（自助法），还可以设为"cv"（ *k* 折交叉验证）、"repeatedcv"（重抽样 *k* 折交叉验证）、"LOOCV"（留一法交叉验证）等；参数 number 用于指定交叉验证的折数或者重抽样的迭代次数。其余参数详见该函数的帮助文档。
- tuneGrid 为一个数据框，表示在模型选择中我们要考虑的参数可能的取值。该数据框的列名必须与对应模型中的控制参数同名。如果不提供，则 caret 自动选择要遍历的参数值。

- preProcess 表示对数据的预处理操作，如标准化"scale"、中心化"center"等。

仍以 5.4.1 节中的数据集为例，在函数 train( )中使用训练数据集建立模型：

```
> ctrl <- trainControl(method = "cv", number = 10)
> tunedf <- data.frame(cp = seq(0.001, 0.1, length = 10))
> rpartmodel <- train(type ~ ., data = data.train,
+                      method = "rpart",
+                      trControl = ctrl,
+                      tuneGrid = tunedf)
```

这里将参数 method 设为"rpart"，表示选用随机森林算法建立模型。在建立模型时对于每个 CP 参数值，采用 10 重交叉验证得到一个模型的结果，并通过参数 tuneGrid 输入了最小为 0.01、最大为 0.1 的 10 个不同的 CP 参数值。这样可以观察不同参数对模型的影响，进而确定最优的参数。

```
> rpartmodel
CART
200 samples
  7 predictor
  2 classes: 'No', 'Yes'
No pre-processing
Resampling: Cross-Validated (10 fold)
Summary of sample sizes: 179, 180, 180, 181, 180, 180, ...
Resampling results across tuning parameters:
  cp     Accuracy   Kappa
  0.001  0.7410902  0.3996079
  0.012  0.7310902  0.3665648
  0.023  0.7410902  0.3854125
  0.034  0.7656140  0.4303251
  0.045  0.7656140  0.4303251
  0.056  0.7015664  0.2978553
  0.067  0.6813033  0.2632027
  0.078  0.6813033  0.2632027
  0.089  0.6863033  0.2720377
  0.100  0.6913033  0.2871942
Accuracy was used to select the optimal model using the largest value.
The final value used for the model was cp = 0.045.
```

模型对象 rpartmodel 是一个列表，它包含了不同 CP 值模型对应的准确度和 Kappa 一致性指数。用下面的命令可以提取最终模型的结果。

```
> rpartmodel$finalModel
n= 200
node), split, n, loss, yval, (yprob)
```

```
    * denotes terminal node
1) root 200 68 No (0.6600000 0.3400000)
  2) glu< -0.01484184 109 15 No (0.8623853 0.1376147) *
  3) glu>=-0.01484184 91 38 Yes (0.4175824 0.5824176)
    6) ped< -0.4923593 35 12 No (0.6571429 0.3428571)
    12) glu< 1.32724 27  6 No (0.7777778 0.2222222) *
    13) glu>=1.32724 8  2 Yes (0.2500000 0.7500000) *
    7) ped>=-0.4923593 56 15 Yes (0.2678571 0.7321429)
    14) bmi< -0.597043 11  3 No (0.7272727 0.2727273) *
    15) bmi>=-0.597043 45  7 Yes (0.1555556 0.8444444) *
```

对于建立的模型，使用函数 predict.train ( )得到模型的预测值：

```
> rpart.pred.train <- predict.train(rpartmodel)
```

然后，用函数 confusionMatrix( )生成混淆矩阵并计算相关的统计量：

```
> confusionMatrix(rpart.pred.train, data.train$type)
Confusion Matrix and Statistics
        Reference
Prediction  No Yes
    No  123  24
    Yes   9  44

              Accuracy : 0.835
                95% CI : (0.7762, 0.8836)
    No Information Rate : 0.66
    P-Value [Acc > NIR] : 2.436e-08

                 Kappa : 0.6116
Mcnemar's Test P-Value : 0.01481

           Sensitivity : 0.9318
           Specificity : 0.6471
        Pos Pred Value : 0.8367
        Neg Pred Value : 0.8302
            Prevalence : 0.6600
        Detection Rate : 0.6150
  Detection Prevalence : 0.7350
     Balanced Accuracy : 0.7894

      'Positive' Class : No
```

可以看到，模型的预测准确度为 83.5%（95% CI：77.6% ~ 88.4%）。输出结果还包括了模型的 Kappa 一致性指数、灵敏度、特异度、阳性预测值、阴性预测值等指标。

为查看模型对于测试数据集的预测效果，可以在函数 predict.train( )里把参数 newdata 设为测试集数据，以获取测试样本的预测类别：

```
> rpart.pred.test <- predict.train(rpartmodel, newdata = data.test[, -8])
> confusionMatrix(rpart.pred.test, data.test$type)
Confusion Matrix and Statistics
```

```
            Reference
Prediction  No Yes
       No  193  49
       Yes  30  60
                  Accuracy : 0.762
                    95% CI : (0.7125, 0.8068)
    No Information Rate : 0.6717
    P-Value [Acc > NIR] : 0.0002028
                     Kappa : 0.4353
 Mcnemar's Test P-Value : 0.0428511
               Sensitivity : 0.8655
               Specificity : 0.5505
            Pos Pred Value : 0.7975
            Neg Pred Value : 0.6667
                Prevalence : 0.6717
            Detection Rate : 0.5813
   Detection Prevalence : 0.7289
       Balanced Accuracy : 0.7080
         'Positive' Class : No
```

模型的预测正确率为 76.2%，这与 5.4.1 节中用 rpart 包建模得到的结果是一致的。

5.4.3　*K* 最邻近分类

K 最邻近（K-nearest neighbor，KNN）算法是一个理论上比较成熟的算法，也是最简单的分类算法之一。其基本思路是，如果一个样品在特征空间中与 *K* 个最邻近（或最相似）样品中的大多数属于某一个类别，则将该样品判为这个类别。如图 5-5 所示，有两类不同的样品，分别用正方形和三角形表示，中间的圆点代表待分类的样品。如果取 *K*=3，那么与圆点最近的 3 个邻近点是 2 个三角形和 1 个正方形，根据少数从属于多数的原则，判定这个待分类的样品属于三角形的一类。如果取 *K*=5，那么与圆点最近的 5 个邻近点是 2 个三角形和 3 个正方形，根据少数从属于多数的原则，判定这个待分类的样品属于正方形的一类。

KNN 算法在进行判别时，主要依靠样品周围若干邻近样品的信息，选择不同的 *K* 值可能得到不同的分类结果。如果选择较小的 *K* 值，就相当于用较小邻域中的训练样品进行预测，"学习"的近似误差会减小，只有与待判样品较近的训练样品才会对预测结果起作用。

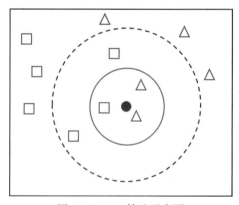

图 5-5　KNN 算法示意图

对预测结果起作用。但其缺点是"学习"的估计误差会增大，预测结果对邻近的样品点非常敏感。换句话说，*K* 值的减小意味着整体模型变得复杂，容易发生过度拟合现象。如果选择较大的 *K* 值，就相当于用较大邻域中的训练样品进行预测。其优点是可以减少"学习"的估计误差，但缺点是"学习"的近似误差会增大。这时与待判样品较远的（不相似的）

训练样品也会对预测起作用，使预测发生错误。K 值增大就意味着整体模型变得简单。K 值的选择反映了对近似误差与估计误差的权衡，通常可以尝试选择不同的 K 比较模型的预测效果，从而选择预测效果最优的 K。

　　class 包里的函数 knn( ) 可以实现基本的 KNN 算法，在函数中需要输入训练集（train）、测试集（test）、训练集里样品的类别标签（cl）和邻近点的个数（K）等。下面使用 caret 包来调教参数，寻找最优的 K 值。

```
> set.seed(123)    # 设定随机数种子
> ctrl <- trainControl(method = "repeatedcv", number = 10, repeats = 3)
> tunedf <- data.frame(k = 3:10)
> knnmodel <- train(type ~ ., data = data.train,
+                    method = "knn",
+                    trControl = ctrl,
+                    tuneGrid = tunedf)
```

　　在函数 trainControl( ) 中将参数 method 设为"repeatedcv"，表示用重抽样交叉验证的方式选择模型。这里将参数 number 设为 10，repeats 设为 3，表示对数据进行 3 次重复抽样，并对每次抽样得到的数据都进行 10 重交叉验证，即得到 30 次验证的结果，目的是减少模型评价的不稳定性。由于涉及随机抽样，预先设定随机数种子是为了使结果具有可重复性。

　　此外，将算法中的参数 K 设为 3～10 并存为数据框 tunedf，然后传递给参数 tuneGrid，这样模型 knnmodel 中就包含了 K 取 3～10 时的正确率。使用函数 plot( ) 作图，直观地显示正确率的大小，如图 5-6 所示。

```
> plot(knnmodel)
```

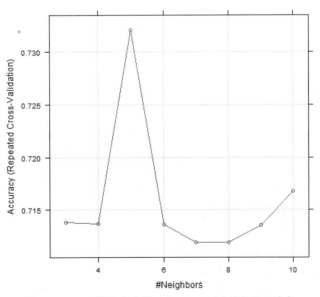

图 5-6　KNN 算法中参数 K 取 3～10 时对应的正确率

从图 5-6 可以看出，对于该数据集，当 K 取 5 时模型的预测效果最佳。
下面分别计算回判正确率和预测正确率。

```
> knn.pred.train <- predict.train(knnmodel)
> confusionMatrix(knn.pred.train, data.train$type)
Confusion Matrix and Statistics
          Reference
Prediction  No Yes
       No  124  26
       Yes   8  42

               Accuracy : 0.83
                 95% CI : (0.7706, 0.8793)
    No Information Rate : 0.66
    P-Value [Acc > NIR] : 6.299e-08

                  Kappa : 0.5952

 Mcnemar's Test P-Value : 0.003551

            Sensitivity : 0.9394
            Specificity : 0.6176
         Pos Pred Value : 0.8267
         Neg Pred Value : 0.8400
             Prevalence : 0.6600
         Detection Rate : 0.6200
   Detection Prevalence : 0.7500
      Balanced Accuracy : 0.7785

       'Positive' Class : No

> knn.pred.test <- predict(knnmodel, newdata = data.test[, -8])
> confusionMatrix(knn.pred.test, data.test$type)
Confusion Matrix and Statistics
          Reference
Prediction  No Yes
       No  196  54
       Yes  27  55

               Accuracy : 0.756
                 95% CI : (0.7062, 0.8013)
    No Information Rate : 0.6717
    P-Value [Acc > NIR] : 0.0005027

                  Kappa : 0.4094

 Mcnemar's Test P-Value : 0.0038661
            Sensitivity : 0.8789
            Specificity : 0.5046
         Pos Pred Value : 0.7840
         Neg Pred Value : 0.6707
             Prevalence : 0.6717
         Detection Rate : 0.5904
```

```
          Detection Prevalence : 0.7530
            Balanced Accuracy : 0.6918
               'Positive' Class : No
```

结果表明，回判正确率为 83.0%，预测正确率为 75.6%。这表明对于当前的数据集，KNN 算法的分类效果比 rpart 算法稍差。

KNN 算法对于类域的交叉或重叠较多的待分样品来说，分类效果通常比其他方法好。当样品的类别不平衡，即某些类别的样品很多，而其他类别的样品很少时，KNN 算法可能不稳定。这种情况下可以考虑用加权的 K 邻近（weighted K-nearest neighbor，WKNN）算法来改进。WKNN 算法是在 KNN 算法的基础上，对各已知类别样本点根据其距离未知样本点的远近赋予不同的权重，距离越近权重越大。一般来说，加权后的 KNN 算法判别效果更优。

5.4.4 支持向量机分类

支持向量机（support vector machine，SVM）是一种有监督学习的分类和回归分析方法。它的基本思想是对于给定的训练数据，在数据的特征空间中找到一个超平面（即分隔超平面），将数据划分为两个类别，并且使这个超平面与数据最近的样本点（支持向量）距离最大，从而得到一个最优的决策边界。SVM 在解决高维数据分类问题上具有很高的效率，并且能够解决非线性分类问题。理解 SVM 需要弄清楚 4 个关键概念：分隔超平面、最大边缘超平面、软边缘、核函数。分隔超平面是在特征空间中将数据分为两类的超平面，通常使用超平面方程表示。最大边缘超平面是指与数据最近的样本点（支持向量）距离最大的分隔超平面，它是 SVM 算法的基础。软边缘是指在 SVM 算法中允许一些样本点误分类的设定，这是因为不可能所有样本点都在超平面两侧且没有误分类的情况。核函数是 SVM 算法中使用的一种非线性变换方法，可以将原始数据映射到高维空间中，使得 SVM 算法能够解决非线性分类问题。常用的核函数有线性核函数、多项式核函数和高斯核函数等。通常来说，数据集有线性可分、近似线性可分和非线性可分 3 种类型。处理不同类型的数据集所用到的分隔超平面、间隔最大化方法和支持向量机的类型有所区别。

在 R 中可以用 e1071 包中的函数 svm( )建立 SVM 模型，而另一个包 kernlab 则包含了更多的核函数方法。在实际的应用中，为了寻找最优参数，可以用 caret 包来实现快捷建模。如同前文介绍的那样，下面仍然使用多重交叉验证的方法来建立模型，并通过图形展示参数与预测正确率之间的关系：

```
> set.seed(123)
> ctrl <- trainControl(method = "repeatedcv", number = 10, repeats = 3)
> tunedf <- data.frame(C = seq(0.1, 1, length = 10))
> svmmodel <- train(type ~ ., data = data.train,
+                    method = "svmRadialCost",
+                    trControl = ctrl,
+                    tuneGrid = tunedf)
> plot(svmmodel)
```

参数 C 取不同值时对应的正确率如图 5-7 所示。

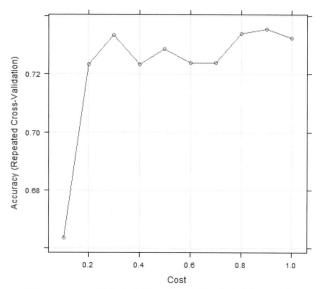

图 5-7 SVM 算法中参数 C 取不同值时对应的正确率

计算回判正确率和预测正确率：

```
> svm.pred.train <- predict.train(svmmodel)
> confusionMatrix(svm.pred.train, data.train$type)
Confusion Matrix and Statistics
        Reference
Prediction  No Yes
      No  121  26
      Yes  11  42

             Accuracy : 0.815
               95% CI : (0.7541, 0.8663)
  No Information Rate : 0.66
  P-Value [Acc > NIR] : 8.89e-07

                Kappa : 0.5645
Mcnemar's Test P-Value : 0.02136

          Sensitivity : 0.9167
          Specificity : 0.6176
       Pos Pred Value : 0.8231
       Neg Pred Value : 0.7925
           Prevalence : 0.6600
       Detection Rate : 0.6050
 Detection Prevalence : 0.7350
    Balanced Accuracy : 0.7672

     'Positive' Class : No
> svm.pred.test <- predict(svmmodel, newdata = data.test[, -8])
> confusionMatrix(svm.pred.test, data.test$type)
Confusion Matrix and Statistics
        Reference
Prediction  No Yes
```

```
       No  200  47
       Yes  23  62
                Accuracy : 0.7892
                  95% CI : (0.7413, 0.8318)
     No Information Rate : 0.6717
     P-Value [Acc > NIR] : 1.53e-06
                   Kappa : 0.4934
  Mcnemar's Test P-Value : 0.005977
             Sensitivity : 0.8969
             Specificity : 0.5688
          Pos Pred Value : 0.8097
          Neg Pred Value : 0.7294
              Prevalence : 0.6717
          Detection Rate : 0.6024
    Detection Prevalence : 0.7440
       Balanced Accuracy : 0.7328
        'Positive' Class : No
```

结果表明，回判正确率为 81.5%，预测正确率约为 78.9%。

5.4.5　神经网络分类

神经网络是一种运算模型，它由大量的节点（或称神经元）和它们之间的相互连接构成，每个节点代表一种特定的输出函数，称为激励函数（activation function）。每两个节点间的连接都代表一个对于通过该连接信号的加权值，称为权重。网络的输出则依网络的连接方式、权重值和激励函数的不同而不同。BP 神经网络是一种按照误差逆传播算法训练的多层前馈网络，是目前应用最广泛的神经网络模型之一。

BP 神经网络模型的结构包括输入层（input layer）、隐层（hide layer）和输出层（output layer）。nnet 包中的函数 nnet( ) 可以实现 BP 神经网络算法，其中的重要参数如下。

- size：隐层神经元的个数，数字越大模型越复杂。
- decay：学习速率，是为了避免过度拟合，这个值一般在 0 ~ 0.1，默认为 0。
- linout：隐层到输出层的函数形式，若是回归问题则设为 TRUE，表示线性输出，若是分类问题则设为 FALSE，表示非线性输出。

在实际的应用中，为了寻找最优参数，可以用 caret 包来实现快捷建模。如同前文介绍的那样，下面仍然使用多重交叉验证的方法来建立模型。

```
> set.seed(123)
> ctrl <- trainControl(method = "repeatedcv", number = 10, repeats = 3)
> tunedf <- expand.grid(decay = 0.1, size = 3:10)
> nnetmodel <- train(type ~ ., data = data.train,
+                    method = "nnet",
+                    trControl = ctrl,
+                    tuneGrid = tunedf,
+                    trace = FALSE)
> nnetmodel
```

```
Neural Network
200 samples
  7 predictor
  2 classes: 'No', 'Yes'
No pre-processing
Resampling: Cross-Validated (10 fold, repeated 3 times)
Summary of sample sizes: 179, 180, 180, 181, 180, 180, ...
Resampling results across tuning parameters:
  size  Accuracy   Kappa
   3    0.7091353  0.3369336
   4    0.7057477  0.3245978
   5    0.7154845  0.3372826
   6    0.7073893  0.3293559
   7    0.7184670  0.3464772
   8    0.6969591  0.3122613
   9    0.7187469  0.3546736
  10    0.7075647  0.3238119
Tuning parameter 'decay' was held constant at a value of 0.1
Accuracy was used to select the optimal model using the largest value.
The final values used for the model were size = 9 and decay = 0.1.
```

　　上面将参数 decay 设为常数值 0.1，这是为了避免调教参数过多使得计算时间太长。结果显示，BP 神经网络模型的参数在隐层神经元为 9 个时，准确率最高。这也可以通过图形直观展示（见图 5-8）：

```
> plot(nnetmodel)
```

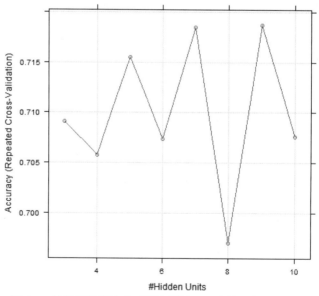

图 5-8　神经网络算法中不同隐层神经元个数对应的正确率

下面分别计算回判正确率和预测正确率。

```
> nnet.pred.train <- predict(nnetmodel)
> confusionMatrix(nnet.pred.train, data.train$type)
Confusion Matrix and Statistics
          Reference
Prediction  No Yes
      No   126  12
      Yes    6  56

                Accuracy : 0.91
                  95% CI : (0.8615, 0.9458)
     No Information Rate : 0.66
     P-Value [Acc > NIR] : <2e-16

                   Kappa : 0.7951
 Mcnemar's Test P-Value : 0.2386

             Sensitivity : 0.9545
             Specificity : 0.8235
          Pos Pred Value : 0.9130
          Neg Pred Value : 0.9032
              Prevalence : 0.6600
          Detection Rate : 0.6300
    Detection Prevalence : 0.6900
       Balanced Accuracy : 0.8890

        'Positive' Class : No

> nnet.pred.test <- predict(nnetmodel, newdata = data.test[, -8])
> confusionMatrix(nnet.pred.test, data.test$type)
Confusion Matrix and Statistics
          Reference
Prediction  No Yes
      No   190  41
      Yes   33  68

                Accuracy : 0.7771
                  95% CI : (0.7285, 0.8207)
     No Information Rate : 0.6717
     P-Value [Acc > NIR] : 1.585e-05

                   Kappa : 0.485
 Mcnemar's Test P-Value : 0.4158

             Sensitivity : 0.8520
             Specificity : 0.6239
          Pos Pred Value : 0.8225
          Neg Pred Value : 0.6733
              Prevalence : 0.6717
          Detection Rate : 0.5723
```

```
       Detection Prevalence : 0.6958
         Balanced Accuracy : 0.7379
         'Positive' Class : No
```

结果表明，回判正确率为 91.0%，预测正确率约为 77.7%。

5.4.6 随机森林分类

前面讲到的都是使用单个模型的训练和预测。集成学习（ensemble learning）试图通过连续调用单个学习算法，获得不同的模型，然后根据某种规则把这些模型进行组合来解决某一问题，这样做的目的是提高学习系统的泛化能力。组合多个模型预测结果主要采用加权平均或投票的方法。随机森林（random forest）是一种常用的集成学习算法，它是将许多棵决策树整合成森林并用来预测最终结果。决策树算法对样本的微小变化会很敏感。在使用分类树进行判别分析时，如果对单个分类树的判别结果不满意，可以考虑随机抽取样本来生成多个分类树，形成一批森林，然后综合森林中的所有树形成最终的单一树的预测结果。这样就能避免单棵树对样本变化敏感的问题，以提高模型的预测能力。

R 中有很多包可以实现随机森林算法：randomForest 包提供了经典的随机森林回归和分类算法；ipred 包可以对回归、分类及生存分析等问题进行集成学习；party 包除了具有进行回归、分类及生存分析等功能，还可以构建基于条件推断过程的随机森林算法。这里仍以 caret 包来实现快捷建模：

```
> set.seed(123)
> ctrl <- trainControl(method = "repeatedcv", number = 10, repeats = 3)
> rfmodel <- train(type ~ ., data = data.train,
+                method = "rf",
+                trControl = ctrl,
+                tuneLength = 5)
```

函数 varImp( ) 可以用来返回各变量的重要程度，它们可用于其他模型（如回归模型）中变量的选择。

```
> varImp(rfmodel)
rf variable importance

      Overall
glu   100.000
age    46.892
ped    34.886
bmi    29.866
skin    7.340
npreg   6.708
bp      0.000
```

在变量个数较多时，用图示法显示变量对于模型的重要程度更直观，这可以借助

randomForest 包的函数 varImpPlot( )来实现：

```
> library(randomForest)
> varImpPlot(rfmodel$finalModel)
```

绘制的图形如图 5-9 所示。

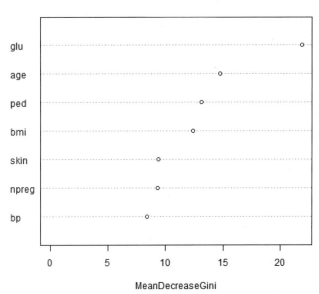

图 5-9 随机森林算法中变量的重要程度

计算回判正确率和预测正确率：

```
> rf.pred.train <- predict.train(rfmodel)
> confusionMatrix(rf.pred.train, data.train$type)
Confusion Matrix and Statistics
        Reference
Prediction  No Yes
      No  132   0
      Yes   0  68

            Accuracy : 1
              95% CI : (0.9817, 1)
  No Information Rate : 0.66
  P-Value [Acc > NIR] : < 2.2e-16

               Kappa : 1
 Mcnemar's Test P-Value : NA

         Sensitivity : 1.00
         Specificity : 1.00
      Pos Pred Value : 1.00
      Neg Pred Value : 1.00
          Prevalence : 0.66
```

```
              Detection Rate : 0.66
        Detection Prevalence : 0.66
           Balanced Accuracy : 1.00
            'Positive' Class : No
> rf.pred.test <- predict.train(rfmodel, newdata = data.test[, -8])
> confusionMatrix(rf.pred.test, data.test$type)
Confusion Matrix and Statistics
          Reference
Prediction  No Yes
       No  191  44
       Yes  32  65
                    Accuracy : 0.7711
                      95% CI : (0.7221, 0.8152)
         No Information Rate : 0.6717
         P-Value [Acc > NIR] : 4.613e-05
                       Kappa : 0.4659
      Mcnemar's Test P-Value : 0.207
                 Sensitivity : 0.8565
                 Specificity : 0.5963
              Pos Pred Value : 0.8128
              Neg Pred Value : 0.6701
                  Prevalence : 0.6717
              Detection Rate : 0.5753
        Detection Prevalence : 0.7078
           Balanced Accuracy : 0.7264
            'Positive' Class : No
```

结果表明，回判正确率达到了 100%，预测正确率约为 77.1%，模型的分类效果较好。

5.5　小结

本章主要讨论了判别分析的常用方法，包括经典的统计学分类方法和机器学习算法。除了这些方法，回归模型也可用于判别分析，例如 Logistic 回归可用于二分类判别，多项 Logistic 回归可用于多分类判别。在应用这些方法时，需要注意以下问题。

（1）没有一种算法能通吃所有的数据，在建立分类模型时，分析者要尽可能地借助专业背景知识构造数据特征，并尝试多种算法以优化模型。

（2）在建立判别准则时，需要有足够的样本量，且样本的分类必须准确无误。

（3）在用来建立判别函数的所有指标中，有的可能对判别分类贡献很小，有的甚至没有贡献，此时可以采用逐步判别法选择合适的指标。

（4）在选择分类算法时，还需要考虑模型的泛化能力、算法复杂度以及对结果的可解释性，且应不断积累新的数据资料，对算法进行修正。

5.6 习题

5-1 在马氏距离的计算公式中，若协方差矩阵是单位矩阵（即假设各个变量之间独立同分布），则马氏距离就是欧氏距离。请加载数据集 iris，采用欧氏距离运用距离判别法对各样品进行分类，并将分类结果与原始类别相比较，评价判别效果。提示：函数 diag( )可生成单位矩阵。

5-2 请以 MASS 包里的数据集 Pima.tr 为训练集，使用 caret 包并采用 Logistic 回归法建立分类模型，然后以 Pima.te 为测试集验证分类效果。

第 6 章　主成分分析

在医学研究与实践中，往往需要测量研究对象的很多个指标，收集大量的数据，以便分析和寻找规律。多指标大样本无疑会为研究和应用提供丰富的信息，但也在一定程度上增加了数据收集的工作量。更重要的是，在多数情况下，许多指标之间存在相关性，从而增加了问题分析的复杂性。

例如，为了评价儿童的生长发育情况，研究者收集了一批儿童的身高、体重、胸围等 8 个指标的资料。如何利用这 8 个指标对研究对象做出评价呢？如果仅用其中一个指标来作评价，会损失很多有用的信息，容易产生片面的结论。如果分别用每一个指标来作评价，那么这种评价是孤立的，而不是综合的，所得结论可能相互矛盾。我们需要找到一种合理的方法，既能减少分析指标，又能尽量少损失原来指标所包含的信息。

主成分分析（principal component analysis，PCA）也称主分量分析，是由 Hotelling 于 1933 年首先提出的，其本质就是"降维"，即将高维数据有效地转化为低维数据来处理，解释变量之间的内在联系，进而分析解决实际问题。当数据集里的变量相关性较高时，表明数据存在冗余，主成分分析在确保数据信息损失最小的原则下，把多个指标转化为少数几个不相关的综合指标，并用它们解释原始变量的大部分方差。

6.1　主成分分析的基本原理

6.1.1　主成分的定义

主成分分析本质上是对原始变量进行线性变换，主成分就是原始变量的线性组合。假设有 m 个原始变量 $X_1, X_2, \cdots, X_m$，我们想找到这些变量的 m 个线性组合 $Z_1, Z_2, \cdots, Z_m$，即

$$\begin{cases} Z_1 = a_{11}X_1 + a_{12}X_2 + \cdots + a_{1m}X_m \\ Z_2 = a_{21}X_1 + a_{22}X_2 + \cdots + a_{2m}X_m \\ \qquad\qquad\qquad \vdots \\ Z_m = a_{m1}X_1 + a_{m2}X_2 + \cdots + a_{mm}X_m \end{cases} \tag{6.1}$$

其中，$Z_1, Z_2, \cdots, Z_m$ 互不相关，且 Z_1 的方差最大，称为第一主成分，Z_2 的方差次之，称为第二主成分，其余以此类推。此外，各线性组合的组合系数向量均为单位向量，即 $a_{i1}^2 + a_{i2}^2 + \cdots + a_{im}^2 = 1\,(i = 1, 2, \cdots, m)$。式（6.1）的矩阵形式为

$$Z = AX \qquad (6.2)$$

其中，$Z = \begin{pmatrix} Z_1 \\ Z_2 \\ \vdots \\ Z_m \end{pmatrix}$，$A = \begin{pmatrix} a_{11} & a_{12} & \cdots & a_{1m} \\ a_{21} & a_{22} & \cdots & a_{2m} \\ \vdots & \vdots & & \vdots \\ a_{m1} & a_{m2} & \cdots & a_{mm} \end{pmatrix}$，$X = \begin{pmatrix} X_1 \\ X_2 \\ \vdots \\ X_m \end{pmatrix}$。

从理论上讲，主成分的个数最多有 m 个，此时这 m 个主成分就反映了原始变量所提供的全部信息。主成分分析的目的是要用少数综合指标来反映全部原始指标中的主要信息。因此，在实际应用中，所确定的主成分个数总是小于原始指标的个数，从而简化问题的复杂性并抓住问题的主要矛盾。

6.1.2　主成分分析的几何意义

主成分分析中的线性变换在几何上实际就是旋转坐标轴。下面通过一组模拟的数据来说明主成分分析的几何意义。假设有两个变量 X_1 和 X_2，它们之间存在很强的正相关关系。如图 6-1 所示，两个变量的散点图中的点几乎都集中在 45° 线上，即数据的变异几乎都体现在这条直线上。

如果我们能将两个坐标轴同时逆时针旋转 45°，那么只用一个维度（方向）就能够表示数据中绝大多数的变异。图 6-2 是旋转坐标轴之后的结果，Z_1 和 Z_2 分别是 X_1 和 X_2 旋转后的方向，其中 Z_1 就是图 6-1 中的 45° 线，Z_2 垂直于 Z_1。从图中我们可以看到数据的变异几乎都体现在了 Z_1 方向上。这样，我们就成功地将二维数据降成了一维数据，而只损失了数据的很小一部分变异。此例只是为了解释主成分分析的原理，并没有太大的实际意义，实际中只有数据中存在多个相关变量时才需要用到主成分分析。

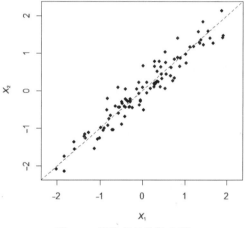

图 6-1　原始变量的散点图

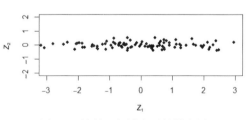

图 6-2　旋转坐标轴之后的散点图

6.1.3　主成分的求法

由式（6.1）可知，主成分就是在满足一定条件下的原始变量 $X_1, X_2, \cdots, X_m$ 的一个线性组合。要求出主成分，只需求出线性组合的系数 a_{ij} 即可。主成分分析的基本思想就是在尽可能多地保留原始变量信息的前提下进行降维，这里的"信息"在数据上以变量的"变异"体现。对于原始变量 $X_1, X_2, \cdots, X_m$ 而言，其协方差矩阵正是对各变量变异程度与彼此相关程度的反映，相关系数矩阵只不过是将原始变量标准化后的协方差矩阵。因此，在求解主成分的时候，总是从原始变量的协方差矩阵或相关系数矩阵的结构分析入手。从原始变量的协方差矩阵出发求得的主成分与从原始变量的相关系数矩阵出发求得的主成分往往是不同的。一般来说，对相同度量或取值范围在相同量级的数据，可以从协方差矩阵出发求解主成分，这样可以尽可能多地保留原始变量自身的变异程度；而对于度量单位不同的指标或取值范围彼此差异很大的指标，不直接由其协方差矩阵出发进行主成分分析，而应该考虑先将数据标准化或直接由相关系数矩阵出发求解主成分。

主成分的求解步骤如下。

（1）计算原始变量的协方差矩阵（或相关系数矩阵）X。

（2）对 X 进行特征分解，即求其特征值和特征向量。特征值代表了特征的重要程度，特征向量代表了坐标旋转后的特征方向。

（3）根据特征值的大小计算各个主成分占总变异的比例，并确定保留主成分的个数。

主成分的方差就等于对应的特征值。当从协方差矩阵出发计算主成分时，所有主成分的方差之和等于各变量的方差之和：

$$\sum_{i=1}^{m} \mathrm{Var}(Z_i) = \sum_{i=1}^{m} \lambda_i \tag{6.3}$$

因为标准化变量的方差为 1，所以从相关矩阵出发计算主成分时，所有主成分的方差之和就等于变量的个数 m。

datasets 包里的数据集 Harman23.cor 包含 305 名 7~17 岁女孩的 8 项身体测量指标之间的相关系数，8 项指标分别为 height（身高）、arm.span（臂展）、forearm（小臂长）、lower.leg（小腿长）、weight（体重）、bitro.diameter（股骨转子间径）、chest.girth（胸围）和 chest.width（胸宽）。下面通过对该相关系数矩阵进行特征分解得到主成分。base 包里的函数 eigen( ) 可以用来求解矩阵的特征值和特征向量。

```
> cor.matrix <- Harman23.cor$cov
> eigen(cor.matrix)      # 求特征值和特征向量
eigen() decomposition
$values
[1] 4.67287960 1.77098284 0.48103549 0.42144078 0.23322126 0.18667352
[7] 0.13730387 0.09646264
$vectors
          [,1]        [,2]        [,3]        [,4]        [,5]
[1,] -0.3975776 -0.2797405 -0.10138153  0.10746039  0.4083654
[2,] -0.3893198 -0.3314202  0.11314530 -0.06809937 -0.3409230
[3,] -0.3761601 -0.3446045  0.01526320  0.04696228 -0.5411895
[4,] -0.3883899 -0.2970667 -0.14497535 -0.12381232  0.4586355
[5,] -0.3506669  0.3942422 -0.21329349  0.11448967  0.2957297
[6,] -0.3119078  0.4007179 -0.07323449  0.71279966 -0.2194829
[7,] -0.2855270  0.4359188 -0.42088118 -0.62953051 -0.2571693
[8,] -0.3102250  0.3144488  0.85303619 -0.22086171  0.1095985
          [,6]        [,7]        [,8]
[1,] -0.15193375  0.63598252 -0.384098117
[2,] -0.07209702  0.27848831  0.722612711
[3,]  0.39235508 -0.24188344 -0.481639638
```

```
[4,]  -0.25086379  -0.66234538   0.112146116
[5,]   0.72009856   0.02630746   0.237305222
[6,]  -0.40979597  -0.11197746  -0.006899864
[7,]  -0.25828437   0.08024390  -0.125353965
[8,]  -0.04071268  -0.03303594  -0.116923142
```

对相关系数矩阵进行特征分解后，得到了从大到小排列的特征值及对应的单位特征向量。接下来利用特征值决定保留主成分的个数 k。一般来说，主成分个数的选取遵循两个原则：①前 k 个主成分的累计贡献率达到某一特定的值（如 70% 或 80%）；②保留的主成分对应的特征值大于 1（Kaiser-Harris 准则）。在实际问题中，除了考虑这两个原则，还要结合问题的背景和主成分的实际意义来选取。

```
> eigen(cor.matrix)$values    # 提取特征值
[1] 4.67287960 1.77098284 0.48103549 0.42144078 0.23322126 0.18667352
[7] 0.13730387 0.09646264
```

结果表明，前两个特征值大于 1，且前两个特征值之和占特征值总和（总和为变量的个数 8）的 80.5%，所以可以保留前两个主成分。接下来，由特征值对应的单位特征向量得到各个主成分（为了便于查看，将其保留三位小数）。

```
> round(eigen(cor.matrix)$vectors, 3)
        [,1]    [,2]    [,3]    [,4]    [,5]    [,6]    [,7]    [,8]
[1,]  -0.398  -0.280  -0.101   0.107   0.408  -0.152   0.636  -0.384
[2,]  -0.389  -0.331   0.113  -0.068  -0.341  -0.072   0.278   0.723
[3,]  -0.376  -0.345   0.015   0.047  -0.541   0.392  -0.242  -0.482
[4,]  -0.388  -0.297  -0.145  -0.124   0.459  -0.251  -0.662   0.112
[5,]  -0.351   0.394  -0.213   0.114   0.296   0.720   0.026   0.237
[6,]  -0.312   0.401  -0.073   0.713  -0.219  -0.410  -0.112  -0.007
[7,]  -0.286   0.436  -0.421  -0.630  -0.257  -0.258   0.080  -0.125
[8,]  -0.310   0.314   0.853  -0.221   0.110  -0.041  -0.033  -0.117
```

上面结果中的各列分别为 8 个主成分的系数，前两个主成分可表示为

$$\begin{cases} Z_1 = -0.398X_1 - 0.389X_2 + \cdots - 0.310X_8 \\ Z_2 = -0.280X_1 - 0.331X_2 + \cdots + 0.314X_8 \end{cases}$$

主成分的实际意义可以根据主成分系数的绝对值、符号及专业背景来解释。上面得到的第一个主成分与每个身体测量指标都负相关，且相关系数都比较接近，可以看作一个综合指标；第二个主成分与前 4 个变量（height、arm.span、forearm 和 lower.leg）负相关，与后 4 个变量（weight、bitro.diameter、chest.girth 和 chest.width）正相关，可以看作一个体型指标。

6.2 使用 R 包计算主成分

在 R 中有多个包都提供了相应的函数可以轻松实现上述计算过程，例如 stats 包的函数 princomp( )、FactoMineR 包的函数 PCA( )、ade4 包的函数 dudi.pca( ) 等。除了基础包

stats，其余的包在使用前都需要安装和加载。

6.2.1 使用 stats 包计算主成分

用函数 princomp( ) 做主成分分析时，可以使用原始数据或者原始数据的协方差矩阵
（或相关系数矩阵）。用户可以通过设置其中的参数输入恰当的数据类型，参数的使用方法
请查看该函数的帮助文档。

下面仍以数据集 Harman23.cor 为例来计算主成分。本例中只有相关系数矩阵，所以需
要将参数 covmat 设为相关系数矩阵进行主成分分析。

```
> PCA <- princomp(covmat = cor.matrix)
> summary(PCA, loadings = TRUE)
Importance of components:
                          Comp.1    Comp.2    Comp.3    Comp.4    Comp.5
Standard deviation     2.1616844 1.3307828 0.69356722 0.6491847 0.48292987
Proportion of Variance 0.5841099 0.2213729 0.06012944 0.0526801 0.02915266
Cumulative Proportion  0.5841099 0.8054828 0.86561224 0.9182923 0.94744500
                          Comp.6    Comp.7    Comp.8
Standard deviation     0.43205731 0.37054537 0.31058435
Proportion of Variance 0.02333419 0.01716298 0.01205783
Cumulative Proportion  0.97077919 0.98794217 1.00000000


Loadings:
                Comp.1 Comp.2 Comp.3 Comp.4 Comp.5 Comp.6 Comp.7 Comp.8
height           0.398  0.280  0.101  0.107  0.408  0.152  0.636  0.384
arm.span         0.389  0.331 -0.113        -0.341         0.278 -0.723
forearm          0.376  0.345               -0.541 -0.392 -0.242  0.482
lower.leg        0.388  0.297  0.145 -0.124  0.459  0.251 -0.662 -0.112
weight           0.351 -0.394  0.213  0.114  0.296 -0.720        -0.237
bitro.diameter   0.312 -0.401         0.713 -0.219  0.410 -0.112
chest.girth      0.286 -0.436  0.421 -0.630 -0.257  0.258         0.125
chest.width      0.310 -0.314 -0.853 -0.221  0.110                0.117
```

上面的命令首先用函数 princomp( ) 进行主成分分析，并把函数生成的对象存为 PCA；然
后用函数 summary( ) 显示了 PCA 中的主要信息，其中参数 loading 默认为 FALSE，这里设为
TRUE 以显示载荷矩阵。在载荷矩阵中，数值的绝对值小于 0.1 的没有显示出来，如果想全部
显示，可以将参数 cutoff 设为 0。需要说明的是，虽然这里得到的主成分系数与 6.1 节对相关
系数矩阵进行特征分解得到的主成分系数符号相反，但两个结果在本质上是等价的。因为主成
分系数的绝对值表示原始变量与主成分的相关程度的大小，其符号仅表示相关的方向。

在选择所需主成分的个数时，我们还可以借助将各主成分的方差排序后的点线图来帮
助判断。

```
> screeplot(PCA, type = "lines")
> abline(h = 1)
```

图 6-3 被称为碎石图（scree plot）。"scree" 一词来自地质学，表示在岩层斜坡下方发现

的小碎石，这些小碎石的地质学价值不高，可以忽略。本例中可见前两个主成分的散点位于陡坡上，而后 6 个主成分的散点形成了平台，且特征值均小于 1，因此保留前两个主成分。

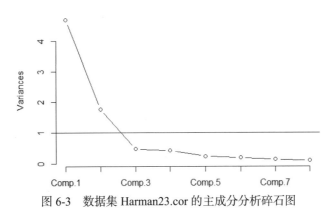

图 6-3　数据集 Harman23.cor 的主成分分析碎石图

为了分析主成分的意义，我们还可以用函数 loadings( ) 提取载荷矩阵，并用其前两列作散点图（见图 6-4），代码如下。

```
> load <- loadings(PCA)
> plot(load[, 1:2], xlim = c(-0.5, 0.5), ylim = c(-0.5, 0.5))
> text(load[, 1], load[, 2], adj = c(-0.3, 0))
> abline(h = 0, v = 0)
```

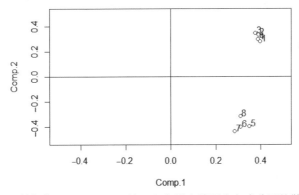

图 6-4　数据集 Harman23.cor 的 8 个变量在前两个主成分下的散点图

图 6-4 进一步直观地表明了两个主成分具有的前面已经讨论过的特征。

6.2.2 使用 FactoMineR 包计算主成分

1. 使用函数 PCA()进行主成分分析

FactoMineR 包是主要用于多元统计分析的 R 包，它能轻松实现主成分分析、因子分析、聚类分析等多元统计分析方法，并提供对分析结果做可视化的分析工具。FactoMineR 包中用于主成分分析的函数主要是 PCA( )，其用法如下。

```
PCA(X, scale.unit = TRUE, ncp = 5, ind.sup = NULL, quanti.sup = NULL, quali.
sup = NULL, row.w = NULL, col.w = NULL, graph = TRUE, axes = c(1,2))
```

其中主要参数的意义如下。

- X 代表一个含有多列的数据框；
- scale.unit 为逻辑值，用于设定是否对数据进行标准化，默认为 TRUE；
- ncp 用于设定在结果中保留主成分的个数，默认为 5；
- quanti.sup 用于指定定量辅助变量所在的列；
- quali.sup 用于指定定性辅助变量所在的列；
- graph 为逻辑值，用于设定是否显示图形，默认为 TRUE。

下面使用 factoextra 包中的数据集 decathlon2 进行主成分分析，该数据集包含了 27 名运动员在两项体育赛事（Decastar 和 OlympicG）十项全能项目中的表现，一共包含 13 个变量，其中前 10 个变量是各个运动项目的成绩，后 3 个变量分别是比赛排名、总分、赛事名称。用函数 head() 查看这些变量和数据：

```
> data(decathlon2, package = "factoextra")
> head(decathlon2)
            X100m  Long.jump  Shot.put  High.jump  X400m  X110m.hurdle
SEBRLE      11.04    7.58       14.83      2.07     49.81    14.69
CLAY        10.76    7.40       14.26      1.86     49.37    14.05
BERNARD     11.02    7.23       14.25      1.92     48.93    14.99
YURKOV      11.34    7.09       15.19      2.10     50.42    15.31
ZSIVOCZKY   11.13    7.30       13.48      2.01     48.62    14.17
McMULLEN    10.83    7.31       13.76      2.13     49.91    14.38


            Discus  Pole.vault  Javeline  X1500m  Rank  Points  Competition
SEBRLE      43.75    5.02       63.19     291.7    1     8217    Decastar
CLAY        50.72    4.92       60.15     301.5    2     8122    Decastar
BERNARD     40.87    5.32       62.77     280.1    4     8067    Decastar
YURKOV      46.26    4.72       63.44     276.4    5     8036    Decastar
ZSIVOCZKY   45.67    4.42       55.37     268.0    7     8004    Decastar
McMULLEN    44.41    4.42       56.37     285.1    8     7995    Decastar
```

提取数据集里的前 10 个变量（运动项目）做主成分分析：

```
> decathlon.active <- decathlon2[, 1:10]
```

主成分分析方法适用于变量之间存在较强相关性的数据，当原始变量之间的相关性较小时，应用主成分分析是没有意义的。为此，先查看各个变量之间的相关性：

```
> round(cor(decathlon.active), 2)
              X100m  Long.jump  Shot.put  High.jump  X400m
X100m          1.00   -0.74      -0.37     -0.31      0.57
Long.jump     -0.74    1.00       0.37      0.27     -0.50
Shot.put      -0.37    0.37       1.00      0.57     -0.21
High.jump     -0.31    0.27       0.57      1.00     -0.26
X400m          0.57   -0.50      -0.21     -0.26      1.00
X110m.hurdle   0.67   -0.55      -0.27     -0.20      0.60
Discus        -0.39    0.33       0.72      0.42     -0.25
```

Pole.vault	0.01	0.08	-0.07	-0.55	0.11
Javeline	-0.27	0.29	0.48	0.21	0.02
X1500m	-0.18	0.17	0.01	-0.16	0.18
	X110m.hurdle	Discus	Pole.vault	Javeline	X1500m
X100m	0.67	-0.39	0.01	-0.27	-0.18
Long.jump	-0.55	0.33	0.08	0.29	0.17
Shot.put	-0.27	0.72	-0.07	0.48	0.01
High.jump	-0.20	0.42	-0.55	0.21	-0.16
X400m	0.60	-0.25	0.11	0.02	0.18
X110m.hurdle	1.00	-0.42	0.12	0.10	-0.10
Discus	-0.42	1.00	-0.26	0.26	0.19
Pole.vault	0.12	-0.26	1.00	0.14	0.32
Javeline	0.10	0.26	0.14	1.00	-0.04
X1500m	-0.10	0.19	0.32	-0.04	1.00

或者，绘制相关图直观展示变量之间的相关性：

```
> library(corrplot)
> corrplot(cor(decathlon.active))
```

绘制的相关图如图 6-5 所示。

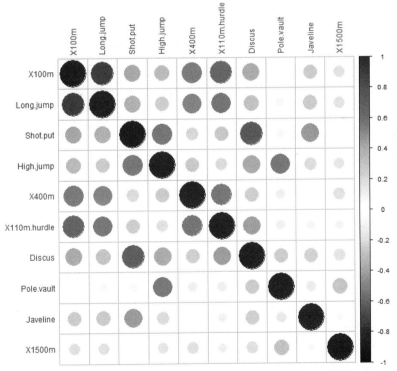

图 6-5　数据集 decathlon2 中各个项目运动成绩的相关图

从相关系数矩阵或图 6-5 中可以看到，多个变量彼此之间的相关系数的绝对值都超过了 0.5，表明变量之间具有较强的相关性。下面用函数 PCA( )对这 10 个变量进行主成分分析：

```
> pca1 <- PCA(decathlon.active, graph = FALSE)
```

函数 PCA( )的输出是一个包含主成分分析很多个结果对象的列表，直接打印对象 pca1 就可以查看这些结果对象的名称：

```
> pca1
**Results for the Principal Component Analysis (PCA)**
The analysis was performed on 27 individuals, described by 10 variables
*The results are available in the following objects:

   name              description
1  "$eig"            "eigenvalues"
2  "$var"            "results for the variables"
3  "$var$coord"      "coord. for the variables"
4  "$var$cor"        "correlations variables - dimensions"
5  "$var$cos2"       "cos2 for the variables"
6  "$var$contrib"    "contributions of the variables"
7  "$ind"            "results for the individuals"
8  "$ind$coord"      "coord. for the individuals"
9  "$ind$cos2"       "cos2 for the individuals"
10 "$ind$contrib"    "contributions of the individuals"
11 "$call"           "summary statistics"
12 "$call$centre"    "mean of the variables"
13 "$call$ecart.type" "standard error of the variables"
14 "$call$row.w"     "weights for the individuals"
15 "$call$col.w"     "weights for the variables"
```

上面 15 个结果对象都可以单独提取出来。例如，提取各个主成分的特征值（方差）：

```
> pca1$eig
        eigenvalue   percentage of variance   cumulative percentage of variance
comp 1   3.7499727          37.499727                    37.49973
comp 2   1.7451681          17.451681                    54.95141
comp 3   1.5178280          15.178280                    70.12969
comp 4   1.0322001          10.322001                    80.45169
comp 5   0.6178387           6.178387                    86.63008
comp 6   0.4282908           4.282908                    90.91298
comp 7   0.3259103           3.259103                    94.17209
comp 8   0.2793827           2.793827                    96.96591
comp 9   0.1911128           1.911128                    98.87704
comp 10  0.1122959           1.122959                   100.00000
```

上面的输出中，第一列是各个主成分对应的特征值（方差）。默认情况下，函数 PCA( ) 在进行主成分分析之前会将数据作标准化处理，也就是从相关系数矩阵出发求主成分，此时各主成分对应的特征值之和为变量个数（在本例中为 10）。输出中的第二列是各个主成分对应的特征值（方差）占总的方差的百分比。例如，3.7499727 除以 10 等于 0.37499727，即 37.499727%，表明第一个主成分能解释原始变量大约 37.5%的变异。输出中的第三列是各个主成分解释的变异的累积百分比。前 4 个主成分大约解释了原始变量 80.45%的变异。

FactoMineR 包的一大特色是在分析中引入了辅助变量，这些变量不参与计算，只用于帮助解释结果。下面将数据集 decathlon2 中的最后 3 个变量设为辅助变量进行主成分分析。

```
> pca2 <- PCA(decathlon2,
+             quanti.sup = 11:12,
+             quali.sup = 13,
+             graph = FALSE)
```

在函数 PCA( )中，参数 quanti.sup 用于指定辅助解释的连续型变量，quali.sup 用于指定辅助解释的类别型变量。数据框 decathlon2 中的其余变量（前 10 个变量）都参与到了主成分分析的计算中。因此，对象 pca2 与 pca1 中主成分的计算结果是完全一致的。相比于 pca1，pca2 中仅仅多了辅助变量，它们在解释主成分分析的结果时才会起作用。下面查看 pca2 中的对象。

```
> pca2
**Results for the Principal Component Analysis (PCA)**
The analysis was performed on 27 individuals, described by 13 variables
*The results are available in the following objects:

   name                  description
1  "$eig"                "eigenvalues"
2  "$var"                "results for the variables"
3  "$var$coord"          "coord. for the variables"
4  "$var$cor"            "correlations variables - dimensions"
5  "$var$cos2"           "cos2 for the variables"
6  "$var$contrib"        "contributions of the variables"
7  "$ind"                "results for the individuals"
8  "$ind$coord"          "coord. for the individuals"
9  "$ind$cos2"           "cos2 for the individuals"
10 "$ind$contrib"        "contributions of the individuals"
11 "$quanti.sup"         "results for the supplementary quantitative variables"
12 "$quanti.sup$coord"   "coord. for the supplementary quantitative variables"
13 "$quanti.sup$cor"     "correlations suppl. quantitative variables-dimensions"
14 "$quali.sup"          "results for the supplementary categorical variables"
15 "$quali.sup$coord"    "coord. for the supplementary categories"
16 "$quali.sup$v.test"   "v-test of the supplementary categories"
17 "$call"               "summary statistics"
18 "$call$centre"        "mean of the variables"
19 "$call$ecart.type"    "standard error of the variables"
20 "$call$row.w"         "weights for the individuals"
21 "$call$col.w"         "weights for the variables"
```

可以看到，pca2 中包含了 21 个对象，相较于 pca1 多出的 6 个对象（第 11 到第 16 个）都是有关辅助变量的。使用函数 summary( )可以提取主成分分析对象的主要信息：

```
> summary(pca2)
Call:
PCA(X = decathlon2, quanti.sup = 11:12, quali.sup = 13, graph = FALSE)
```

```
Eigenvalues
                        Dim.1    Dim.2    Dim.3    Dim.4    Dim.5    Dim.6
Variance               3.750    1.745    1.518    1.032    0.618    0.428
% of var.             37.500   17.452   15.178   10.322    6.178    4.283
Cumulative % of var.  37.500   54.951   70.130   80.452   86.630   90.913
                        Dim.7    Dim.8    Dim.9    Dim.10
Variance               0.326    0.279    0.191    0.112
% of var.              3.259    2.794    1.911    1.123
Cumulative % of var.  94.172   96.966   98.877  100.000
```

```
Individuals (the 10 first)
              Dist      Dim.1    ctr    cos2      Dim.2    ctr     cos2
SEBRLE     |  2.236 |  0.278  0.076  0.015 | -0.536   0.611   0.058
CLAY       |  3.534 |  0.905  0.809  0.066 | -2.094   9.308   0.351
BERNARD    |  2.848 | -1.372  1.860  0.232 | -1.348   3.857   0.224
YURKOV     |  3.187 | -0.928  0.851  0.085 |  2.282  11.049   0.513
ZSIVOCZKY  |  2.673 | -0.104  0.011  0.002 |  1.090   2.521   0.166
McMULLEN   |  2.638 |  0.240  0.057  0.008 |  0.939   1.872   0.127
MARTINEAU  |  3.988 | -2.537  6.358  0.405 |  1.801   6.884   0.204
HERNU      |  3.160 | -1.903  3.576  0.363 | -0.330   0.232   0.011
BARRAS     |  2.297 | -1.806  3.220  0.618 |  0.303   0.194   0.017
NOOL       |  4.018 | -2.882  8.202  0.514 |  0.864   1.584   0.046
              Dim.3      ctr    cos2
SEBRLE     |  1.585   6.132  0.502 |
CLAY       |  0.841   1.725  0.057 |
BERNARD    |  0.962   2.258  0.114 |
YURKOV     |  1.943   9.209  0.372 |
ZSIVOCZKY  | -2.099  10.750  0.617 |
McMULLEN   | -0.818   1.633  0.096 |
MARTINEAU  |  0.052   0.007  0.000 |
HERNU      |  1.289   4.052  0.166 |
BARRAS     | -0.593   0.858  0.067 |
NOOL       | -1.402   4.799  0.122 |
```

```
Variables
               Dim.1    ctr    cos2     Dim.2    ctr     cos2    Dim.3
X100m       | -0.819 17.885  0.671 |  0.343   6.733   0.117 |  0.101
Long.jump   |  0.759 15.358  0.576 | -0.381   8.339   0.146 | -0.006
Shot.put    |  0.715 13.636  0.511 |  0.282   4.561   0.080 |  0.474
High.jump   |  0.608  9.874  0.370 |  0.611  21.417   0.374 |  0.005
X400m       | -0.644 11.054  0.415 |  0.148   1.262   0.022 |  0.516
X110m.hurdle| -0.716 13.687  0.513 |  0.298   5.073   0.089 |  0.416
Discus      |  0.717 13.705  0.514 |  0.204   2.394   0.042 |  0.270
Pole.vault  | -0.221  1.307  0.049 | -0.738  31.170   0.544 |  0.403
Javeline    |  0.355  3.364  0.126 |  0.099   0.556   0.010 |  0.695
X1500m      |  0.070  0.130  0.005 | -0.568  18.494   0.323 |  0.353
```

```
                    ctr    cos2
X100m            0.670   0.010 |
Long.jump        0.003   0.000 |
Shot.put        14.793   0.225 |
High.jump        0.001   0.000 |
X400m           17.526   0.266 |
X110m.hurdle    11.426   0.173 |
Discus           4.814   0.073 |
Pole.vault      10.705   0.162 |
Javeline        31.863   0.484 |
X1500m           8.198   0.124 |


Supplementary continuous variables
              Dim.1    cos2     Dim.2    cos2     Dim.3    cos2
Rank        | -0.646   0.417 | -0.024   0.001 | -0.364   0.132 |
Points      |  0.947   0.897 | -0.014   0.000 |  0.156   0.024 |


Supplementary categories
              Dist   |  Dim.1   cos2   v.test    Dim.2   cos2    v.test
Decastar    | 1.207  | -1.071  0.788  -2.718 |  0.044  0.001   0.165
OlympicG    | 1.120  |  0.995  0.788   2.718 | -0.041  0.001  -0.165
                       Dim.3   cos2   v.test
Decastar             |  0.082  0.005   0.328 |
OlympicG             | -0.076  0.005  -0.328 |
```

上面的输出共包含 6 个部分：第一部分给出了主成分分析调用的函数和其中的参数设置；第二部分给出了特征值的相关信息，包括各个主成分的方差、百分比和累积百分比；第三部分给出了前 10 个个体在各个主成分对应的维度下的信息；第四部分给出了各个变量在前 3 个主成分对应的维度下的信息；最后两部分分别给出了连续型辅助变量和类别型辅助变量在前 3 个主成分对应的维度下的信息。

2. 主成分分析结果的可视化

对于主成分分析的结果，用图形的方式更容易理解和解释。函数 plot.PCA( ) 可以用来可视化主成分分析的结果，绘制的图形包括变量的主成分关系图、个体主成分得分的散点图等，还可以将辅助变量在图中展示。其使用格式为：

```
plot.PCA(x, axes = c(1, 2), choix = c("ind","var","varcor"), ellipse =
NULL, xlim = NULL, ylim = NULL, habillage="none", ...)
```

函数 plot.PCA( )中的参数很多，常用参数的意义如下。

- x 为函数 plot.PCA( )的输出对象；
- axes 为一个长度为 2 的向量，用于指定要绘制的维度，默认为前两个维度；
- choix 用于设定绘图类型（"ind" 表示个体散点图，"var" 和 "varcor" 表示变量相关图，其中 "varcor" 只有在函数 plot.PCA( )中的参数 scale.unit 设为 FALSE 时才起作用）；
- ellipse 用于指定是否在散点图中添加置信椭圆，默认为 NULL；

- habillage 用于设定绘图的颜色，默认为 none；
- invisible 用于设定是否不显示某些点（对于个体散点图可设为 "ind" "ind.sup" 或 "quali"；对于变量相关图可设为 "var" 或 "quanti.sup"）；
- graph.type 用于设定绘图风格，有 "ggplot"（默认）和 "classic" 两种选项。

例如，绘制主成分分析的变量关系图：

```
> plot.PCA(pca2, choix = "var")
```

绘制的图形如图 6-6 所示。

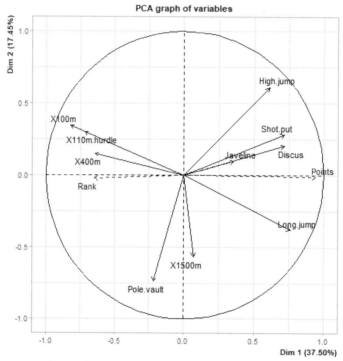

图 6-6   数据集 decathlon2 主成分分析的变量关系图

从图 6-6 可以看出，前两个维度一共可以解释原始变量超过一半的变异。横轴代表第一主成分，Points 和 Rank 两个辅助变量非常贴近 X 轴，因此，第一主成分与总得分（Points）正相关，与排名（Rank）负相关。也就是说，第一主成分的值越大，说明得分越高，排名的数值越小（即排名越靠前）。个体在各个主成分下的得分可以从 pca2indcoord 中得到。例如，计算第一主成分得分与运动项目总得分之间的相关系数，可以使用下面的命令。

```
> cor(pca2$ind$coord[,1], decathlon2$Points)
[1] 0.9469979
```

纵轴代表第二主成分，它与 1500m 跑和撑杆跳高的方向非常一致，可以认为这是一个描述耐力和弹跳力的维度。

在研究对象的数目不是很大的情况下，个体主成分得分的散点图可以用来直观展示各个研究对象在前两个主成分下的表现：

```
> plot.PCA(pca2,
+          choix = "ind",              # 设置绘图类型：个体散点图
+          habillage = "Competition",   # 设置颜色变量
+          invisible = "quali",         # 不显示定性辅助变量
+          legend = list(x = "bottom")) # 将图例放置在图形下方
```

绘制的图形如图 6-7 所示。

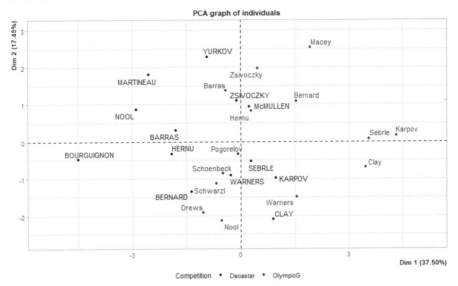

图 6-7　数据集 decathlon2 主成分分析的个体散点图

从图 6-7 可以看出，在第一个维度上，运动员在 OlympicG 赛事的成绩普遍好于 Decastar 赛事，而在第二个维度上，运动员在两项赛事的表现差别不大。

factoextra 包是多元统计分析的重要组件，它主要用于提取多元统计分析的结果，并进行可视化探索。表 6-1 列出了 factoextra 包中提取和可视化主成分分析结果的函数。

表 6-1　factoextra 包中主成分分析相关函数及功能

函数	功能
get_eig( )、get_eigenvalue()	提取主成分的特征值/方差
fviz_eig( )、fviz_screeplot( )	可视化特征值与各维度的关系（绘制碎石图）
get_pca( )	提取变量和个体的主成分分析结果
fviz_pca_biplot( )、fviz_pca( )	可视化主成分分析个体和变量结果
get_pca_ind( )	提取个体的主成分分析结果
fviz_pca_ind( )	可视化主成分分析个体的结果
get_pca_var( )	提取变量的主成分分析结果
fviz_pca_var( )	可视化主成分分析变量的结果

例如，使用函数 fviz_pca( )可视化主成分分析的结果：

```
> library(factoextra)
> p <- fviz_pca(pca2,
```

```
+                 habillage = decathlon2$Competition,    # 设置颜色变量
+                 labelsize = 3,        # 设置个体标签字体大小
+                 repel = TRUE)         # 设置个体标签不重叠
```

factoextra 包中的绘图函数是基于 ggplot2 的，因此它的语法与 ggplot2 是兼容的。例如，将图例放置在图形下方可以使用下面的命令实现。

```
> p + theme(legend.position = "bottom")
```

绘制的主成分分析图如图 6-8 所示。

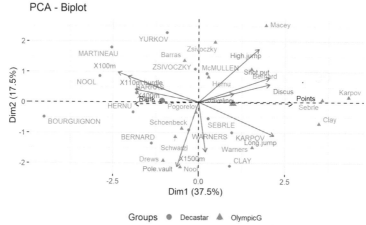

图 6-8　factoextra 包绘制的主成分分析图

6.3　主成分的应用

主成分分析本身往往不是分析的最终目的，它常常作为分析项目的某个中间环节。在主成分分析中，如果使用的是原始数据，就可以计算每个观测对象在各个主成分下的得分。主成分得分可用于二次分析，例如，把它用于个体的综合评价便产生了主成分评价，把它用于多元回归便产生了主成分回归。

6.3.1　主成分评价

医学研究中常常需要对研究对象进行综合评价，这种评价总是要求比较全面的，从各个方面用多个指标进行测量，最后进行综合以便得到较为客观的评价结论。在将多个指标综合成一个指标时需要考虑下面 3 个问题。

（1）各指标的量纲是否相同？如果量纲不同，需要先进行数据标准化消除量纲的影响。

（2）各指标之间是否相互独立？如果各指标之间的相关性比较强，直接把指标相加会有信息的重叠。

（3）在形成综合指标时，如何确定各指标的权重系数？

主成分分析在解决上述问题时显示了其优越性。如果得到的第一主成分可以看作所研

究事物的一个概况，那么，可以根据第一主成分得分对研究对象进行综合评价。

本节使用的数据来自于一项 8～12 岁儿童身体形态与肺功能关系的研究，测得 40 名健康儿童的身高（X_1，cm）、体重（X_2，kg）、胸围（X_3，cm）和肺活量（Y_1，L）4 项指标，数据见表 6-2。

表 6-2　儿童身体发育指标测量数据

编号	X_1	X_2	X_3	Y_1	编号	X_1	X_2	X_3	Y_1
1	140.6	43.7	77.9	2.67	21	128.1	37.3	57.0	1.92
2	135.7	39.5	63.9	2.08	22	127.5	32.0	57.9	2.02
3	140.2	48.0	75.0	2.62	23	140.7	44.7	73.7	2.64
4	152.1	52.3	88.1	2.89	24	150.4	49.7	82.4	2.87
5	132.2	36.7	62.4	2.14	25	151.5	48.5	81.3	2.71
6	147.1	45.2	78.9	2.86	26	151.3	47.2	84.3	2.92
7	147.5	47.4	76.2	3.14	27	150.2	48.1	85.8	2.79
8	130.6	38.4	61.8	2.03	28	139.4	33.6	67.0	2.27
9	154.9	48.2	87.2	2.91	29	150.8	45.6	84.9	2.86
10	142.4	42.6	74.1	2.33	30	140.6	46.7	67.9	2.67
11	136.5	38.4	69.6	1.98	31	135.7	47.5	57.9	2.38
12	162.0	58.7	95.6	3.29	32	140.2	48.0	71.0	2.62
13	148.9	42.4	80.6	2.74	33	152.1	50.3	88.1	2.89
14	136.3	33.1	68.3	2.44	34	132.2	43.7	62.4	2.14
15	159.5	49.1	87.7	2.98	35	147.1	41.2	78.9	2.66
16	165.9	55.7	93.5	3.17	36	147.5	45.4	76.2	2.75
17	134.5	41.6	61.9	2.25	37	130.6	38.4	65.8	2.13
18	152.5	53.4	83.2	2.96	38	154.9	48.2	91.2	2.91
19	138.2	35.5	66.1	2.13	39	142.4	42.6	83.1	2.63
20	144.2	42.0	76.2	2.52	40	136.5	40.4	69.6	2.01

下面用身高、体重、胸围 3 项指标对 40 名儿童的身体形态进行综合评价。首先，读入数据，并查看变量 X_1、X_2、X_3 的相关性：

```
> children <- read.csv("children.csv")
> cor(children[, 2:4])      # 计算变量 X₁、X₂、X₃ 之间的相关系数矩阵
          X1        X2        X3
X1 1.0000000 0.8060480 0.9513068
X2 0.8060480 1.0000000 0.7577564
X3 0.9513068 0.7577564 1.0000000
> summary(children[, 2:4])      # 查看变量 X₁、X₂、X₃ 的分布
       X1              X2              X3
 Min.   :127.5   Min.   :32.00   Min.   :57.00
 1st Qu.:136.4   1st Qu.:40.17   1st Qu.:66.78
 Median :143.3   Median :44.95   Median :76.20
 Mean   :143.9   Mean   :44.22   Mean   :75.36
 3rd Qu.:150.9   3rd Qu.:48.12   3rd Qu.:83.47
 Max.   :165.9   Max.   :58.70   Max.   :95.60
```

从相关系数矩阵可以看到，身体形态的 3 项指标之间存在很强的正相关关系。从函数 summary( ) 的输出可以看到 3 项指标的量纲不同，数据分布存在明显差异，因此，在进行主成分分析时需要用函数 scale( ) 对数据进行标准化。

```
> res <- princomp(scale(children[, 2:4]))        # 求解主成分
> summary(res, loadings = TRUE)     # 提取主成分信息并显示载荷矩阵
Importance of components:
                          Comp.1    Comp.2     Comp.3
Standard deviation      1.6163349 0.51827666 0.20940576
Proportion of Variance 0.8931756 0.09183272 0.01499172
Cumulative Proportion  0.8931756 0.98500828 1.00000000
Loadings:
    Comp.1 Comp.2 Comp.3
X1   0.596  0.298  0.746
X2   0.550 -0.828 -0.108
X3   0.585  0.475 -0.657
```

只有第一主成分对应的特征值大于 1，且第一个主成分的贡献率达到了 89.3%。从载荷矩阵可以看到，第一主成分在各个变量上的载荷系数都大于 0.5 且比较接近。因此，第一主成分可以看作儿童身体形态的综合指标。提取样本的主成分得分：

```
> scores <- res$scores
```

将样本的前两个主成分得分分别存为 dim1 和 dim2：

```
> dim1 <- scores[, 1]
> dim2 <- scores[, 2]
```

使用 factoextra 包的函数 fviz_pca_ind( ) 绘制个体前两个主成分得分的散点图（见图 6-9）：

```
> fviz_pca_ind(res)
```

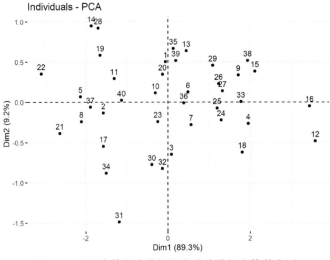

图 6-9   儿童身体发育指标的主成分分析个体散点图

在图 6-9 中，横坐标代表的是第一主成分得分。可以看到，第 12 号和第 16 号对象的身体形态较好，而第 21 号和第 22 号对象的身体形态较差。

将研究对象的编号、主成分得分和排名放在一个数据框中展示，代码如下。

```
> data.frame("编号" = children$no,
+            "得分" = round(dim1, 2),
+            "排名" = rank(-dim1))
   编号  得分  排名
1     1 -0.06   21
2     2 -1.58   32
3     3  0.09   20
4     4  1.95    4
5     5 -2.13   38
6     6  0.49   15
7     7  0.56   14
8     8 -2.11   37
9     9  1.71    8
10   10 -0.31   25
11   11 -1.31   29
12   12  3.57    1
13   13  0.44   16
14   14 -1.87   35
15   15  2.11    3
16   16  3.43    2
17   17 -1.57   31
18   18  1.80    6
19   19 -1.66   33
20   20 -0.13   22
21   21 -2.64   39
22   22 -3.10   40
23   23 -0.25   24
24   24  1.29   10
25   25  1.19   12
26   26  1.23   11
27   27  1.32    9
28   28 -1.70   34
29   29  1.09   13
30   30 -0.40   26
31   31 -1.19   28
32   32 -0.13   23
33   33  1.77    7
34   34 -1.50   30
35   35  0.13   19
36   36  0.38   17
37   37 -1.89   36
38   38  1.93    5
```

```
39    39    0.19    18
40    40   -1.13    27
```

在上面的命令中，函数 rank( )用于计算数值型向量的秩（从小到大的次序）。在本例中，第一主成分得分越高，身体形态越好，因此在函数 rank( )中将 dim1 取相反数，表示计算从大到小排序的秩。

6.3.2   主成分回归

在回归分析中，当自变量出现多重共线性时，用经典的最小二乘法估计回归系数的效果会比较差，采用主成分回归能够克服共线性的影响。

仍以 6.3.1 节中的数据集 children 为例，以肺活量（Y_1）为因变量、第一主成分得分为自变量建立线性回归模型：

```
> fit <- lm(Y1 ~ dim1, data = children)
> coef(fit)
(Intercept)         dim1
   2.573000     0.212418
```

由上面的回归系数可以得到回归方程表达式为

$$Y_1 = 2.573 + 0.212 \times dim1 \tag{6.4}$$

这个方程得到的是因变量 Y_1 与第一主成分的关系，解释起来并不方便。为了得到因变量与原始变量之间的关系，需要将 dim1 替换为原始变量的表达式。为此，提取主成分的载荷矩阵：

```
> loadings(res)
Loadings:
   Comp.1 Comp.2 Comp.3
X1  0.596  0.298  0.746
X2  0.550 -0.828 -0.108
X3  0.585  0.475 -0.657
              Comp.1 Comp.2 Comp.3
SS loadings    1.000  1.000  1.000
Proportion Var 0.333  0.333  0.333
Cumulative Var 0.333  0.667  1.000
```

由载荷系数，第一主成分可表示为

$$dim1 = 0.596X_1 + 0.550X_2 + 0.585X_3 \tag{6.5}$$

联立式（6.4）和式（6.5）就可以得到因变量 Y_1 与原始变量 X_1、X_2、X_3 的回归方程表达式。回归系数的计算代码如下。

```
> coef(fit2)[2] * loadings(res)[, 1]
      X1        X2        X3
0.1265122 0.1168278 0.1243677
```

所以，回归方程为 $Y_1 = 2.573 + 0.127X_1 + 0.117X_2 + 0.124X_3$。实际上，上述计算过程可

以直接借助 pls 包的 pcr( )函数实现：

```
> library(pls)
> pcr.fit <- pcr(Y1 ~ X1 + X2 + X3,
+                scale = TRUE,
+                data = children)
> coef(pcr.fit, ncomp = 1)
, , 1 comps
         Y1
X1 0.1265122
X2 0.1168278
X3 0.1243677
```

函数 pcr( )首先对自变量进行主成分分析，然后进行回归分析，最后将主成分转换为原始变量。这里将函数 pcr( )中的参数 scale 设为 TRUE，表示将自变量标准化；将函数 coef( )中的参数 ncomp 设为 1，表示在回归分析中只选用第一个主成分。

6.4 小结

本章介绍的主成分分析是对原始变量信息的一种提取，它不会增加总信息量。主成分分析方法适用于变量之间存在较强相关性的数据，当原始变量之间的相关性较小时，应用主成分分析是没有意义的。一般来说，当原始数据大部分变量之间的相关系数的绝对值都低于 0.3 时，运用主成分分析不会取得较好的效果。

无论是从原始变量的协方差矩阵出发求解主成分，还是从相关系数矩阵出发求解主成分，均没有涉及总体分布的问题。也就是说，与很多多元统计方法不同，主成分分析不要求数据来自正态分布。主成分分析的这一特性大大扩展了其应用范围，对于多维数据的降维问题，我们都可以尝试用主成分分析，而不用花太多精力考虑其分布情况。

主成分分析可以基于协方差矩阵或者相关系数矩阵，得到的结果通常不相同。一般来说，当指标之间的取值范围彼此相差不大时，可用协方差矩阵进行主成分分析，这样可以尽量保留原始变量的实际意义；而当指标之间的取值范围相差较大或者量纲不同时，应采用相关系数矩阵进行主成分分析。

主成分分析的主要目的是降维，虽然主成分分析的结果本身就可以解释一些问题，但在更多情况下主成分分析并不是最终目的，而是达到目的的一种手段。例如，把它用于多元回归分析中以解决自变量之间的共线性问题，便产生了主成分回归。此外，它还可以用于聚类分析、判别分析、综合评价等。

6.5 习题

6-1 现测得 150 名中小学女生的肺功能指标：第 1 秒用力肺活量（FEV1），用力肺活量（FVC），最大通气量（MVV），用力呼气 25%、50% 和 75% 肺活量时的评价流量（FEF25、

FEF50 和 FEF75)。其相关系数矩阵见表 6-3。试对 6 项肺功能指标进行主成分分析。

表 6-3   150 名中小学女生肺功能指标的相关系数矩阵

	FEV1	FVC	MVV	FEF25	FEF50	FEF75
FEV1	1.000					
FVC	0.976	1.000				
MVV	0.748	0.734	1.000			
FEF25	0.753	0.681	0.746	1.000		
FEF50	0.777	0.681	0.659	0.862	1.000	
FEF75	0.682	0.562	0.506	0.676	0.867	1.000

6-2   试用表 1-2 中的 4 项临床检测指标数据进行主成分分析，并绘制主成分变量图和个体主成分散点图。

第 7 章 因子分析

因子分析起源于 20 世纪初 Karl Pearson 和 Charles Spearman 等学者为定义和测定智力所作的统计分析。近年来，随着计算能力的提升，因子分析已经广泛应用于医学、心理学、社会学、经济学等领域。在医学研究中有很多现象是难以直接观测的，它们只能通过其他多个可观测的指标来间接地反映，我们可以通过建立因子分析模型探索这些不可观测的现象。因子分析可视为主成分分析的一种推广，它的基本思想是：根据相关性把变量分组，使得组内变量的相关性较高，但不同组的变量的相关性较低，则每组变量可代表一个基本结构，称为因子，它反映已经观测到的相关性。

7.1 因子分析模型

假设对 n 例样品观测了 m 个指标 $X_1, X_2, \cdots, X_m$，我们想通过分析各指标之间的相关性，找到起支配作用的 k 个潜在因素（公共因子）$F_1, F_2, \cdots, F_k$ $(k < m)$，使得这些公共因子可以解释各指标之间的关联。建立模型如下：

$$\begin{cases} X_1 = a_{11}F_1 + a_{12}F_2 + \cdots + a_{1k}F_k + e_1 \\ X_2 = a_{21}F_1 + a_{22}F_2 + \cdots + a_{2k}F_k + e_2 \\ \qquad\qquad\qquad\vdots \\ X_m = a_{m1}F_1 + a_{m2}F_2 + \cdots + a_{mk}F_k + e_m \end{cases} \tag{7.1}$$

其中，各公共因子 F_i 的均值为 0，方差为 1，且相互独立；e_i 称为 X_i 的特殊因子，它们与各 F_i 相互独立，且均值为 0，方差为 σ_i^2；a_{ij} 为 X_i 在 F_j 上的载荷，它反映了 F_j 对 X_i 的影响程度（$i = 1, 2, \cdots, m$；$j = 1, 2, \cdots, k$）。上式表示为矩阵形式如下：

$$X = AF + e \tag{7.2}$$

其中，$X = \begin{pmatrix} X_1 \\ X_2 \\ \vdots \\ X_m \end{pmatrix}$，$A = \begin{pmatrix} a_{11} & a_{12} & \cdots & a_{1k} \\ a_{21} & a_{22} & \cdots & a_{2k} \\ \vdots & \vdots & & \vdots \\ a_{m1} & a_{m2} & \cdots & a_{mk} \end{pmatrix}$，$F = \begin{pmatrix} F_1 \\ F_2 \\ \vdots \\ F_k \end{pmatrix}$，$e = \begin{pmatrix} e_1 \\ e_2 \\ \vdots \\ e_m \end{pmatrix}$。矩阵 A 称为因子载荷矩阵。

7.2 因子分析模型的求解

若原始变量的相关矩阵为 $\boldsymbol{R}$，特殊因子的相关矩阵为 $\boldsymbol{\varSigma}$，则由因子分析模型表达式（7.1）可得

$$\boldsymbol{R} - \boldsymbol{\varSigma} = \boldsymbol{A}\boldsymbol{A}^{\mathrm{T}} \qquad (7.3)$$

记 $\boldsymbol{R}^* = \boldsymbol{R} - \boldsymbol{\varSigma}$，称 $\boldsymbol{R}^*$ 为约相关矩阵（reduced correlation matrix）。注意，$\boldsymbol{R}^*$ 中对角线上的元素是 $1 - \sigma_i^2 = h_i^2$，而不是 1，其余非对角线上的元素与 $\boldsymbol{R}$ 相同。h_i^2 的大小反映了全体公共因子对原始指标 X_i 的影响，称为 "公共度"（communality）。当 h_i^2 等于 1 时，σ_i^2 等于 0，即 X_i 可由公共因子的线性组合表示，而与特殊因子无关；当 h_i^2 接近于 0 时，表明原始指标 $X_1, X_2, \cdots, X_m$ 受公共因子的影响不大，而主要由特殊因子来决定。

为了求解 $\boldsymbol{A}$，我们需要对约相关矩阵里的公共度 h_i^2 进行估计，估计的方法不同，所进行的因子分析方法就不同。常用的估计约相关矩阵的方法有主成分法、主因子法、极大似然法等。

接下来用一个实例阐述因子分析模型的求解过程。表 7-1 中是 200 位患者关于疼痛的 8 项表述的评分之间的相关系数矩阵。每种表述的评分尺度为 1 到 6（从完全同意到完全不同意）。关于疼痛的 8 项表述如下。

s1：我是否在将来感到疼痛取决于医生的医疗技术；

s2：不论何时我感到疼痛，通常都是因为我做过或没做过的事情；

s3：我是否疼痛取决于医生为我做了什么；

s4：除非我去寻求医疗帮助，否则我的疼痛得不到任何缓解；

s5：我知道我的疼痛是因为缺乏锻炼或饮食不合理而导致的；

s6：人的疼痛源于自身的疏忽大意；

s7：我对我的疼痛负有直接责任；

s8：疼痛的缓解主要由医生控制。

表 7-1　关于疼痛的 8 项表述的评分之间的相关系数矩阵

	s1	s2	s3	s4	s5	s6	s7	s8
s1	1							
s2	−0.08	1						
s3	0.61	−0.07	1					
s4	0.45	−0.12	0.59	1				
s5	0.03	0.49	0.03	−0.08	1			
s6	−0.21	0.43	−0.13	−0.17	0.47	1		
s7	−0.19	0.32	−0.24	−0.19	0.41	0.63	1	
s8	0.54	−0.30	0.59	0.63	−0.14	−0.15	−0.26	1

相关系数矩阵是一个对角阵，通常可以只展示下三角或者上三角部分。首先把上面的相关系数矩阵输入 R。我们可以只（按行）输入表 7-1 中的数据，再用 lavaan 包的函数

lav_matrix_lower2full( )将其转为一个完整的矩阵：

```
> library(lavaan)
> pain.cor <- c(1,
+                -0.08, 1,
+                0.61, -0.07, 1,
+                0.45, -0.12, 0.59, 1,
+                0.03, 0.49, 0.03, -0.08, 1,
+                -0.21, 0.43, -0.13, -0.17, 0.47, 1,
+                -0.19, 0.32, -0.24, -0.19, 0.41, 0.63, 1,
+                0.54, -0.30, 0.59, 0.63, -0.14, -0.15, -0.26, 1)
> pain.cor <- lav_matrix_lower2full(pain.cor)
```

为矩阵 pain.cor 添加行名和列名：

```
> colnames(pain.cor) <- rownames(pain.cor) <- paste0("x", 1:8)
> pain.cor
     x1    x2    x3    x4    x5    x6    x7    x8
x1  1.00 -0.08  0.61  0.45  0.03 -0.21 -0.19  0.54
x2 -0.08  1.00 -0.07 -0.12  0.49  0.43  0.32 -0.30
x3  0.61 -0.07  1.00  0.59  0.03 -0.13 -0.24  0.59
x4  0.45 -0.12  0.59  1.00 -0.08 -0.17 -0.19  0.63
x5  0.03  0.49  0.03 -0.08  1.00  0.47  0.41 -0.14
x6 -0.21  0.43 -0.13 -0.17  0.47  1.00  0.63 -0.15
x7 -0.19  0.32 -0.24 -0.19  0.41  0.63  1.00 -0.26
x8  0.54 -0.30  0.59  0.63 -0.14 -0.15 -0.26  1.00
```

接下来进行因子分析。基础包 stats 中的函数 factanal( )就可以用于因子分析，而 psych 包中的一系列函数提供了更多有用的选项，输出也更方便查看和解释。例如，函数 fa.parallel( )可以同时给出因子分析所需的因子个数和主成分分析所需的主成分个数。该函数的输出还包含一个带有平行检验的碎石图（见图 7-1）。

```
> library(psych)
> fa.parallel(pain.cor, n.obs = 200, fm = "ml")
Parallel analysis suggests that the number of factors =  2  and the number
of components =  2
```

函数 fa.parallel( )中的第一个参数可以是原始数据框，也可以是相关系数矩阵。如果是相关系数矩阵，需要给出观测的个数（n.obs），这里是 200。另外，参数 fm 指定提取公共因子的方法，默认为最小残差法（minres），这里设置为了统计学家青睐的极大似然法（ml），因为它具有良好的统计性质。

图 7-1 表明，如果使用主成分分析，可以选择保留两个主成分；如果使用因子分析，需要提取两个或 3 个因子。注意，对于因子分析，Kaiser-Harris 准则要求选择特征值大于 0 的因子。

接下来，使用函数 fa( )提取公共因子并求解因子载荷矩阵。函数 fa( )中的第一个参数可以是原始数据框，也可以是相关系数矩阵或协方差矩阵。如果是相关系数矩阵或协方差矩阵，需要给出观测的个数（n.obs）。此外，如果是协方差矩阵，还需要将参数 covar 设为TRUE（默认为 FALSE）。

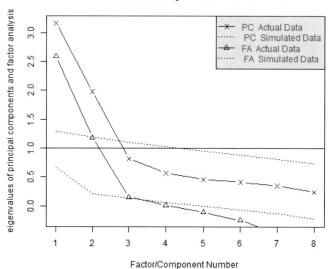

图 7-1　判断因子个数的碎石图和平行分析图

提取公共因子的方法有很多，包括最小残差法（minres）、主成分法（pa）、极大似然法（ml）、加权最小二乘法（wls）和广义加权最小二乘法（gls）等。下面尝试使用极大似然法，并且暂时不进行因子旋转。

```
> FA1 <- fa(pain.cor, nfactors = 2, n.obs = 200,
+          rotate = "none", fm = "ml")
> FA1
Factor Analysis using method =  ml
Call: fa(r = pain.cor, nfactors = 2, n.obs = 200, rotate = "none",
   fm = "ml")
Standardized loadings (pattern matrix) based upon correlation matrix
    ML1   ML2   h2   u2   com
x1  0.65  0.27 0.49 0.51 1.3
x2 -0.37  0.43 0.32 0.68 2.0
x3  0.73  0.37 0.66 0.34 1.5
x4  0.68  0.27 0.54 0.46 1.3
x5 -0.29  0.57 0.41 0.59 1.5
x6 -0.49  0.64 0.65 0.35 1.9
x7 -0.53  0.50 0.53 0.47 2.0
x8  0.74  0.23 0.60 0.40 1.2


                      ML1  ML2
SS loadings          2.70 1.50
Proportion Var       0.34 0.19
```

```
Cumulative Var            0.34 0.53
Proportion Explained  0.64 0.36
Cumulative Proportion 0.64 1.00


Mean item complexity =  1.6
Test of the hypothesis that 2 factors are sufficient.

The degrees of freedom for the null model are  28  and the objective
function was  3.03 with Chi Square of  592.5
    The degrees of freedom for the model are 13  and the objective function
was  0.33

The root mean square of the residuals (RMSR) is  0.05
The df corrected root mean square of the residuals is  0.08

The harmonic number of observations is  200 with the empirical chi square
33.73  with prob <  0.0013
    The total number of observations was  200  with Likelihood Chi Square =
63.83  with prob <  1.1e-08

Tucker Lewis Index of factoring reliability =  0.805
RMSEA index =  0.14  and the 90 % confidence intervals are  0.107 0.175
BIC =  -5.05
Fit based upon off diagonal values = 0.98
Measures of factor score adequacy
                                                      ML1  ML2
Correlation of (regression) scores with factors  0.93 0.88
Multiple R square of scores with factors          0.86 0.77
Minimum correlation of possible factor scores     0.73 0.54
```

结果显示，第 1、第 3、第 4、第 8 四个变量在第一个因子上的载荷较大（分别为 0.65、0.73、0.68、0.74）；第 5 和第 6 个变量在第二个因子上的载荷较大（分别为 0.57 和 0.64）；而其余两个变量（第 2、第 7）在两个因子上的载荷较为平均（分别为 -0.37、0.43 和 -0.53、0.50）。因子载荷的意义不太好解释，此时将因子旋转将有助于因子的解释。

7.3 因子旋转

因子分析的目的不仅是找出公共因子，更重要的是弄清各公共因子的专业意义，以便对实际问题进行分析。数学上可以证明满足因子分析模型的公共因子不唯一，且只要旋转初始公共因子，就可以获得一组新的公共因子。旋转的方法有正交旋转（orthogonal rotation）和斜交旋转（oblique rotation）两类。正交旋转能保持各个指标的共性方差不变，因子载荷的意义明确，且旋转后的公共因子仍然互不相关；斜交旋转不保证旋转后的各公共因子互不相关，且对因子载荷的解释要复杂得多，但取得的效果一般比正交旋转的效果好。

在实际分析中，建议首先尝试使用正交旋转，在正交旋转的结果不好解释时再尝试使用斜交旋转。

在正交旋转中，最常用是方差最大旋转（varimax），其他方法还有四次方最大旋转（quartimax）、均方最大旋转（equamax）等。下面使用方差最大旋转重新建立模型。

```
> FA2 <- fa(pain.cor, nfactors = 2, n.obs = 200,
+           rotate = "varimax", fm = "ml")
> FA2
Factor Analysis using method =  ml
Call: fa(r = pain.cor, nfactors = 2, n.obs = 200, rotate = "varimax",
    fm = "ml")
Standardized loadings (pattern matrix) based upon correlation matrix
    ML1   ML2   h2   u2   com
x1  0.70 -0.09 0.49 0.51 1.0
x2 -0.11  0.55 0.32 0.68 1.1
x3  0.81 -0.04 0.66 0.34 1.0
x4  0.73 -0.10 0.54 0.46 1.0
x5  0.03  0.64 0.41 0.59 1.0
x6 -0.11  0.80 0.65 0.35 1.0
x7 -0.21  0.70 0.53 0.47 1.2
x8  0.76 -0.16 0.60 0.40 1.1


                       ML1  ML2
SS loadings           2.32 1.88
Proportion Var        0.29 0.24
Cumulative Var        0.29 0.53
Proportion Explained  0.55 0.45
Cumulative Proportion 0.55 1.00


Mean item complexity =  1.1
Test of the hypothesis that 2 factors are sufficient.


The degrees of freedom for the null model are  28  and the objective
function was  3.03 with Chi Square of  592.5
The degrees of freedom for the model are 13  and the objective function
was  0.33


The root mean square of the residuals (RMSR) is  0.05
The df corrected root mean square of the residuals is  0.08


The harmonic number of observations is  200 with the empirical chi square
33.73  with prob <  0.0013
The total number of observations was  200  with Likelihood Chi Square =
63.83  with prob <  1.1e-08


Tucker Lewis Index of factoring reliability =  0.805
```

```
RMSEA index =  0.14  and the 90 % confidence intervals are  0.107 0.175
BIC = -5.05
Fit based upon off diagonal values = 0.98
Measures of factor score adequacy
                                                ML1  ML2
Correlation of (regression) scores with factors 0.92 0.89
Multiple R square of scores with factors        0.84 0.79
Minimum correlation of possible factor scores   0.68 0.59
```

结果显示，第1、第3、第4、第8四个变量在第一个因子上的载荷都有所增加，分别为0.70、0.81、0.73、0.76；第5和第6个变量在第二个因子上的载荷也有所增加，分别为0.64和0.80；而模型FA1中载荷较为平均的两个变量（第2、第7）在模型FA2中两个因子上的载荷不再平均，它们在第二个因子上的载荷较大（分别为0.55和0.70）。因此，模型FA2比FA1更好解释。结合各个变量的意义，可以将第一个因子称为"医生责任"，将第二个因子称为"患者责任"。

函数 fa.diagram( )可以将因子载荷以图形的方式直观展示。例如，上面正交旋转后的结果FA2对应的图形如图7-2所示。

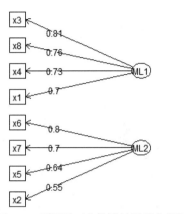

图 7-2　两因子正交旋转的因子分析图

```
> fa.diagram(FA2, digits = 2)
```

正交旋转强制两个因子不相关，但很多时候为了使因子的意义更明确，需要放弃公共因子之间互不相关的限制，使各个变量在新的因子轴上有更大的载荷，而在其他因子轴上的载荷更靠近 0，这就是斜交旋转。在斜交旋转中，最常用的两种方法是 Oblimin 旋转和 Promax 旋转。例如：

```
> FA3 <- fa(pain.cor, nfactors = 2, n.obs = 200,
+          rotate = "promax", fm = "ml")
> FA3
Factor Analysis using method = ml
Call: fa(r = pain.cor, nfactors = 2, n.obs = 200, rotate = "promax",
  fm = "ml")
Standardized loadings (pattern matrix) based upon correlation matrix
     ML1   ML2   h2   u2  com
x1  0.70  0.01 0.49 0.51 1.0
x2 -0.03  0.56 0.32 0.68 1.0
x3  0.83  0.07 0.66 0.34 1.0
x4  0.73 -0.01 0.54 0.46 1.0
x5  0.12  0.66 0.41 0.59 1.1
x6  0.00  0.80 0.65 0.35 1.0
x7 -0.11  0.69 0.53 0.47 1.1
x8  0.76 -0.06 0.60 0.40 1.0
```

```
                    ML1  ML2
SS loadings          2.32 1.88
Proportion Var       0.29 0.24
Cumulative Var       0.29 0.53
Proportion Explained 0.55 0.45
Cumulative Proportion 0.55 1.00


 With factor correlations of
      ML1   ML2
ML1  1.00 -0.27
ML2 -0.27  1.00


Mean item complexity =  1
Test of the hypothesis that 2 factors are sufficient.

The degrees of freedom for the null model are  28  and the objective
function was  3.03 with Chi Square of  592.5
    The degrees of freedom for the model are 13  and the objective function
was  0.33

The root mean square of the residuals (RMSR) is  0.05
The df corrected root mean square of the residuals is  0.08

The harmonic number of observations is  200 with the empirical chi square
33.73  with prob <  0.0013
    The total number of observations was  200  with Likelihood Chi Square =
63.83  with prob <  1.1e-08

Tucker Lewis Index of factoring reliability =  0.805
RMSEA index =  0.14  and the 90 % confidence intervals are  0.107 0.175
BIC =  -5.05
Fit based upon off diagonal values = 0.98
Measures of factor score adequacy
                                              ML1  ML2
Correlation of (regression) scores with factors  0.92 0.90
Multiple R square of scores with factors         0.85 0.81
Minimum correlation of possible factor scores    0.70 0.61
```

斜交旋转后得到的模型 FA3 与旋转之前的模型的因子结构比较接近。结果显示，两个因子的相关系数为-0.27，表明两因子相关性较弱。如果因子间的相关性很低，有时候需要重新使用正交旋转来简化问题。

同样地，FA3 的结果也可以用图形直观地展示，如图 7-3 所示。函数 fa.diagram( )中的参数 cut 默认值为 0.3，这里设为 0.2 是为了显示两因子之间的相关系数。

```
> fa.diagram(FA3, digits = 2, cut = 0.2)
```

Factor Analysis

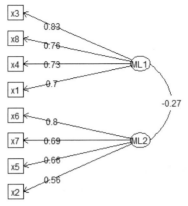

图 7-3 两因子斜交旋转的因子分析图

7.4 因子分析的注意事项

1. 因子分析的解不唯一

由于估计约相关矩阵的方法有很多，所以同一问题可以有不同的因子分析解，如主成分解、主因子解、极大似然解等。极大似然法所获得的结果具有较好的统计性质，但有时候可能不收敛。在处理实际问题时，可根据具体情况选择不同的方法来获得符合客观实际的解。此外，因子旋转也会导致得到的解不相同，选取何种方法进行因子旋转，需要结合专业知识来确定。

2. 因子得分问题

相对于主成分分析来说，因子分析不是那么关注因子得分的计算。如果使用的是原始数据，只需在函数 fa( ) 里将参数 score 设为 TRUE 便可轻松地获得因子得分。与主成分得分可以精确计算不同，因子得分是估计得到的，估计方法有回归法（regression）、加权最小二乘法（Bartlett）等。

3. 主成分分析与因子分析的关系

主成分分析和因子分析都是将多个相关变量简化为少数几个综合指标的多元统计方法。主成分分析严格来讲不是一种模型，而是一种线性变换。对于每一个原始数据矩阵而言，其主成分系数矩阵是唯一的，各主成分可以直接表示为对应的特征向量与原始变量的线性组合，各主成分不一定具有实际意义。因子分析可以看作主成分分析的扩展。因子分析模型是将原始变量表示为公共因子和特殊因子的线性组合，因此其初始因子载荷中包含了特殊因子的影响。同时，因子载荷不是唯一的，因子旋转便于对因子载荷进一步简化，使得各公共因子具有明确的实际意义。当特殊因子的变差为零时，主成分分析和因子分析完全等价。因此，当特殊因子的变差贡献很小时，主成分分析与因子分析得到的结果很接近，而当特殊因子贡献较大时，二者的结果会存在明显的差异。一般来说，主成分分析的重点在于综合原始变量的信息，而因子分析的重点在于解释原始变量之间的关系。

7.5 小结

因子分析通过寻找一组更小的、潜在的或者隐藏的结构来解释已经观测到的变量之间的关系。本章介绍因子分析方法，在分析之前我们并不知道潜在的因子是否存在，即使存在潜在的因子，我们也不确定因子的数量，所以分析带有一种探索性，因而被称为探索性因子分析（exploratory factor analysis，EFA）。如果研究者根据专业知识或经验对潜在因子的结构已有认识，提出观测变量和潜在因子之间存在着某种假设的关系，然后通过现有资料验证这种假设，并评价观测变量和因子之间是如何联系的，以及联系的程度有多大，这种因子分析被称为验证性因子分析（confirmatory factor analysis，CFA）。

CFA 属于结构方程模型中的一种方法，将在下一章进行介绍。

7.6 习题

7-1 datasets 包里的数据集 Harman23.cor 包含了 305 名年龄在 7～17 岁的女孩的 8 项身体测量指标之间的相关系数，试用该相关系数矩阵进行因子分析。

7-2 220 名男生的 6 门课程（盖尔语 x_1、英语 x_2、历史 x_3、算术 x_4、代数 x_5、几何 x_6）考试成绩的相关系数矩阵见表 7-2，试用该相关系数矩阵进行因子分析。

表 7-2　6 门课程的相关系数矩阵

	x_1	x_2	x_3	x_4	x_5	x_6
x_1	1					
x_2	0.439	1				
x_3	0.410	0.354	1			
x_4	0.288	0.354	0.164	1		
x_5	0.329	0.320	0.190	0.595	1	
x_6	0.248	0.329	0.181	0.470	0.464	1

第 8 章　结构方程模型

结构方程模型（structural equation modeling，SEM）是一种基于变量之间的协方差矩阵来分析多变量之间结构关系的多元统计分析方法，也被称为协方差结构模型。该方法是因子分析和回归分析的结合，可用于分析观测变量与潜在变量之间的结构关系。诸如线性回归、路径分析、验证性因子分析等模型都可以认为是 SEM 的特例。结构方程模型能在一次分析中估计多个相互关联的变量之间的依赖关系，因而受到研究者的青睐。早在 20 世纪 80 年代，结构方程模型就已成熟，广泛应用于社会科学、经济、管理、医学等研究领域。

8.1　结构方程模型概述

8.1.1　变量类型

1. 潜变量与显变量

在医学研究中，常常遇到许多无法直接准确测量的指标，如智力、焦虑、抑郁等。这样的指标称为潜变量（latent variable）。潜变量也叫作隐变量、潜在因子（latent factor）、潜在特质（latent trait），它的概念类似于因子分析中潜在的公共因子。潜变量是无法直接观测的，其隐含的意义通常可以通过若干个可观测的变量加以度量，这些可直接观测或度量的变量称为显变量（manifest variable），也称指示变量（indicator variable）或度量变量（measurement variable）。

2. 内生变量与外生变量

无论是潜变量还是显变量，均可以分为内生变量（endogenous variable）与外生变量（exogenous variable）。内生变量是指在模型里需要用其他变量来解释的变量，在一个假定的因果模型中被看作因变量或被解释变量。内生显变量通常用 Y 表示，内生潜变量通常用 η 表示。外生变量是指在模型中能够对内生变量产生影响的变量，在模型中被看作自变量或解释变量，包括外生显变量（通常用 X 表示）与外生潜变量（通常用 ξ 表示）。

8.1.2　结构方程模型的组成与路径图

一个完整的结构方程模型包含两部分：测量模型（measurement model）和结构模型（structural model）。测量模型也称潜变量模型，用来表达潜变量与显变量之间的关系；结构模型由潜变量之间的回归模型组成，用来表达潜变量之间的关系。当结构方程模型中只有测量模型而没有结构模型时，它有时被称为验证性因子分析（CFA）；当结构方程模型中只有结构模型而没有测量模型时，它有时被称为路径分析（path analysis）。

为了便于说明，下面以脑卒中患者报告的临床结局量表（Stroke-PRO 量表）为例进行分析。Stroke-PRO 量表包含生理、心理、社会、治疗 4 个领域，共 46 个条目。该量表的结构见表 8-1。

表 8-1　Stroke-PRO 量表的结构

领域	维度	变量名	条目数	条目
生理领域	躯体症状	SOS	7	phd1~phd7
	认知能力	COG	4	phd8~phd11
	言语交流	VEC	4	phd12~phd15
	自理能力	SHS	5	phd16~phd20
心理领域	焦虑	ANX	5	psd1~psd5
	抑郁	DEP	5	psd6~psd10
	回避	AVO	4	psd11~psd14
社会领域	社会交往	SOC	3	sor1~sor3
	家庭支持	FAS	4	sor4~sor7
治疗领域	满意度	SAT	5	tha1~tha5

表 8-1 中每个条目代表一个观测变量，每个维度是一个潜变量。各条目均采用 Likert 5 级计分，反向计分已经经过了转换，条目得分越高表示对应的临床结局越差。例如，心理领域中的"焦虑"维度包含 5 个条目（psd1~psd5），条目信息见表 8-2。

表 8-2　Stroke-PRO 量表心理领域焦虑维度条目

编号	条目	从来没有	偶尔有	约一半时间有	经常有	总有
1	患病后更容易着急	1	2	3	4	5
2	对别人没耐心	1	2	3	4	5
3	常感到精神紧张	1	2	3	4	5
4	担心自己的病情变坏	1	2	3	4	5
5	经常心烦意乱	1	2	3	4	5

在采用结构方程模型分析问题时，首先需要构造路径图（path diagram）描述变量之间的关系。路径图实际上就是提供一个假设模型，用来描述潜变量与潜变量之间、潜变量与显变量之间可能存在的关系，而且这些关系的具体程度可以通过路径系数来反映。在路径图中，通常用圆圈（或椭圆圈）表示潜变量，用方框表示显变量；两个变量之间的单向箭头表示一个变量对另外一个变量的直接影响；两个变量之间的双向箭头表示这两个变量可能没有直接关系，但存在相关关系。表 8-3 列出了结构方程模型路径图常用图标及其含义。

表 8-3　结构方程模型路径图常用图标及其含义

图标	含义
⬭	潜变量
▢	显变量
→▢	显变量的测量误差
⬭←	潜变量的剩余误差（残差）
▢←⬭	显变量对潜变量的回归路径，其系数为因子载荷
⬭←⬭	外生潜变量（右）对内生潜变量（左）的作用，其系数为回归系数
⬭↔⬭	两个潜变量之间的相关关系，其系数为相关系数

验证性因子分析常用于评价量表的结构效度（construct validity），又称构念效度。例如，为了研究 Stroke-PRO 量表心理领域 3 个维度的结构效度，可构建如图 8-1 所示的验证性因子分析路径图。

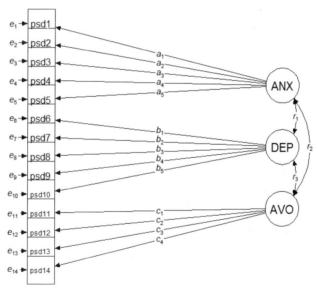

图 8-1　Stroke-PRO 量表心理领域验证性因子分析路径图

在图 8-1 中，psd1 ~ psd14 是观测变量（显变量），e_1 ~ e_{14} 是误差变量，ANX、DEP、AVO 是潜变量（因子）。a_1 ~ a_5、b_1 ~ b_5、c_1 ~ c_4 分别是各观测变量在对应的潜变量上的因子载荷，r_1 ~ r_3 是潜变量两两之间的相关系数。

一个完整的结构方程模型常用来分析变量之间的复杂关系。例如，在 Stroke-PRO 量表中，假定患者的躯体不适和言语交流障碍可以引起焦虑，并间接引起抑郁和回避；患者的认知能力也可以引起抑郁和回避。据此，以脑卒中患者生理领域的躯体症状（SOS）、认知能力（COG）、言语交流（VEC）3 个维度和心理领域的焦虑（ANX）、抑郁（DEP）、回避（AVO）3 个维度构建的结构方程模型路径图如图 8-2 所示。

为了简化表达，图 8-2 中只标出了显变量和潜变量，省略了误差项、各因子的载荷系数、潜变量之间的相关系数和回归系数。

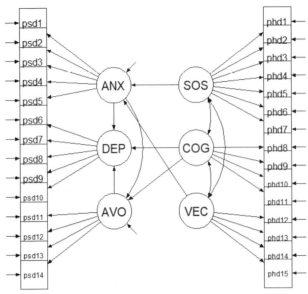

图 8-2　Stroke-PRO 量表生理与心理领域结构方程模型路径图

8.1.3　结构方程模型分析步骤

在应用结构方程模型分析变量之间的复杂关系时，可分为模型设定（model specification）、模型识别（model identification）、模型估计（model estimation）、模型评价（model evaluation）、模型修正（model modification）5 个步骤进行。

1. 模型设定

模型设定就是根据研究目的和专业知识建立起观测变量与潜变量以及潜变量之间的关系。通常用下面 3 种方式设定待拟合的结构方程模型。

（1）纯粹验证模型，是指研究者根据专业知识假定了一个变量之间关系的理论模型，分析的目的是验证该模型是否能够拟合样本数据，即通过拟合确定接受此模型还是拒绝此模型。

（2）选择最优模型，是指研究者提出若干个关于同一组变量之间关系的理论模型，每个模型均使用同一样本数据拟合，从中选出拟合得最好的一个模型。

（3）导出模型，是指研究者对变量之间的结构并不十分清楚的情况下，先提出一个理论模型，然后检查这个模型是否能够很好地拟合样本数据，分析拟合不好的部分，结合专业知识加以修正，并采用同一样本数据或其他样本数据重新拟合修正模型，如此反复直至模型能够很好地拟合数据为止。

2. 模型识别

模型识别的主要任务就是在初始模型建立之后，考虑模型中的每一个未知参数能否由观测数据得到唯一解。根据结构方程组的个数与未知参数的个数之间的关系，模型可分为恰好识别模型（just-determined model）、识别不足模型（under-determined model）、过度识别模型（over-determined model）。对于识别不足的模型，待估参数的个数多于样本中所能得出的方程的个数，此时进行参数估计能得到无穷多个解；对于恰好识别的模型，虽然可以得到唯一的参数估计值，但无法检验其对数据的拟合优度，因为此时自由度和 χ^2 值都为

0；而对于过度识别模型，可以对参数进行假设检验。因此，过度识别模型是结构方程模型本身所追求的。

在模型识别中，模型的自由度是一个非常重要的概念。在结构方程模型中，自由度不是从样本量计算的，而是协方差矩阵中独立元素的数目（称为数据点）与模型中自由参数的数目之差。若自由度等于 0，模型是恰好识别的；若自由度小于 0，模型是识别不足的；若自由度大于 0，模型是过度识别的。

3．模型估计

在判断出一个模型是否可识别之后，接下来就是根据协方差矩阵对参数进行估计。在结构方程模型中，样本量不能太小。各种研究表明，当样本量小于 100 时，很容易出现模型不收敛、计算结果反常、参数估计值不稳定等问题。传统的统计方法，如回归模型，分析的着眼点在于尽量缩小每一个观测值与拟合值之间的差异。而结构方程模型的目标是尽量缩小样本协方差矩阵与模型估计出的协方差矩阵之间的差异。结构方程模型的参数估计是从样本协方差矩阵出发，将固定参数值和自由参数值代入结构方程，从中推导出理论的协方差矩阵。如果模型设定正确的话，推导出的协方差矩阵应该十分近似于样本协方差矩阵。

结构方程模型中常用的参数估计方法有未加权的最小二乘法、广义最小二乘法、加权最小二乘法、最大似然估计法等。其中，最大似然估计法是最常用的参数估计方法。在模型设定正确的前提下，参数的估计值应该具有合理的取值范围，如果出现不合理的情形，如方差为负值，相关系数大于 1，协方差矩阵或相关系数矩阵为非正定阵等，则表明模型设定有误，或者输入的矩阵缺少足够的信息。

4．模型评价

模型评价一般至少需要考虑两个方面：①模型整体的拟合效果；②模型中的参数是否具有统计学意义。

在对模型整体的拟合效果进行评价时，如果使用拟合优度 χ^2 检验，需要注意的是 χ^2 值与样本量有关。当样本量较大时，χ^2 值也较大，对应的假设检验的 P 值较小；而当样本量较小时，χ^2 值也较小，对应的假设检验的 P 值较大。也就是说，χ^2 值往往不能很好地反映模型与数值的实际拟合程度。一般来说，当样本量在 100～200 之间时，χ^2 检验才有意义，样本量太小或者太大都不合适。为了弥补拟合优度 χ^2 检验的缺陷，许多学者先后提出了几十个评价模型拟合效果的拟合指数。这些指数的计算方法和意义不尽相同，大致可分为四类：绝对拟合指数（absolute fit index）、相对拟合指数（comparative fit index）、信息标准指数（information criterion fit index）、节俭拟合指数（parsimony fit index）。表 8-4 列出了常用的拟合指数及其判断标准。

表 8-4　结构方程模型常用拟合指数及其判断标准

拟合指数名称		判断标准
绝对拟合指数	拟合优度指数（GFI）	取值在 0 和 1 之间，值越大越好，大于 0.9 拟合好
	调整的拟合优度指数（AGFI）	取值在 0 和 1 之间，值越大越好，大于 0.9 拟合好
	近似误差均方根（RMSEA）	值越小越好，小于 0.05 拟合好，大于 0.1 拟合不好
	均方根残差（RMR）	取值在 0 和 1 之间，值越小越好，小于 0.05 拟合好
	标准化均方根残差（SRMR）	取值在 0 和 1 之间，值越小越好，小于 0.05 拟合好

拟合指数名称		判断标准
相对拟合指数	规范拟合指数（NFI）	取值在 0 和 1 之间，值越大越好，大于 0.9 拟合好
	Tucker-Lewis 指数（TLI，也叫非规范拟合指数 NNFI）	值越大越好，大于 0.9 拟合好
	增值拟合指数（IFI）	值越大越好，大于 0.9 拟合好
	比较拟合指数（CFI）	取值在 0 和 1 之间，值越大越好，大于 0.9 拟合好
信息标准指数	赤池信息量准则（AIC）	值越小越好
	贝叶斯信息量准则（BIC）	值越小越好
	期望交叉验证指数（ECVI）	值越小越好
节俭拟合指数	节俭拟合指数（PGFI）	值越大越好，大于 0.9 模型节俭
	节俭规范拟合指数（PNFI）	值越大越好，大于 0.9 模型节俭

虽然有这么多的拟合指数，但没有一个指标可以作为完全确定的标准来检验理论模型拟合成功与否。应用较多的指标有 AGFI、RMSEA、TLI、CFI 等。其中，调整的拟合优度指数 AGFI 是用来衡量模型拟合优度的指标，近似误差均方根 RMSEA 用于衡量理论模型与饱和模型的差异，塔克-刘易斯指数 TLI 和比较拟合指数 CFI 都用于衡量理论模型相对于基准模型（baseline model）的改善程度。在实际的分析中，不能只依赖某一个指标，需要结合多个指标衡量模型的拟合效果并报告结果。

5. 模型修正

对模型评价的目的不是简单地接受或者拒绝一个假定的理论模型，而是根据评价的结果来寻求一个理论上和统计上都有意义的相对较好的模型。对首次建立的理论模型进行拟合时，很难做到一次就拟合成功，往往需要对初始模型进行某些纠正，适当改变模型中某些变量之间的关系。例如，改变其测量模型增加新的结构参数，设定某些误差项相关，或者限制某些结构参数。

MacCallum 给出了一些建议：首先，在描述结构模型的问题前，需要先解决测量模型的设定误差，在测量模型排除了识别误差的问题时，结构模型的参数估计及相关信息才更有意义；其次，一次只能做一个修正，因为任何一个修正都会影响其他参数的估计；最后，修正过程应该先增加有意义的参数，如有需要，再减少无意义的参数。此外，在进行模型修正时，应该有实际的理论做指导，而不能仅凭样本数据提供的信息做出判断。

很多时候，我们希望在理论、简洁性、模型拟合度之间找到一个平衡点，为此，可以参考统计软件提供的修正指数（modification index，MI）适当调整模型，以简化模型、降低预测残差、增加拟合度、提高模型的合理性和解释性。也有学者建议应该对模型进行交叉验证（cross validation）。在实践中，如果能够获取较大的样本，则可以按照一定比例将其一分为二，其中的一部分用于拟合初始模型，另一部分用于验证和拟合修正模型。

8.1.4　lavaan 包简介

目前，有很多统计软件都可以进行结构方程模型分析，如 LISREL、AMOS、Mplus、EQS 等。这些软件各有优势，但都是商业软件。R 中也有不少可以进行结构方程模型分析的包，如 sem、psych、OpenMx、lavaan 等。其中，lavaan 包是由比利时根特大学的 Yves Rosseel 开发的专门用于潜变量分析的工具，其语法简洁易懂、功能强大，支持非正态分布的数据，还可以处理缺失值。lavaan 的命名来自于 **la**tent **va**riable **an**alysis（潜变量分析），由每个单词的前两个字母组成。

如果会用 R 进行基本的回归分析，那么 lavaan 语法就很容易掌握。表 8-5 列出了 lavaan 中用于定义模型的常用语法及其意义。

表 8-5　lavaan 中用于定义模型的常用语法及其意义

语法	意义
~	定义路径（回归）模型，"~"的左边是因变量，右边是自变量
~~	定义方差和协方差，"~~"的两边变量相同时表示方差，两边变量不同时表示协方差
~1	定义常数项（截距），在回归模型中用于定义常数项
=~	定义测量（潜变量）模型，"=~"的左边是潜变量，右边是观测变量
:~	定义非模型参数，例如定义参数 u2 是 u 的平方：u2 :~ u^2
*	定义模型参数名，例如在 y ~ b*x 中，回归系数为 b

例如，图 8-1 中的验证性因子分析模型对应的 lavaan 语法为：

```
> PSD.model <- 'ANX =~ a1*psd1 + a2*psd2 + a3*psd3 + a4*psd4 + a5*psd5
+                DEP =~ b1*psd6 + b2*psd7 + b3*psd8 + b4*psd9 + b5*psd10
+                AVO =~ c1*psd11 + c2*psd12 + c3*psd13 + c5*psd14
+                psd1 ~~ e1*psd1
+                psd2 ~~ e2*psd2
+                psd3 ~~ e3*psd3
+                psd4 ~~ e4*psd4
+                psd5 ~~ e5*psd5
+                psd6 ~~ e6*psd6
+                psd7 ~~ e7*psd7
+                psd8 ~~ e8*psd8
+                psd9 ~~ e9*psd9
+                psd10 ~~ e10*psd10
+                psd11 ~~ e11*psd11
+                psd12 ~~ e12*psd12
+                psd13 ~~ e13*psd13
+                psd14 ~~ e14*psd14
+                ANX ~~ r1*DEP
+                ANX ~~ r2*AVO
+                DEP ~~ r3*AVO'
```

模型的表达式需要放在两个单引号之间。上面定义模型对象（PSD.model）共包含 20

行表达式：其中前 3 行定义了 3 个潜变量 ANX、DEP 和 AVO，第 4 行至第 17 行定义了显变量的误差项，第 18 行至第 20 行定义了 3 个潜变量之间的相关关系。模型中的每一个表达式都需要另起一行（或者用分号分隔）。

　　需要说明的是，在上面定义模型表达式时，除了前 3 行，其余的行是可选的。因为在默认情况下，lavaan 会为每个内生显变量创建一个误差项，并估计其方差（$e_1 \sim e_{14}$），同时为每一对外生潜变量创建一个相关系数项（$r_1 \sim r_3$）。第 4 行至第 17 行的唯一作用是为误差方差添加了标签，第 18 行至第 20 行的唯一作用是为相关系数项添加了标签。因此，模型 PSD.model 可以用简化语法定义如下：

```
> PSD.model <- 'ANX =~ psd1 + psd2 + psd3 + psd4 + psd5
+               DEP =~ psd6 + psd7 + psd8 + psd9 + psd10
+               AVO =~ psd11 + psd12 + psd13 + psd14'
```

类似地，图 8-2 的结构方程模型对应的 lavaan 简化语法为：

```
> stroke.model <- 'SOS =~ phd1 + phd2 + phd3 + phd4+ phd5 + phd6 + phd7
+                  COG =~ phd8 + phd9 + phd10 + phd11
+                  VEC =~ phd12 + phd13 + phd14 + phd15
+                  ANX =~ psd1 + psd2 + psd3 + psd4 + psd5
+                  DEP =~ psd6 + psd7 + psd8 + psd9 + psd10
+                  AVO =~ psd11 + psd12 + psd13 + psd14
+                  ANX ~ SOS + VEC
+                  DEP ~ ANX + COG + AVO
+                  AVO ~ ANX + COG'
```

　　模型设定完成后，就可以使用函数 cfa( )（用于验证性因子分析）或函数 sem( )（用于结构方程模型）来拟合模型了。函数 cfa( ) 和 sem( ) 实际上是对通用函数 lavaan( ) 的调用，它们的区别只在于参数的默认设置不同。上述 3 个函数的第一个参数 model 都是用户自定义的模型表达式，第二个参数 data 表示原始数据。如果不用原始数据，也可以使用协方差矩阵（参数 sample.cov），此时需要给出观测的个数（参数 sample.nobs）。

8.2　验证性因子分析

　　第 7 章介绍的因子分析研究多个能直接测量的且具有一定相关性的观察指标是如何受到少数几个因子所支配的，属于探索性因子分析。在探索性因子分析中，公共因子数目和意义均是未知的。而验证性因子分析是在既有理论和实践对公共因子有明确定义的基础上，实现对因子模型（如因子数目、载荷矩阵、因子间相关性等）的统计学验证。因此，在验证性因子分析中，公共因子的数目和意义都是已知的。在医学研究领域，验证性因子分析常用于医学量表的制订。以 Stroke-PRO 量表（表 8-2）为例，下面采用验证性因子分析评价心理领域 3 个维度的结构效度。

　　首先读入数据集，并查看数据信息：

```
> stroke.data <- read.csv("stroke.csv")
> str(stroke.data)
'data.frame':    295 obs. of  34 variables:
 $ phd1 : int  5 4 5 5 4 4 5 5 4 3 ...
 $ phd2 : int  5 4 5 4 4 5 4 5 4 3 ...
 $ phd3 : int  5 4 5 5 4 4 5 5 4 3 ...
 $ phd4 : int  5 5 5 5 5 5 4 5 5 4 ...
 $ phd5 : int  5 5 5 5 5 5 5 5 5 3 ...
 $ phd6 : int  5 5 5 5 4 5 5 5 5 3 ...
 $ phd7 : int  5 4 5 5 4 5 5 5 4 4 ...
 $ phd8 : int  4 5 5 5 3 3 5 5 5 4 ...
 $ phd9 : int  4 5 5 5 5 3 5 5 4 3 ...
 $ phd10: int  4 5 5 5 5 5 5 5 4 3 ...
 $ phd11: int  5 5 5 5 5 5 5 5 4 2 ...
 $ phd12: int  5 5 5 5 5 5 4 5 5 3 ...
 $ phd13: int  5 5 5 5 5 5 4 5 3 4 ...
 $ phd14: int  5 5 5 5 5 5 5 5 4 3 ...
 $ phd15: int  5 5 5 5 5 5 5 5 5 3 ...
 $ phd16: int  5 5 5 5 5 5 5 5 5 3 ...
 $ phd17: int  5 5 5 5 5 5 5 5 5 3 ...
 $ phd18: int  5 5 5 5 5 5 5 5 5 4 ...
 $ phd19: int  5 5 5 5 4 4 5 5 5 3 ...
 $ phd20: int  5 5 5 5 5 5 5 5 5 3 ...
 $ psd1 : int  4 4 5 4 4 5 5 5 5 3 ...
 $ psd2 : int  5 5 5 5 4 5 5 5 3 3 ...
 $ psd3 : int  5 5 5 4 5 5 5 5 5 4 ...
 $ psd4 : int  5 5 5 4 4 4 2 5 5 3 ...
 $ psd5 : int  5 5 5 4 5 5 5 5 5 3 ...
 $ psd6 : int  5 5 5 5 5 5 5 5 5 4 ...
 $ psd7 : int  5 5 5 5 5 5 5 5 5 3 ...
 $ psd8 : int  5 5 5 5 5 5 5 5 4 4 ...
 $ psd9 : int  5 5 5 4 5 5 5 5 5 4 ...
 $ psd10: int  5 5 5 5 5 5 5 5 5 4 ...
 $ psd11: int  5 5 5 5 5 5 5 5 5 3 ...
 $ psd12: int  5 5 5 4 5 5 5 5 5 3 ...
 $ psd13: int  5 5 5 4 5 5 5 5 5 4 ...
 $ psd14: int  5 5 5 4 5 5 5 5 5 3 ...
```

数据集共包含 295 例研究对象，34 个变量，其中第 21 至第 34 个变量对应的是心理领域的 14 个条目。加载 lavaan 包，并建立模型的表达式：

```
> library(lavaan)
> PSD.data <- stroke.data[, 21:34]
> PSD.model <- 'ANX =~ psd1 + psd2 + psd3 + psd4 + psd5
+               DEP =~ psd6 + psd7 + psd8 + psd9 + psd10
+               AVO =~ psd11 + psd12 + psd13 + psd14'
```

使用函数 cfa( )拟合验证性因子分析模型：

```
> PSD.fit <- cfa(PSD.model, data = PSD.data)
```

函数 cfa( )的前两个参数是模型表达式和建模使用的数据框。建立模型的另一种方式是使用参与建模的变量的协方差矩阵，同时需要给出样本量：

```
> PSD.cov <- cov(PSD.data)              # 计算样本协方差矩阵
> PSD.fit <- cfa(PSD.model, sample.cov = PSD.cov, sample.nobs = 295)
```

两种方式建立模型的结果是完全相同的。查看模型拟合结果最直接的方法是用 summary( )函数：

```
> summary(PSD.fit)
lavaan 0.6-12 ended normally after 35 iterations

  Estimator                                         ML
  Optimization method                           NLMINB
  Number of model parameters                        31
  Number of observations                           295

Model Test User Model:
  Test statistic                               345.693
  Degrees of freedom                                74
  P-value (Chi-square)                           0.000

Parameter Estimates:
  Standard errors                             Standard
  Information                                 Expected
  Information saturated (h1) model          Structured

Latent Variables:
                   Estimate  Std.Err  z-value  P(>|z|)
  ANX =~
    psd1             1.000
    psd2             0.933    0.081   11.549    0.000
    psd3             1.019    0.077   13.279    0.000
    psd4             1.025    0.087   11.821    0.000
    psd5             1.132    0.083   13.703    0.000
  DEP =~
    psd6             1.000
    psd7             1.107    0.070   15.891    0.000
    psd8             1.091    0.079   13.844    0.000
    psd9             1.002    0.079   12.647    0.000
    psd10            1.049    0.067   15.704    0.000
  AVO =~
    psd11            1.000
    psd12            0.965    0.051   18.968    0.000
```

psd13	0.869	0.058	14.925	0.000
psd14	0.799	0.062	12.968	0.000

Covariances:

	Estimate	Std.Err	z-value	P(>|z|)
ANX ~~				
DEP	0.619	0.078	7.952	0.000
AVO	0.654	0.083	7.889	0.000
DEP ~~				
AVO	0.732	0.081	9.003	0.000

Variances:

	Estimate	Std.Err	z-value	P(>|z|)
.psd1	0.831	0.077	10.847	0.000
.psd2	0.696	0.065	10.795	0.000
.psd3	0.399	0.043	9.289	0.000
.psd4	0.760	0.071	10.649	0.000
.psd5	0.385	0.045	8.501	0.000
.psd6	0.517	0.048	10.662	0.000
.psd7	0.316	0.035	9.142	0.000
.psd8	0.618	0.058	10.669	0.000
.psd9	0.733	0.066	11.101	0.000
.psd10	0.306	0.033	9.361	0.000
.psd11	0.283	0.038	7.504	0.000
.psd12	0.366	0.042	8.759	0.000
.psd13	0.675	0.063	10.709	0.000
.psd14	0.832	0.074	11.170	0.000
ANX	0.836	0.124	6.747	0.000
DEP	0.746	0.098	7.640	0.000
AVO	1.041	0.111	9.412	0.000

　　函数 summary( )的输出结果首先给出了参数估计算法收敛情况及迭代次数、参数估计使用的方法、参数的个数、样本量、χ^2统计量、自由度以及对应的 P 值等，接着给出了参数估计和检验的结果，包括潜变量的因子载荷（Latent Variables）、潜变量之间的协方差（Covariances）和变量的误差方差（Variances）等。

　　为便于比较，通常将每个维度第一个条目的因子载荷作为约束参数，默认其因子载荷为 1。从输出结果可以看到，潜变量（ANX、DEP、AVO）所对应的 3 个维度与相应条目之间的因子载荷均有统计学意义。模型拟合指标可以借助函数 fitMeasures( )提取：

```
> fitMeasures(PSD.fit)
       npar            fmin           chisq              df
     31.000           0.586         345.693          74.000
     pvalue   baseline.chisq   baseline.df   baseline.pvalue
      0.000        2930.640          91.000           0.000
        cfi             tli            nnfi             rfi
      0.904           0.882           0.882           0.855
```

```
              nfi                     pnfi                     ifi                      rni
            0.882                    0.717                   0.905                    0.904
             logl           unrestricted.logl                aic                      bic
        -5258.916               -5086.070               10579.832                10694.128
           ntotal                    bic2                    rmsea            rmsea.ci.lower
          295.000               10595.818                   0.112                    0.100
   rmsea.ci.upper             rmsea.pvalue                     rmr               rmr_nomean
            0.124                    0.000                   0.084                    0.084
             srmr             srmr_bentler      srmr_bentler_nomean                     crmr
            0.060                    0.060                   0.060                    0.064
      crmr_nomean              srmr_mplus       srmr_mplus_nomean                     cn_05
            0.064                    0.060                   0.060                   82.139
            cn_01                     gfi                    agfi                     pgfi
           90.775                    0.854                   0.793                    0.602
              mfi                    ecvi
            0.631                    1.382
```

函数 fitMeasures( ) 默认给出所有指标。为了便于查看，可以指定输出一些特定指标，例如：

```
> fitMeasures(PSD.fit, c("chisq", "df", "gfi", "rmsea", "cfi"))
   chisq      df     gfi   rmsea     cfi
 345.693  74.000   0.854   0.112   0.904
```

从上面的拟合指标，结合表 8-4 给出的评判标准来看，模型拟合一般。

对于模型的参数，通常用路径图展示。semPlot 包中的函数 semPaths( ) 可以将结构方程模型结果可视化，其用法为：

```
semPaths(object, what = "paths", whatLabels, style, layout = "tree", ……)
```

其中常用参数的意义如下。

- object 为结构方程模型对象。
- what 用于设定图中路径的属性，默认为 "paths"，只显示路径图，不显示参数估计值；设为 "est" 或 "par" 会显示参数估计值；设为 "stand" 或 "std" 会显示标准化参数估计值。
- style 用于设定绘图风格，可设为 "ram"（默认）或 "mx" "OpenMx" "lisrel"。
- layout 用于设定图形布局，可设为 "tree"（默认）、"circle" 等。
- rotation 用于设定图形旋转，取值有 1（默认）、2、3、4，其中后三个值分别表示将默认图形逆时针旋转 90°、180°、270°。
- nCharNodes 用于设定节点处变量标签字符的长度。
- sizeMan 用于设定显变量显示的宽度。
- sizeLat 用于设定潜变量显示的宽度。

下面绘制路径图并展示模型参数：

```
> library(semPlot)
> semPaths(PSD.fit,
```

```
+              what = "std",              # 设置路径图中显示的参数类型
+              style = "lisrel",          # 设置图形显示样式
+              rotation = 4,              # 设置图形方向
+              nCharNodes = 5,            # 设置节点处变量标签字符长度
+              edge.color = "black",      # 设置线条颜色
+              edge.width = 0.6,          # 设置线条粗细
+              sizeMan = 6,               # 调整显变量显示大小
+              edge.label.cex = 0.8)      # 设置参数值字体大小
```

绘制的图形如图 8-3 所示。

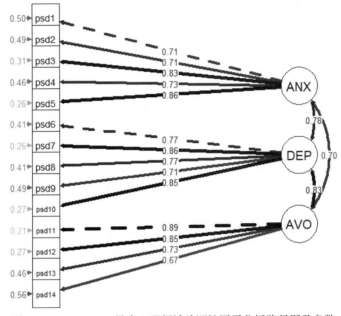

图 8-3 Stroke-PRO 量表心理领域验证性因子分析路径图及参数

从图 8-3 可见,所有因子载荷均大于 0.6,介于 0.67~0.89 之间。各潜变量之间存在较强的相关性,相关系数介于 0.7~0.83 之间。

如果只想显示模型的参数,可以使用函数 parameterEstimates( ),它返回的是一个数据框,方便进一步的操作和处理(例如导出为 csv 文件)。

```
> parameterEstimates(PSD.fit,
+                    zstat = FALSE,            # 不显示 Z 统计量
+                    ci = TRUE,                # 显示参数估计值的可信区间
+                    standardized = TRUE)      # 显示标准化系数
    lhs op   rhs   est    se   ci.lower ci.upper   std.lv  std.all  std.nox
1   ANX =~ psd1 1.000 0.000   1.000    1.000      0.914   0.708    0.708
2   ANX =~ psd2 0.933 0.081   0.775    1.091      0.853   0.715    0.715
3   ANX =~ psd3 1.019 0.077   0.869    1.170      0.932   0.828    0.828
4   ANX =~ psd4 1.025 0.087   0.855    1.195      0.937   0.732    0.732
5   ANX =~ psd5 1.132 0.083   0.970    1.294      1.035   0.858    0.858
6   DEP =~ psd6 1.000 0.000   1.000    1.000      0.864   0.769    0.769
7   DEP =~ psd7 1.107 0.070   0.971    1.244      0.957   0.862    0.862
```

8	DEP =~ psd8	1.091	0.079	0.937	1.246	0.943	0.768	0.768
9	DEP =~ psd9	1.002	0.079	0.847	1.157	0.865	0.711	0.711
10	DEP =~ psd10	1.049	0.067	0.918	1.180	0.906	0.853	0.853
11	AVO =~ psd11	1.000	0.000	1.000	1.000	1.020	0.887	0.887
12	AVO =~ psd12	0.965	0.051	0.865	1.065	0.984	0.852	0.852
13	AVO =~ psd13	0.869	0.058	0.755	0.983	0.886	0.733	0.733
14	AVO =~ psd14	0.799	0.062	0.678	0.919	0.815	0.666	0.666
15	psd1 ~~ psd1	0.831	0.077	0.681	0.981	0.831	0.499	0.499
16	psd2 ~~ psd2	0.696	0.065	0.570	0.823	0.696	0.489	0.489
17	psd3 ~~ psd3	0.399	0.043	0.315	0.483	0.399	0.315	0.315
18	psd4 ~~ psd4	0.760	0.071	0.620	0.900	0.760	0.464	0.464
19	psd5 ~~ psd5	0.385	0.045	0.296	0.474	0.385	0.264	0.264
20	psd6 ~~ psd6	0.517	0.048	0.422	0.612	0.517	0.409	0.409
21	psd7 ~~ psd7	0.316	0.035	0.249	0.384	0.316	0.257	0.257
22	psd8 ~~ psd8	0.618	0.058	0.504	0.731	0.618	0.410	0.410
23	psd9 ~~ psd9	0.733	0.066	0.604	0.862	0.733	0.495	0.495
24	psd10 ~~ psd10	0.306	0.033	0.242	0.370	0.306	0.272	0.272
25	psd11 ~~ psd11	0.283	0.038	0.209	0.357	0.283	0.214	0.214
26	psd12 ~~ psd12	0.366	0.042	0.284	0.448	0.366	0.274	0.274
27	psd13 ~~ psd13	0.675	0.063	0.552	0.799	0.675	0.462	0.462
28	psd14 ~~ psd14	0.832	0.074	0.686	0.978	0.832	0.556	0.556
29	ANX ~~ ANX	0.836	0.124	0.593	1.078	1.000	1.000	1.000
30	DEP ~~ DEP	0.746	0.098	0.555	0.938	1.000	1.000	1.000
31	AVO ~~ AVO	1.041	0.111	0.824	1.257	1.000	1.000	1.000
32	ANX ~~ DEP	0.619	0.078	0.467	0.772	0.784	0.784	0.784
33	ANX ~~ AVO	0.654	0.083	0.492	0.817	0.702	0.702	0.702
34	DEP ~~ AVO	0.732	0.081	0.573	0.891	0.831	0.831	0.831

8.3 实例分析

结构方程模型常用于分析潜变量之间的关联，挖掘各维度之间的内在联系。下面根据图 8-2 中的路径图建立 Stroke-PRO 量表生理与心理领域的结构方程模型。

```
> stroke.model <- 'SOS =~ phd1 + phd2 + phd3 + phd4+ phd5 + phd6 + phd7
+                  COG =~ phd8 + phd9 + phd10 + phd11
+                  VEC =~ phd12 + phd13 + phd14 + phd15
+                  ANX =~ psd1 + psd2 + psd3 + psd4 + psd5
+                  DEP =~ psd6 + psd7 + psd8 + psd9 + psd10
+                  AVO =~ psd11 + psd12 + psd13 + psd14
+                  ANX ~ SOS + VEC
+                  DEP ~ ANX + COG + AVO
+                  AVO ~ ANX + COG'
> stroke.fit <- sem(stroke.model, data = stroke.data)
```

　　函数 sem( ) 的用法与函数 cfa( ) 的用法非常相似，它的输入可以是原始数据，也可以是建模所用变量的协方差矩阵（同时给出样本量）。对于模型对象，同样可以用函数 summary( ) 查看：

```
> summary(stroke.fit, standardized = TRUE)
lavaan 0.6-12 ended normally after 44 iterations
  Estimator                                     ML
  Optimization method                       NLMINB
  Number of model parameters                    68
  Number of observations                       295

Model Test User Model:
  Test statistic                          1025.190
  Degrees of freedom                           367
  P-value (Chi-square)                       0.000

Parameter Estimates:
  Standard errors                         Standard
  Information                             Expected
  Information saturated (h1) model      Structured

Latent Variables:
                   Estimate  Std.Err  z-value  P(>|z|)   Std.lv  Std.all
  SOS =~
    phd1              1.000                               0.688    0.467
    phd2              0.972    0.151    6.417    0.000    0.669    0.517
    phd3              1.097    0.179    6.113    0.000    0.755    0.477
    phd4              1.395    0.178    7.833    0.000    0.960    0.783
    phd5              1.391    0.175    7.969    0.000    0.957    0.823
    phd6              1.319    0.166    7.931    0.000    0.907    0.811
    phd7              1.115    0.162    6.890    0.000    0.767    0.588
  COG =~
    phd8              1.000                               0.955    0.752
    phd9              1.057    0.082   12.964    0.000    1.009    0.783
    phd10             1.016    0.081   12.579    0.000    0.970    0.760
    phd11             0.804    0.080   10.024    0.000    0.768    0.610
  VEC =~
    phd12             1.000                               1.060    0.768
    phd13             0.982    0.074   13.275    0.000    1.041    0.795
    phd14             0.541    0.061    8.875    0.000    0.574    0.541
    phd15             0.663    0.065   10.126    0.000    0.703    0.613
  ANX =~
    psd1              1.000                               0.914    0.708
    psd2              0.935    0.081   11.591    0.000    0.855    0.717
    psd3              1.021    0.077   13.326    0.000    0.934    0.829
    psd4              1.016    0.087   11.726    0.000    0.928    0.725
```

	psd5	1.127	0.082	13.680	0.000	1.030	0.854
DEP =~							
	psd6	1.000				0.865	0.772
	psd7	1.097	0.069	15.990	0.000	0.949	0.858
	psd8	1.083	0.078	13.911	0.000	0.937	0.766
	psd9	0.992	0.078	12.659	0.000	0.858	0.707
	psd10	1.041	0.066	15.841	0.000	0.901	0.852
AVO =~							
	psd11	1.000				1.015	0.885
	psd12	0.963	0.051	18.798	0.000	0.977	0.848
	psd13	0.873	0.058	14.951	0.000	0.886	0.735
	psd14	0.801	0.062	12.956	0.000	0.813	0.666

Regressions:

		Estimate	Std.Err	z-value	P(>|z|)	Std.lv	Std.all
ANX ~							
	SOS	0.518	0.131	3.964	0.000	0.390	0.390
	VEC	0.270	0.077	3.503	0.000	0.313	0.313
DEP ~							
	ANX	0.342	0.059	5.754	0.000	0.361	0.361
	COG	0.237	0.049	4.866	0.000	0.262	0.262
	AVO	0.354	0.058	6.115	0.000	0.415	0.415
AVO ~							
	ANX	0.590	0.074	7.982	0.000	0.531	0.531
	COG	0.371	0.066	5.648	0.000	0.349	0.349

Covariances:

		Estimate	Std.Err	z-value	P(>|z|)	Std.lv	Std.all
SOS ~~							
	COG	0.406	0.072	5.671	0.000	0.618	0.618
	VEC	0.510	0.086	5.932	0.000	0.699	0.699
COG ~~							
	VEC	0.841	0.103	8.155	0.000	0.831	0.831

Variances:

	Estimate	Std.Err	z-value	P(>|z|)	Std.lv	Std.all
.phd1	1.694	0.144	11.725	0.000	1.694	0.782
.phd2	1.226	0.106	11.596	0.000	1.226	0.733
.phd3	1.933	0.165	11.702	0.000	1.933	0.772
.phd4	0.580	0.060	9.706	0.000	0.580	0.387
.phd5	0.437	0.049	8.914	0.000	0.437	0.323
.phd6	0.428	0.047	9.182	0.000	0.428	0.342
.phd7	1.115	0.098	11.348	0.000	1.115	0.655
.phd8	0.698	0.072	9.743	0.000	0.698	0.434
.phd9	0.642	0.070	9.216	0.000	0.642	0.387
.phd10	0.689	0.072	9.631	0.000	0.689	0.423

.phd11	0.993	0.090	11.069	0.000	0.993	0.628
.phd12	0.783	0.084	9.283	0.000	0.783	0.411
.phd13	0.632	0.073	8.700	0.000	0.632	0.368
.phd14	0.796	0.070	11.349	0.000	0.796	0.707
.phd15	0.822	0.075	10.981	0.000	0.822	0.625
.psd1	0.831	0.076	10.874	0.000	0.831	0.499
.psd2	0.693	0.064	10.809	0.000	0.693	0.487
.psd3	0.395	0.042	9.313	0.000	0.395	0.312
.psd4	0.777	0.072	10.740	0.000	0.777	0.474
.psd5	0.394	0.045	8.687	0.000	0.394	0.271
.psd6	0.506	0.047	10.700	0.000	0.506	0.403
.psd7	0.322	0.034	9.374	0.000	0.322	0.263
.psd8	0.620	0.058	10.762	0.000	0.620	0.414
.psd9	0.737	0.066	11.173	0.000	0.737	0.500
.psd10	0.307	0.032	9.530	0.000	0.307	0.274
.psd11	0.285	0.038	7.571	0.000	0.285	0.217
.psd12	0.372	0.042	8.872	0.000	0.372	0.280
.psd13	0.669	0.063	10.695	0.000	0.669	0.460
.psd14	0.829	0.074	11.168	0.000	0.829	0.556
SOS	0.473	0.118	4.028	0.000	1.000	1.000
COG	0.911	0.127	7.184	0.000	1.000	1.000
VEC	1.124	0.153	7.338	0.000	1.000	1.000
.ANX	0.484	0.076	6.395	0.000	0.579	0.579
.DEP	0.142	0.025	5.642	0.000	0.189	0.189
.AVO	0.423	0.055	7.663	0.000	0.410	0.410

上面的输出相比于验证性因子分析模型，还多了潜变量之间的回归（Regressions）和协方差（Covariances）两部分。测量模型表明各条目均有统计学意义。

```
> fitMeasures(stroke.fit, c("chisq", "df", "gfi", "rmsea", "cfi"))
   chisq       df      gfi     rmsea      cfi
1025.190  367.000    0.801     0.078    0.872
```

结构模型的拟合结果提示，模型拟合得较好。从回归部分可以得到结构模型的表达式为：

$$ANX = 0.518 \, SOS + 0.27 \, VEC$$

$$DEP = 0.342 \, ANX + 0.237 \, COG + 0.354 \, AVO$$

$$AVO = 0.59 \, ANX + 0.371 \, COG$$

结果表明，理论模型成立，躯体不适和言语交流障碍可引起患者心理焦虑，并可间接引起抑郁和回避，认知水平下降可直接或间接引起抑郁，并造成患者回避。

标准化路径图可用下面的命令绘制：

```
> semPaths(stroke.fit,
+         what = "std",          # 设置路径图中参数估计的类型
+         style = "lisrel",      # 设置图形显示样式
```

```
+           rotation = 4,              # 设置图形旋转方向
+           nCharNodes = 5,            # 设置节点标签字符长度
+           sizeMan = 6,               # 调整显变量显示大小
+           sizeLat = 6,               # 调整潜变量显示大小
+           edge.color = "black",      # 设置线条颜色
+           edge.width = 0.6,          # 设置线条粗细
+           edge.label.cex = 0.8)      # 设置参数值字体大小
```

绘制的图形如图 8-4 所示。

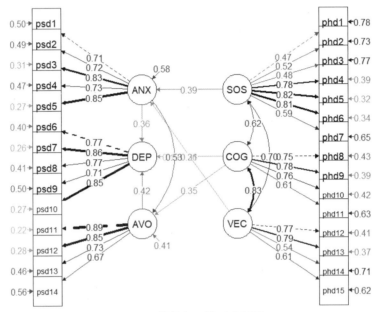

图 8-4　结构方程模型路径图

8.4　小结

本章介绍的结构方程模型具有理论先验性，而非数据驱动，即在一定的理论构念上建立一套有待检验的假设模型。在采用结构方程模型分析时，为获得稳定可靠的结果和准确的参数估计值，需要有较大的样本量。只有样本量达到一定的要求，各种拟合指标、分布、检验及其功效才有意义，才能对模型进行合理的评价。样本量具体多大尚无统一规定，一般认为至少应达到 200 个。有学者建议样本量至少应该是观测变量数目的 15 倍。结构方程模型要求数据服从多元正态分布，因此在进行分析之前最好先探索数据的分布特征。

8.5　习题

8-1　在 Stroke-PRO 量表（见表 8-1）中，采用验证性因子分析评价生理领域即躯体症

状（SOS）、认知能力（COG）、言语交流（VEC）和自理能力（SHS）的结构效度，给出标准化路径图并对结果进行解释。

8-2 假设人的个体活动受到社会心理健康状况和身体健康状况两方面的影响。其中，社会心理健康状况的测量包括 3 个有关抑郁的条目（D1、D2、D3）和 1 个有关社会活动的条目（SA）；身体健康状况的测量包括跌倒（FA）、慢性病状况（CC）、体育锻炼（PA）3 个条目。某研究共调查了 6053 名研究对象，各测量指标的协方差矩阵见表 8-6。试建立结构方程模型分析个体活动（PM）的影响因素。

表 8-6 协方差矩阵

	D1	D2	D3	SA	FA	CC	PA	PM
D1	0.77							
D2	0.38	0.65						
D3	0.39	0.39	0.62					
SA	−0.25	−0.32	−0.27	6.09				
FA	0.31	0.29	0.26	−0.36	7.67			
CC	0.24	0.25	0.19	−0.18	0.51	1.69		
PA	−3.16	−3.56	−2.63	6.09	−3.12	−4.58	204.79	
PM	−0.92	−0.88	−0.72	0.88	−1.49	−1.41	16.53	7.24

第 9 章　典型相关分析

在一元统计分析中，研究两个随机变量 X 与 Y 之间的线性相关关系，可以用简单相关系数描述；研究一个随机变量 Y 与一组随机变量 $(X_1, X_2, \cdots, X_p)$ 之间的线性相关关系，可以用复相关系数描述。对于两组随机变量 $(X_1, X_2, \cdots, X_p)$ 和 $(Y_1, Y_2, \cdots, Y_q)$，如果仅用简单相关系数描述两组变量的相关关系，则它们之间有许多简单相关系数，而且只是孤立地考虑了单个变量间的相关性，没有考虑变量组内部各变量间的相关性。

Hotelling 于 1936 年在主成分分析和因子分析的基础上提出了典型相关分析（canonical correlation analysis），用于研究一组随机变量与另一组随机变量之间的相关关系，它是对简单相关和多重相关的进一步推广。

9.1　典型相关分析的基本思想

为了从总体上把握两组指标之间的相关关系，在两组变量中各提取一个有代表性的综合变量（分别是两个变量组中各变量的线性组合），利用这两个综合变量之间的相关关系来反映两组指标之间的整体相关性。因此，典型相关分析也是一种降维技术。

一般地，假设有两组随机变量 $\boldsymbol{X} = (X_1, X_2, \cdots, X_p)^{\mathrm{T}}$ 和 $\boldsymbol{Y} = (Y_1, Y_2, \cdots, Y_q)^{\mathrm{T}}$，需要研究它们之间的相关关系。当 $p = q = 1$ 时，就是通常的两个变量 X 与 Y 之间的相关关系；当 $p > 1$，$q > 1$ 时，采用类似于主成分分析的方法，找出第一组变量的线性组合 U 和第二组变量的线性组合 V，即

$$U = a_1 X_1 + a_2 X_2 + \cdots + a_p X_p$$
$$V = b_1 Y_1 + b_2 Y_2 + \cdots + b_q Y_q$$

于是将两组变量的相关性问题转化成两个变量的相关性问题，并且可以适当地调整线性组合的系数，使得变量 U 和 V 之间的相关性达到最大，此时称 U 和 V 为第一对典型相关变量，它们之间的相关系数称为第一典型相关系数；然后再改变线性组合的系数，使第二对线性组合分别与第一对线性组合不相关，且具有第二大的相关性，得到第二对典型相关变量以及第二典型相关系数。如此继续下去，直到两组变量之间的相关性被提取完毕。基于这种原则的分析方法称为典型相关分析（见图 9-1）。

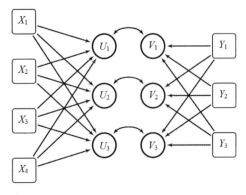

图 9-1　典型相关分析示意图

9.2 典型相关分析的基本原理

设有两组随机变量 $(X_1, X_2, \cdots, X_p)$ 和 $(Y_1, Y_2, \cdots, Y_q)$，$(X_1, X_2, \cdots, X_p)$ 的相关矩阵记为 $\boldsymbol{R}_{XX}$，$(Y_1, Y_2, \cdots, Y_q)$ 的相关矩阵记为 $\boldsymbol{R}_{YY}$，$(X_1, X_2, \cdots, X_p)$ 和 $(Y_1, Y_2, \cdots, Y_q)$ 之间的相关矩阵记为 $\boldsymbol{R}_{XY}$，则合并两组变量 $(X_1, X_2, \cdots, X_p, Y_1, Y_2, \cdots, Y_q)$ 的相关矩阵可以表示为

$$\boldsymbol{R} = \begin{pmatrix} \boldsymbol{R}_{XX} & \boldsymbol{R}_{XY} \\ \boldsymbol{R}_{YX} & \boldsymbol{R}_{YY} \end{pmatrix} \tag{9.1}$$

（1）寻找第一对典型相关变量。找出第一组变量的线性组合 $U_1 = a_{11}X_1 + a_{12}X_2 + \cdots + a_{1p}X_p$ 与第二组变量的线性组合 $V_1 = b_{11}Y_1 + b_{12}Y_2 + \cdots + b_{1q}Y_q$，使 U_1 和 V_1 之间的相关系数 ρ_1 达到最大值。由于乘以任意常数不会改变 U_1 和 V_1 之间的相关系数，因此，满足上述条件的线性组合有无穷多个。为了使其具有唯一性，可限定

$$\boldsymbol{a}_1^{\mathrm{T}} \boldsymbol{R}_{XX} \boldsymbol{a}_1 = 1, \quad \boldsymbol{b}_1^{\mathrm{T}} \boldsymbol{R}_{YY} \boldsymbol{b}_1 = 1$$

这里，行向量 $\boldsymbol{a}_1^{\mathrm{T}} = (a_{11}, a_{12}, \cdots, a_{1p})$，$\boldsymbol{b}_1^{\mathrm{T}} = (b_{11}, b_{12}, \cdots, b_{1q})$。满足上述条件的 U_1 和 V_1 称为第一对典型相关变量，ρ_1 称为第一典型相关系数。

（2）寻找第二对典型相关变量。继续在两个变量组各自的线性组合中找出 $U_2 = a_{21}X_1 + a_{22}X_2 + \cdots + a_{2p}X_p$ 和 $V_2 = b_{21}Y_1 + b_{22}Y_2 + \cdots + b_{2q}Y_q$，使 U_2 与 U_1 和 V_1 互不相关，V_2 与 U_1 和 V_1 也互不相关；且在满足 $\boldsymbol{a}_2^{\mathrm{T}} \boldsymbol{R}_{XX} \boldsymbol{a}_2 = 1$，$\boldsymbol{b}_2^{\mathrm{T}} \boldsymbol{R}_{YY} \boldsymbol{b}_2 = 1$ 的条件下，使 U_2 和 V_2 之间的线性相关系数 ρ_2 达到最大。这样就得到第二对典型相关变量 U_2 和 V_2 以及第二典型相关系数 ρ_2。

（3）以此类推，寻找第三对、第四对……典型相关变量。一般地，U_k 与 V_k 分别为两组变量的线性组合，与前面的典型相关变量 U_1、V_1，U_2、V_2，$\cdots$，U_{k-1}、V_{k-1} 均不相关，且在满足 $\boldsymbol{a}_k^{\mathrm{T}} \boldsymbol{R}_{XX} \boldsymbol{a}_k = 1$，$\boldsymbol{b}_k^{\mathrm{T}} \boldsymbol{R}_{YY} \boldsymbol{b}_k = 1$ 的条件下，使 U_k 和 V_k 之间的线性相关系数 ρ_k 达到最大。这样，最多可以找到 m 对典型相关变量，这里 $m = \min(p, q)$。显然有

$$\rho_1 \geqslant \rho_2 \geqslant \cdots \geqslant \rho_m > 0$$

在理论上，典型相关变量的对数和相应的典型相关系数的个数可以等于两组变量中数目较少的那一组变量的个数，例如在图 9-1 中，典型相关变量最多有 3 对，典型相关系数最多为 3 个。但在实际应用中，只保留一对或前几对典型相关变量。在确定典型相关系数的个数时，一方面要看典型相关系数显著性检验的结果，另一方面要结合实际问题，看典型相关变量和典型相关系数的实际解释。最理想的情况是只保留一个典型相关系数，即第一对典型相关变量就能反映足够多的相关成分。

9.3 典型相关分析的基本步骤

典型相关分析的一般步骤包括：①确定典型相关分析的目标，选取观察的原始变量；

②检验典型相关分析的基本假设；③估计典型相关模型；④解释典型相关变量；⑤验证模型。

典型相关分析的数据整理为表 9-1 的形式。为叙述方便，假设表 9-1 中的数据是标准化后的数据，即变量 X_i、Y_j（$i=1,2,\cdots,p$；$j=1,2,\cdots,q$）都是均值为 0、方差为 1 的变量。

在典型相关分析中，观测的原始变量一般是数值型变量，也可以是有序分类变量。类似于其他多元分析方法，典型相关分析也要求资料满足多元正态分布。由于多元正态性要求比较苛刻，且假设检验的实施过程比较烦琐，在实际应用中也可以只检验每个变量是否服从正态分布。此外，典型相关分析要求两组变量之间为线性关系，即每对典型变量之间为线性关系，每个典型变量与本组的所有观测变量之间也是线性关系。如果变量不满足正态性，或变量之间不是线性关系，可以通过变量变换的方式使其满足条件。

计算样本的典型相关变量和典型相关系数，并对典型相关系数进行假设检验，包括以下 5 个步骤。

第 1 步：计算两组变量 X 和 Y 的相关矩阵 R，并将 R 分块成式（9.1）的形式。

第 2 步：求矩阵

$$A = R_{XX}^{-1} R_{XY} R_{YY}^{-1} R_{YX}$$

$$B = R_{YY}^{-1} R_{YX} R_{XX}^{-1} R_{XY} \qquad （9.2）$$

第 3 步：求矩阵 A 和矩阵 B 的特征值 λ_i（$i=1,2,\cdots,m$）和典型相关系数，其中 λ_i 满足：

$$\lambda_1 \geqslant \lambda_2 \geqslant \cdots \geqslant \lambda_m > 0$$

为求矩阵 A 的特征值，只需解方程 $|A - \lambda I| = 0$ 即可，这里 I 是单位矩阵。同样地，解方程 $|B - \lambda I| = 0$ 可以得到矩阵 B 的特征值。对特征值取算术平方根，即得到典型相关系数 r_i（$i=1,2,\cdots,m$）。

第 4 步：求矩阵 A 关于特征值 λ_i（$i=1,2,\cdots,m$）的特征向量 $(a_{i1},a_{i2},\cdots,a_{ip})$，求矩阵 B 关于特征值 λ_i（$i=1,2,\cdots,m$）的特征向量 $(b_{i1},b_{i2},\cdots,b_{iq})$，得到典型相关变量 $U_i = a_{i1}X_1 + a_{i2}X_2 + \cdots + a_{ip}X_p$，$V_i = b_{i1}Y_1 + b_{i2}Y_2 + \cdots + b_{iq}Y_q$。

第 5 步：典型相关系数的假设检验。从样本数据计算得到的典型相关系数 r_i 是对总体相关系数 ρ_i 的点估计。由于抽样误差的存在，在求得样本典型相关系数后，还需要进行假设检验，即检验总体相关系数是否等于 0。典型相关系数的假设检验可以用 Bartlett 提出的大样本 χ^2 检验来完成。其检验统计量为

$$Q_i = -[n - i - (p+q+1)/2]\ln\left[(1-r_1^2)(1-r_2^2)\cdots(1-r_m^2)\right] \qquad （9.3）$$

式中，p 和 q 分别为两组变量的个数，$m = \min(p,q)$；r_i 为样本典型相关系数。

在原假设成立的条件下，Q_i 服从自由度为 $(p-i+1)(q-i+1)$ 的 χ^2 分布。取检验的显著性水平为 α，如果 $Q_1 > \chi_\alpha^2(pq)$，则认为第一对典型变量之间的相关性有统计学意义。然后对第二个典型相关系数进行假设检验，以此类推。需要说明的是，如果前一个典型相关系数假设检验的结果是无统计学意义，那么剩余的典型相关系数肯定无统计学意义。

表 9-1 典型相关分析原始数据

样品编号	观测指标							
	X_1	X_2	⋯	X_p	Y_1	Y_2	⋯	Y_q
1	x_{11}	x_{12}	⋯	x_{1p}	y_{11}	y_{12}	⋯	y_{1q}
2	x_{21}	x_{22}	⋯	x_{2p}	y_{21}	y_{22}	⋯	y_{2q}
⋮	⋮	⋮	⋮	⋮	⋮	⋮	⋮	⋮
n	x_{n1}	x_{n2}	⋯	x_{np}	y_{n1}	y_{n2}	⋯	y_{nq}

9.4 实例分析

为研究儿童身体形态与肺功能的关系，测得 40 名 8～12 岁健康儿童身体形态（身高、体重、胸围）与肺功能（肺活量、静息通气量、最大通气量）的数据，见表 9-2。现欲分析儿童身体形态指标与肺功能指标的相关性。

表 9-2 儿童身体形态与肺功能指标数据

编号	身体形态			肺功能		
	身高 X_1/cm	体重 X_2/kg	胸围 X_3/cm	肺活量 Y_1/L	静息通气量 Y_2/L	最大通气量 Y_3/（L/min）
1	144.6	41.5	77.9	2.67	7.06	109.0
2	135.7	39.5	63.9	2.08	6.98	91.7
3	140.2	48.0	75.0	2.62	6.17	101.8
4	152.1	52.3	88.1	2.89	10.42	112.5
5	132.2	36.7	62.4	2.14	7.47	97.5
6	147.1	45.2	78.9	2.86	9.25	92.4
7	147.5	47.4	76.2	3.14	8.78	95.4
8	130.6	38.4	61.8	2.03	5.31	77.2
9	154.9	48.2	87.2	2.91	10.69	80.8
10	142.4	42.6	74.1	2.33	11.15	76.7
11	136.5	38.4	69.6	1.98	7.77	49.9
12	162.0	58.7	95.6	3.29	3.35	58.0
13	148.9	42.4	80.6	2.74	10.11	82.4
14	136.3	33.1	68.3	2.44	7.82	76.5
15	159.5	49.1	87.7	2.98	11.77	88.1
16	165.9	55.7	93.5	3.17	13.14	110.3
17	134.5	41.6	61.9	2.25	8.75	75.1
18	152.5	53.4	83.2	2.96	6.60	71.5
19	138.2	35.5	66.1	2.13	6.62	105.4
20	144.2	42.0	76.2	2.52	5.59	82.0
21	128.1	37.3	57.0	1.92	5.81	92.7

续表

编号	身体形态			肺功能		
	身高 X_1/cm	体重 X_2/kg	胸围 X_3/cm	肺活量 Y_1/L	静息通气量 Y_2/L	最大通气量 Y_3/（L/min）
22	127.5	32.0	57.9	2.02	6.42	78.2
23	140.7	44.7	73.7	2.64	8.40	89.1
24	150.4	49.7	82.4	2.87	9.09	57.8
25	151.5	48.5	81.3	2.71	10.2	98.9
26	151.3	47.2	84.3	2.92	6.16	83.7
27	150.2	48.1	85.8	2.79	9.50	84.0
28	139.4	33.6	67.0	2.27	8.92	71.0
29	150.8	45.6	84.9	2.86	12.03	125.4
30	140.6	46.7	67.9	2.67	7.00	106.0
31	135.7	47.5	57.9	2.38	6.98	91.7
32	140.2	48.0	71.0	2.62	6.17	101.8
33	152.1	50.3	88.1	2.89	10.42	109.5
34	132.2	43.7	62.4	2.14	7.47	97.5
35	147.1	41.2	78.9	2.66	9.25	92.4
36	147.5	45.4	76.2	2.75	8.78	95.4
37	130.6	38.4	65.8	2.13	5.31	77.2
38	154.9	48.2	91.2	2.91	10.69	80.8
39	142.4	42.6	83.1	2.63	11.15	76.7
40	136.5	40.4	69.6	2.01	7.77	49.9

读入数据，并查看数据基本信息：

```
> children <- read.csv("children.csv")
> summary(children)
      no              X1              X2              X3
 Min.   : 1.00   Min.   :127.5   Min.   :32.00   Min.   :57.00
 1st Qu.:10.75   1st Qu.:136.4   1st Qu.:40.17   1st Qu.:66.78
 Median :20.50   Median :143.3   Median :44.95   Median :76.20
 Mean   :20.50   Mean   :143.9   Mean   :44.22   Mean   :75.36
 3rd Qu.:30.25   3rd Qu.:150.9   3rd Qu.:48.12   3rd Qu.:83.47
 Max.   :40.00   Max.   :165.9   Max.   :58.70   Max.   :95.60
       Y1              Y2              Y3
 Min.   :1.920   Min.   : 3.350   Min.   : 49.90
 1st Qu.:2.223   1st Qu.: 6.615   1st Qu.: 77.08
 Median :2.650   Median : 8.110   Median : 88.60
 Mean   :2.573   Mean   : 8.308   Mean   : 87.35
 3rd Qu.:2.875   3rd Qu.:10.133   3rd Qu.: 97.85
 Max.   :3.290   Max.   :13.140   Max.   :125.40
```

9.4.1 两组变量之间的相关性

计算指标之间的相关系数矩阵：

```
> R <- cor(children[,2:7])
> R
           X1         X2         X3         Y1         Y2         Y3
X1  1.0000000  0.8060480  0.9513068  0.9152963  0.5161944  0.1424578
X2  0.8060480  1.0000000  0.7577564  0.8286317  0.2476459  0.1755973
X3  0.9513068  0.7577564  1.0000000  0.8812095  0.5037631  0.0896205
Y1  0.9152963  0.8286317  0.8812095  1.0000000  0.3961795  0.2385011
Y2  0.5161944  0.2476459  0.5037631  0.3961795  1.0000000  0.2657685
Y3  0.1424578  0.1755973  0.0896205  0.2385011  0.2657685  1.0000000
```

直观地，我们可以借助 GGally 包里的函数 ggpairs( )展示各个变量之间的相关性，并同时显示各个变量的分布曲线和两两之间的散点图，如图 9-2 所示。

```
> library(GGally)
> ggpairs(children[, 2:7])
```

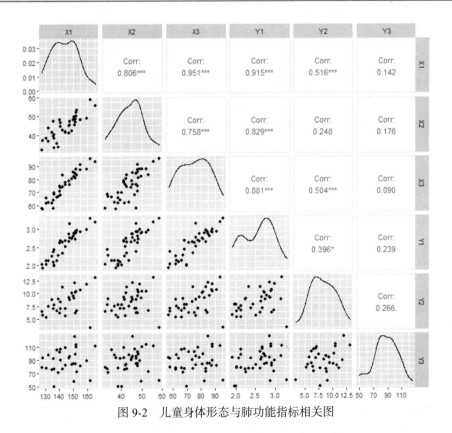

图 9-2　儿童身体形态与肺功能指标相关图

可见，身体形态指标之间有较强的相关性，肺功能指标之间的相关性较弱；肺活量与身体形态的 3 个指标之间的相关性较高，静息通气量与身高和胸围之间的相关性一般，而最大通气量与身体形态 3 个指标之间的相关性都很低。但是，由于变量之间可能存在交互作用，这些简单相关系数只能作为参考，它们并不能真正反映两组变量之间的实质联系。为了综合说明两组指标之间的关系，需要计算典型相关系数。

9.4.2　典型相关系数和典型变量

按照 9.3 节中的步骤计算典型相关系数。首先，按照式（9.1）计算各个分块矩阵的值：

```
> R11 <- R[1:3, 1:3]
> R12 <- R[1:3, 4:6]
> R21 <- R[4:6, 1:3]
> R22 <- R[4:6, 4:6]
```

再根据式（9.2）计算矩阵 A（或矩阵 B）的值，并求矩阵 A（或矩阵 B）的特征值：

```
> A <- solve(R11) %*% R12 %*% solve(R22) %*% R21
> ev <- eigen(A)$values
```

将特征值开方即得典型相关系数：

```
> sqrt(ev)
[1] 0.9420640 0.4294777 0.1436507
```

实际上，R 基础包 stats 中提供了进行典型相关分析的函数 cancor( )，而专门用于典型相关分析的 CCA 包提供了更丰富的功能。因为数据中各指标的量纲有较大差异，先将数据标准化：

```
> X <- scale(children[, 2:4])
> Y <- scale(children[, 5:7])
```

再加载 CCA 包，并使用其中的函数 cc( )进行典型相关分析：

```
> library(CCA)
> res.cc <- cc(X, Y)
```

函数 cc( )的输出是一个包含多个对象的列表，使用函数 attributes( )查看其中包含的对象名：

```
> attributes(res.cc)
$names
[1] "cor"    "names"    "xcoef"    "ycoef"    "scores"
```

提取典型相关系数：

```
> res.cc$cor
[1] 0.9420640  0.4294777  0.1436507
```

得到的结果与上面按公式计算的结果完全相同。第一典型相关系数为 0.942，比身体形态指标和肺功能指标之间的任何一个相关系数都大，表明综合的典型相关分析效果好于简单相关分析。

为了得到典型变量的表达式，从对象 res.cc 中提取典型变量的系数：

```
> res.cc$xcoef          # 提取 X 的典型系数
        [,1]        [,2]        [,3]
X1 -0.6711876  0.9000800 -3.4006603
X2 -0.1493861 -1.6488477  0.3475931
X3 -0.2129781  0.5282478  3.1978307
> res.cc$ycoef          # 提取 Y 的典型系数
        [,1]        [,2]        [,3]
Y1 -0.9402956 -0.497535   0.2863062
Y2 -0.1810323  1.061772  -0.2673817
Y3  0.1227719 -0.428887  -0.9496937
```

根据上面的典型系数，可以得到典型变量的表达式为

$$\begin{cases} U_1 = -0.671X_1^* - 0.149X_2^* - 0.213X_3^* \\ U_2 = 0.900X_1^* - 1.649X_2^* + 0.528X_3^* \\ U_3 = -3.401X_1^* + 0.348X_2^* + 3.198X_3^* \end{cases} \tag{9.4}$$

$$\begin{cases} V_1 = -0.940Y_1^* - 0.181Y_2^* + 0.123Y_3^* \\ V_2 = -0.498Y_1^* + 1.062Y_2^* - 0.429Y_3^* \\ V_3 = 0.286Y_1^* - 0.267Y_2^* - 0.950Y_3^* \end{cases} \tag{9.5}$$

这里 $X_1^*, X_2^*, X_3^*, Y_1^*, Y_2^*, Y_3^*$ 为标准化后的数据。变量的标准化不会改变典型相关系数的值，但是会改变典型变量表达式中的系数值。对于典型系数的解释方式类似于回归分析中对回归系数的解释。例如，对于变量 X_1，在其他变量都保持不变的情况下，身高增加一个标准差会导致身体形态的第一个典型变量减少 0.671；对于变量 Y_1，在其他变量保持不变的情况下，肺活量增加一个标准差会导致肺功能的第一个典型变量减少 0.940。

需要说明的是，典型变量表达式中的系数值并不能作为解释各个变量对于典型变量相对重要性的依据。

由式（9.4）和式（9.5），很容易根据矩阵运算得到样本数据在典型变量下的得分：

```
> X %*% res.cc$xcoef      # 计算典型变量 U 得分
            [,1]        [,2]        [,3]
 [1,] -0.035271545  0.92807300  0.35351334
 [2,]  0.929170004 -0.08104999 -0.77437037
 [3,]  0.177686869 -1.38995733  1.43576921
 [4,] -1.038587822 -0.75940341  1.33980513
 [5,]  1.277100256  0.26490350 -0.12305475
 [6,] -0.323895673  0.21891710 -0.03662433
 [7,] -0.351858768 -0.47085521 -0.87109036
 [8,]  1.361615560 -0.37636692  0.36999443
```

```
 [9,]  -1.119791014   0.56897684  -0.17571939
[10,]   0.170994702   0.23170468   0.06291232
[11,]   0.784440295   0.57632110   0.59521226
[12,]  -2.051085965  -1.16557697   0.39446150
[13,]  -0.417899933   1.23082127  -0.33230409
[14,]   0.954332015   1.92177003  -0.02640905
[15,]  -1.479555862   0.79066730  -1.63403095
[16,]  -2.213405959  -0.08861658  -1.81787733
[17,]   1.003564643  -0.86180482  -0.82564089
[18,]  -0.995436308  -1.26222925  -0.22140579
[19,]   0.804563031   1.34630372  -1.23999515
[20,]   0.015191370   0.67022571   0.01307725
[21,]   1.663118443  -0.55793744  -0.23930871
[22,]   1.817270970   0.85901536  -0.05233944
[23,]   0.248839017  -0.51702374   0.67518206
[24,]  -0.739331076  -0.50488310   0.08472836
[25,]  -0.766259117  -0.13101391  -0.71266047
[26,]  -0.780568092   0.35010125   0.19135522
[27,]  -0.754352694   0.07709000   1.09245217
[28,]   0.747399769   2.01825945  -1.50945611
[29,]  -0.717915564   0.76376940   0.46201679
[30,]   0.323717937  -1.35523135  -0.92609763
[31,]   0.854338656  -2.53785679  -2.13100099
[32,]   0.258117017  -1.58944754   0.22812411
[33,]  -0.989718680  -0.22001054   1.22609588
[34,]   1.106058257  -1.62297155   0.27492765
[35,]  -0.226157387   1.29770284  -0.26404284
[36,]  -0.302989625   0.06853766  -0.98479961
[37,]   1.281185412  -0.17687671   1.57763953
[38,]  -1.200221163   0.76846705   1.03192571
[39,]  -0.009973131   0.68055764   2.78011379
[40,]   0.735571152   0.03692823   0.70892152
> Y %*% res.cc$ycoef          # 计算典型变量 V 得分
              [,1]         [,2]         [,3]
 [1,]   0.0170060802  -1.28278097  -0.98353595
 [2,]   1.3770312279  -0.10266320  -0.45669515
 [3,]   0.1641237457  -1.46792778  -0.51005682
 [4,]  -0.7878346385  -0.02729315  -1.42322923
 [5,]   1.2279350562  -0.09013641  -0.79524208
 [6,]  -0.7608277963  -0.04955526  -0.17896728
 [7,]  -1.4017610077  -0.72532823  -0.07544117
 [8,]   1.5361246373  -0.48318136   0.52051874
 [9,]  -1.0894674268   0.87797632   0.33118555
[10,]   0.2960843190   1.97441892   0.06148958
[11,]   1.2599401174   1.46983687   1.70708070
```

```
[12,]  -1.5972747125  -2.62310335   2.79554536
[13,]  -0.6037815104   0.78065259   0.18312536
[14,]   0.2953730056   0.21267501   0.56479501
[15,]  -1.3017472235   1.12656713  -0.15591520
[16,]  -1.7311027594   0.98102162  -1.42002171
[17,]   0.6841709576   0.95263645   0.38409820
[18,]  -0.9425244495  -0.94440435   1.39062806
[19,]   1.3806347461  -0.69009125  -1.14034295
[20,]   0.3197377505  -1.11775780   0.59170147
[21,]   1.8822895082  -0.48529172  -0.49125826
[22,]   1.4762860889   0.04514503   0.32091647
[23,]  -0.1628578026  -0.08829817  -0.05813501
[24,]  -1.0226744304   0.73288059   1.78265811
[25,]  -0.4168251593   0.44764776  -0.77326199
[26,]  -0.7176008440  -1.41357279   0.73197928
[27,]  -0.6668808215   0.37703168   0.20659777
[28,]   0.5903136660   1.11238630   0.60773764
[29,]  -0.7530485474   0.47048600  -2.36467525
[30,]   0.0003035714  -1.23624346  -0.80846003
[31,]   0.6252925062  -0.50042783  -0.22780176
[32,]   0.1641237457  -1.46792778  -0.51005682
[33,]  -0.8095168175   0.04845060  -1.25550820
[34,]   1.2279350562  -0.09013641  -0.79524208
[35,]  -0.2596686485   0.21562116  -0.33156288
[36,]  -0.4245006694  -0.20823422  -0.37300258
[37,]   1.2855450634  -0.61576957   0.59681654
[38,]  -1.0894674268   0.87797632   0.33118555
[39,]  -0.4556544027   1.57665430   0.29038297
[40,]   1.1847662452   1.43006041   1.72997004
```

如果对矩阵运算不熟悉，也可以直接从对象函数 cc( ) 的输出对象 res.cc 中提取典型变量的得分：

```
> U <- res.cc$scores$xscores
> V <- res.cc$scores$yscores
```

每一对典型变量得分之间的相关系数实际上就是典型相关系数：

```
> cor(U[, 1], V[, 1])
[1] 0.942064
> cor(U[, 2], V[, 2])
[1] 0.4294777
> cor(U[, 3], V[, 3])
[1] 0.1436507
```

绘制第一对和第二对典型变量得分的散点图：

```
> plot(U[, 1], V[, 1], xlab = "U1", ylab = "V1")
> plot(U[, 2], V[, 2], xlab = "U2", ylab = "V2")
```

　　绘制的图形如图 9-3 和图 9-4 所示。可以看出，第一对典型变量得分散点图中的点基本上在一条直线附近，而第二对典型变量得分散点图中的点比较分散。这是为什么呢？事实上，第一对典型变量之间的相关系数为 0.942，接近于 1，所以散点在一条直线附近；而第二对典型变量之间的相关系数为 0.429，所以散点比较分散。

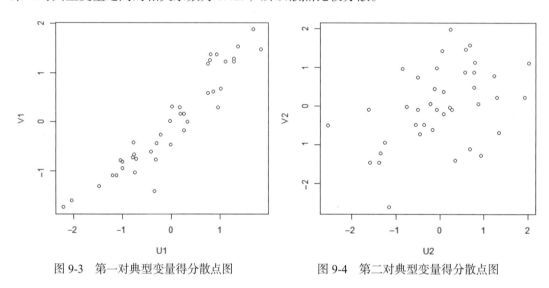

图 9-3　第一对典型变量得分散点图　　　　图 9-4　第二对典型变量得分散点图

9.4.3　典型相关系数的显著性检验

　　上面得到的典型相关系数是由样本数据算得的，与样本的简单相关系数类似，也需要进行总体系数是否为 0 的假设检验。CCP 包提供了 Wilks' Lambda、Pillai-Bartlett Trace、Hotelling-Lawley Trace 以及 Roy's Largest Root 所构造的近似 F 统计量来进行典型相关系数的假设检验。一般来说，在小样本情况下，上述近似 F 统计量的检验结果比近似 χ^2 统计量的检验结果要好。但在进行近似 F 检验时，要求两组变量中至少有一组近似服从多元正态分布。

　　首先，定义函数 p.asym( ) 中需要输入的 4 个参数值：

```
> rho <- res.cc$cor          # 典型相关系数
> n <- nrow(children)        # 样本量
> p <- ncol(X)               # 第一组变量的个数
> q <- ncol(Y)               # 第二组变量的个数
```

　　使用不同的近似 F 统计量进行假设检验：

```
> library(CCP)
> p.asym(rho, n, p, q, tstat = "Wilks")
Wilks' Lambda, using F-approximation (Rao's F):
```

```
             stat        approx       df1      df2        p.value
1 to 3:   0.08986826  15.5778187      9     82.89767   1.476597e-14
2 to 3:   0.79871960   2.0812709      4     70.00000   9.243855e-02
3 to 3:   0.97936448   0.7585315      1     36.00000   3.895595e-01
> p.asym(rho, n, p, q, tstat = "Hotelling")
Hotelling-Lawley Trace, using F-approximation:
             stat        approx       df1    df2      p.value
1 to 3:   8.13490992  29.5267101      9      98     0.00000000
2 to 3:   0.24723839   2.1427327      4     104     0.08071941
3 to 3:   0.02107032   0.7725784      1     110     0.38133662
> p.asym(rho, n, p, q, tstat = "Pillai")
Pillai-Bartlett Trace, using F-approximation:
             stat        approx       df1    df2        p.value
1 to 3:   1.09257123   6.8735750      9     108     8.977411e-08
2 to 3:   0.20508664   2.0912882      4     114     8.649343e-02
3 to 3:   0.02063552   0.8311379      1     120     3.637715e-01
> p.asym(rho, n, p, q, tstat = "Roy")
Roy's Largest Root, using F-approximation:
             stat        approx       df1    df2    p.value
1 to 1:   0.8874846   94.65206        3     36       0
F statistic for Roy's Greatest Root is an upper bound.
```

　　4 种检验的结果都表明，在 0.05 的显著性水平下，只有第一典型相关系数具有统计学意义。因此，可以只取第一对典型相关变量分析两组变量之间的相关性。

9.4.4　典型结构分析

　　典型结构分析就是分析原始变量和典型变量之间的相关性。原始变量和典型变量之间的相关系数也称为载荷（loading）。其中，原始变量与其相应的典型变量之间的相关系数称为典型载荷（canonical loading），原始变量与其对立的典型变量之间的相关系数称为交叉载荷（cross loading）。函数 cc( ) 的输出结果中的对象 scores 包含了原始变量在 U 和 V 上的典型载荷和交叉载荷。

　　首先，提取典型载荷：

```
> res.cc$scores$corr.X.xscores         # X 在 U 上的典型载荷
       [,1]        [,2]         [,3]
X1 -0.9942075   0.07355524  -0.07836558
X2 -0.8517810  -0.52305694   0.02967417
X3 -0.9646817   0.13507513   0.22615042
> res.cc$scores$corr.Y.yscores         # Y 在 V 上的典型载荷
       [,1]        [,2]         [,3]
Y1 -0.9827356  -0.1791728  -0.04612794
Y2 -0.5209292   0.7506737  -0.40635171
Y3 -0.1496023  -0.2653642  -0.95247100
```

　　前面的假设检验结果表明，只有第一典型相关系数具有统计学意义。因此，根据典型载荷绘制出第一对典型变量的典型结构图（见图 9-5）。

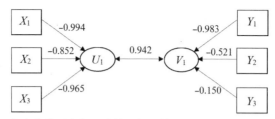

图 9-5　儿童身体形态与肺功能指标的第一对典型变量的典型结构图

接下来提取交叉载荷：

```
> res.cc$scores$corr.X.yscores        # X 在 V 上的交叉载荷
      [,1]         [,2]         [,3]
X1 -0.9366071  0.03159034 -0.011257269
X2 -0.8024322 -0.22464131  0.004262715
X3 -0.9087919  0.05801176  0.032486666
> res.cc$scores$corr.Y.xscores        # Y 在 U 上的交叉载荷
      [,1]         [,2]         [,3]
Y1 -0.9257999 -0.07695074 -0.006626311
Y2 -0.4907487  0.32239764 -0.058372705
Y3 -0.1409349 -0.11396800 -0.136823121
```

交叉载荷能够判断一个原始变量是否可以用其对立的典型变量进行预测。在本例中比较有用的是判断表示身体形态的典型变量 U_1 是否可以预测表示肺功能的各指标 Y_1、Y_2、Y_3。结果表明，肺活量（Y_1）可以很好地由表示身体形态的典型变量 U_1 预测，相关系数为 -0.926。

9.5　小结

典型相关分析是一种比较复杂的多元分析方法。在进行典型相关分析之前，需要对两个变量组进行初步分析，判断变量组之间的影响是双向的相关关系还是单向的因果关系，这对于结果的解释非常重要。在对典型相关分析的结果进行解释时，最重要的是典型相关系数、典型变量的表达式和典型结构分析三部分。首先根据典型相关系数及其假设检验判断需要选取几对典型变量，然后由典型变量的系数矩阵写出典型变量的表达式，最后绘制典型结构图表示两组变量之间的相互关联。在对典型变量和典型结构图进行解释时，需要研究者结合经验和专业知识，切忌生搬硬套。

9.6　习题

9-1　简述典型相关分析的基本思想。

9-2　为研究运动员体质与运动能力的关系，对 38 名高中一年级男生进行体质测试和运动能力测试，数据见表 9-3。其中体质测试包括 7 项指标：反复横向跳（X_1，次）、纵向跳（X_2，cm）、背力（X_3，kg）、握力（X_4，kg）、台阶试验（X_5，指数）、立定体前屈（X_6，cm）、俯卧上体后仰

（X_7，cm）；运动能力测试包括 5 项指标：50m 跑（Y_1，次）、跳远（Y_2，cm）、投球（Y_3，cm）、引体向上（Y_4，次）、耐力跑（Y_5，s）。试对体质和运动能力进行典型相关分析。

表 9-3　男生体质与运动能力测试数据

编号	X_1	X_2	X_3	X_4	X_5	X_6	X_7	Y_1	Y_2	Y_3	Y_4	Y_5
1	46	55	126	51	75	25	72	6.8	489	27	8	360
2	52	55	95	42	81	18	50	7.2	464	30	5	348
3	46	69	107	38	98	18	74	6.8	430	32	9	386
4	49	50	105	48	98	16	60	6.8	362	26	6	331
5	42	55	90	46	67	2	68	7.2	453	23	11	391
6	48	61	106	43	78	25	58	7.0	405	29	7	389
7	49	60	100	49	91	15	60	7.0	420	21	10	379
8	48	63	122	52	56	17	68	7.1	466	28	2	362
9	45	55	105	48	76	15	61	6.8	415	24	6	386
10	48	64	120	38	60	20	62	7.1	413	28	7	398
11	49	52	200	42	53	6	42	7.4	404	23	6	400
12	47	62	100	34	61	10	62	7.2	427	25	7	407
13	41	51	101	53	62	5	60	8.0	372	25	3	409
14	52	55	125	43	86	5	62	6.8	496	30	10	350
15	45	52	94	50	51	20	65	7.6	394	24	3	399
16	49	57	110 ·	47	72	19	45	7.0	446	30	11	337
17	53	65	112	47	90	15	75	6.6	446	30	12	357
18	47	77	95	47	72	9	64	6.6	420	25	4	447
19	48	60	120	47	86	12	62	6.8	447	28	11	381
20	49	55	113	41	84	15	70	7.0	398	27	4	387
21	48	69	128	42	48	20	63	7.1	485	30	7	350
22	42	57	122	46	54	15	63	7.2	400	28	6	388
23	54	64	155	51	71	19	61	6.9	511	33	12	298
24	54	63	120	42	57	8	53	7.5	430	29	4	353
25	42	71	138	44	65	17	55	7.0	487	29	9	370
26	46	66	120	45	62	22	68	7.4	470	28	7	360
27	45	56	91	29	66	18	51	7.9	380	26	5	358
28	50	60	120	42	57	8	57	6.8	460	32	5	348
29	42	51	126	50	50	13	57	7.7	398	27	2	383
30	48	50	115	41	53	6	39	7.4	415	28	6	314
31	42	52	140	48	56	15	60	6.9	470	27	11	348
32	48	67	105	39	69	23	60	7.6	450	28	10	326
33	49	74	151	49	54	20	58	7.0	500	30	12	330
34	47	55	113	40	71	19	64	7.6	410	29	7	331
35	49	74	120	53	55	22	59	6.9	500	33	21	342
36	44	52	110	37	55	14	57	7.5	400	29	2	421
37	52	66	130	47	46	14	45	6.8	505	28	11	355
38	48	68	100	45	54	23	70	7.2	522	28	9	352

第 10 章　偏最小二乘回归分析

在单个因变量的多重线性回归分析中，模型的参数估计通常采用的是最小二乘法。但是当自变量之间存在严重的共线性问题时，模型的参数估计会受到很大影响，模型的稳健性也会受到破坏。此外，多重线性回归对样本量也有一定的要求（一般要求样本量是自变量个数的至少 10 倍）。而在实际的研究中，出于各种原因，样本量难以达到要求。偏最小二乘回归（partial least squares regression, PLSR）在自变量之间存在高度共线性时，会比一般的多重线性回归更加有效且结论更加可靠。偏最小二乘回归法还可以建立多个因变量对自变量的模型。

10.1　偏最小二乘回归的基本原理

偏最小二乘回归法集主成分分析、典型相关分析和多元线性回归分析三种方法于一体。设有 p 个自变量 x_1, x_2, $\cdots$, x_p 和 q 个因变量 y_1, y_2, $\cdots$, y_q，由此构成了自变量与因变量的数据表 $X_{n \times p}$ 和 $Y_{n \times q}$，其中 n 为样本量。偏最小二乘回归的基本做法是首先分别在自变量集 X 和因变量集 Y 中提取第一对成分 u_1 和 v_1（u_1 和 v_1 分别是 x_1, x_2, $\cdots$, x_p 和 y_1, y_2, $\cdots$, y_q 的线性组合）。在提取这两个成分时，需满足下面两个条件。

（1）u_1 和 v_1 应尽可能多地提取原变量集里的变异信息。

（2）u_1 和 v_1 的相关程度达到最大。

这两个要求表明，u_1 和 v_1 应尽可能好地代表数据 X 与 Y，同时自变量的成分 u_1 对因变量的成分 v_1 又有较强的解释能力。

在第一对成分 u_1 与 v_1 被提取后，分别建立 X 对 u_1 的回归模型及 Y 对 u_1 的回归模型。如果回归方程已经达到满意的精确度，则算法终止；否则，继续第二对成分的提取，如此往复，直到能达到一个较满意的精度为止。若最终对自变量集 X 提取了 m 个成分 $u_1, u_2, \cdots, u_m$，偏最小二乘回归将实行 y_k（$k = 1$, 2, $\cdots$, q）对 u_1, u_2, $\cdots$, u_m 的回归，然后表达成 y_k 关于原变量 x_1, x_2, $\cdots$, x_p 的回归方程。

10.2　偏最小二乘回归的基本步骤

第一步，将数据进行标准化处理，得到标准化后的数据矩阵（为简化记号，下面仍用 X 和 Y 表示），记第 1 对成分为 u_1 与 v_1，并且 $u_1 = Xw_1$，$v_1 = Yc_1$，w_1 和 c_1 分别是 X 和 Y 的第一个轴，均为单位向量。于是对第一对成分的提取，即求解以下优化问题：

$$\max <Xw_1, Yc_1>$$
$$\text{s.t.} \begin{cases} w_1^T w_1 = 1 \\ c_1^T c_1 = 1 \end{cases}$$

只需求出 $m \times m$ 的矩阵 $M = X^T Y Y^T X$ 的特征值与特征向量，其最大特征值 λ_1 对应的特征向量即为所求的 w_1，目标函数值等于 $\sqrt{\lambda_1}$。

第二步，分别建立 y_1, y_2, $\cdots$, y_q 对 u_1 和 x_1, x_2, $\cdots$, x_p 对 u_1 的回归模型。假定回归方程为

$$\begin{cases} X = u_1 \sigma_1^T + A_1 \\ Y = u_1 \tau_1^T + B_1 \end{cases}$$

其中，$\sigma_1 = (\sigma_{11}, \sigma_{12}, \cdots, \sigma_{1p})^T$，$\tau_1 = (\tau_{11}, \tau_{12}, \cdots, \tau_{1q})^T$ 分别为回归模型中的参数向量，可由最小二乘法估计得到；A_1 与 B_1 是残差阵。

第三步，用残差阵 A_1 与 B_1 代替 X 与 Y，重复前面两个步骤，求得第二对成分，依次循环。设 X 的秩为 r（$r \leqslant p$），则存在 r 个成分，使得

$$\begin{cases} X = u_1 \sigma_1^T + \cdots + u_r \sigma_r^T + A_r \\ Y = u_1 \tau_1^T + \cdots + u_r \tau_r^T + B_r \end{cases}$$

再把 $u_i = X w_i$ 代入上式即可得到 y_1, y_2, $\cdots$, y_q 分别对 x_1, x_2, $\cdots$, x_p 的回归方程。

$$y_j = \beta_{j1} x_1 + \cdots + \beta_{jp} x_p \ (j = 1, 2, \cdots, p)$$

第四步，根据交叉验证结果选择模型的成分个数。一般情况下，偏最小二乘回归并不需要选用全部 r 个成分来建立回归模型。若选取成分的个数过多，还容易出现过度拟合的问题。因此，我们需要一个有效的原则来确定成分的个数。对于建模需要提取的成分个数 l，可以通过交叉验证的方式来确定。首先把所有观测数据以随机抽样的方式分成两部分：第一部分数据用来拟合一个偏最小二乘回归模型；第二部分数据作为测试数据，代入拟合模型中求得预测误差平方和（prediction residual error sum of squares，PRESS）为

$$\text{PRESS} = \sum_{i=1}^{n} (y_i - \hat{y}_i)^2$$

再以这种方式重复 g 次，直到所有的样本都被预测了一次，最后把每次的预测误差平方和加总，仍记为 PRESS。常见的交叉验证方法有留一法（leave-one-out，LOO）、k 折交叉验证（k-fold cross validation）等。选取一种方法分别求出第 $1 \sim r$ 个成分对应的 PRESS 值，取 PRESS 最小的或者 PRESS 几乎不再变化的成分个数作为最终模型选取的成分个数 m。

第五步，回归系数的显著性检验。不同于一般最小二乘法，偏最小二乘法得到的回归系数的方差无法得到准确的无偏估计。回归系数的方差通常用 jackknife 法（刀切法）来估计：先抽出 g 个样本子集，然后用只去除一个子集的样本做一次偏最小二乘的回归系数估计，记去除第 i 个样本子集对应的回归系数为 β_{-i}，则 jackknife 方差估计为

$$\mathrm{Var}(\beta_i) = \frac{g-1}{g} \sum_{i=1}^{g} (\beta_{-i} - \overline{\beta})^2$$

其中 $\overline{\beta}$ 是 β_{-i} 的均值，最常见的重抽样法是留一法，即每次选一个样本点，于是共有 n 个样本子集（即 $g=n$ ）。在估计出方差后，类似于普通的最小二乘回归，即可对回归系数 β_i 采用 t 统计量进行均值是否为零的假设检验。

10.3   实例分析

下面以表 9-2 中的数据为例介绍偏最小二乘回归分析。首先，读入数据，并将数据标准化：

```
> children <- read.csv("children.csv")    # 读入数据
> names(children)
[1] "no" "X1" "X2" "X3" "Y1" "Y2" "Y3"
> X <- children[, 2:4]    # 提取 X 变量
> Y <- children[, 5:7]    # 提取 Y 变量
> X.scaled <- scale(X)    # 将 X 标准化
> Y.scaled <- scale(Y)    # 将 Y 标准化
```

加载 pls 包，并建立偏最小二乘回归模型：

```
> library(pls)
> pls1 <- plsr(Y.scaled ~ X.scaled, validation = "LOO", jackknife = TRUE)
```

其中，参数 validation 设为 "LOO" 表示使用留一法进行交叉验证计算 PRESS，参数 jackknife 设为 TRUE 表示使用刀切法估计回归系数的方差（为后面的显著性检验做准备）。在没有给定成分个数的情况下，函数 plsr( ) 会默认使用所有的成分进行回归。用函数 summary( ) 查看模型的输出：

```
> summary(pls1)
Data:    X dimension: 40 3
         Y dimension: 40 3
Fit method: kernelpls
Number of components considered: 3
VALIDATION: RMSEP
Cross-validated using 40 leave-one-out segments.
Response: Y1
         (Intercept)  1 comps  2 comps  3 comps
CV           1.013     0.3867   0.3951   0.3983
adjCV        1.013     0.3865   0.3948   0.3979
Response: Y2
         (Intercept)  1 comps  2 comps  3 comps
CV           1.013     0.9614   0.9060   0.9172
```

```
adjCV            1.013     0.9603     0.9047     0.9156
Response: Y3
           (Intercept)   1 comps    2 comps    3 comps
CV               1.013     1.038      1.053      1.061
adjCV            1.013     1.037      1.052      1.059
TRAINING: % variance explained
       1 comps    2 comps    3 comps
X       89.300     98.491    100.000
Y1      85.895     85.896     86.307
Y2      20.859     33.508     34.818
Y3       2.001      3.263      5.157
```

在上面的输出结果中，"VALIDATION：RMSEP"给出了 RMSEP 的两种交叉验证的预测均方根误差估计值：CV 为不同成分个数对应的 PRESS，adjCV 为调整后的 PRESS。例如，在成分个数为 1 时，变量 Y_1 的 CV 估计值为 0.3867，adjCV 的估计值为 0.3865；在成分个数为 2 时，变量 Y_1 的 CV 估计值为 0.3951，adjCV 的估计值为 0.3948。"TRAINING：%variance explained"给出了主成分对各变量的累积贡献率。

函数 RMSEP( )可用来提取 RMSEP 的交叉验证的结果，然后用函数 plot( )绘制 RMSEP 与成分个数之间的关系，如图 10-1 所示。

```
> plot(RMSEP(pls1))
```

上面的命令等价于：

```
> validationplot(pls1)
```

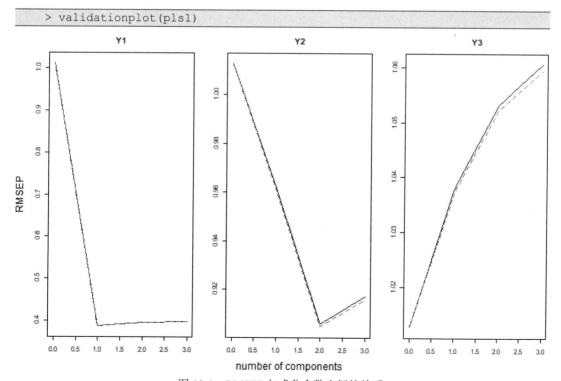

图 10-1　RMSEP 与成分个数之间的关系

由图 10-1 可知，对于变量 Y_1 来说，随着成分个数的增加，RMSEP 值没有太大改变；对于变量 Y_2 来说，取 2 个成分时，模型在经过留一法交叉验证后求得的 RMSEP 值最小；对于变量 Y_3，RMSEP 值随着成分个数的增加而增加。考虑到前两个成分解释自变量的百分比为 98.5%，因此选定 2 个成分重新建立偏最小二乘回归模型，并提取模型的系数：

```
> pls2 <- plsr(Y.scaled ~ X.scaled, ncomp = 2,
+             validation = "LOO", jackknife = TRUE)
> coef(pls2)
, , 2 comps
        Y1          Y2          Y3
X1 0.3505605   0.4181470 -0.02357792
X2 0.2919454  -0.4266902  0.22378442
X3 0.3361006   0.4464457 -0.03691253
```

由上面的输出可以得到标准化指标之间的回归方程为

$$\begin{cases} Y_1^* = 0.351X_1^* + 0.292X_2^* + 0.336X_3^* \\ Y_2^* = 0.418X_1^* - 0.427X_2^* + 0.446X_3^* \\ Y_3^* = -0.024X_1^* + 0.224X_2^* - 0.037X_3^* \end{cases}$$

因为标准化指标的均值都为 0，方差都为 1，所以上面的回归方程中没有常数项。将标准化变量分别还原成原始变量：

```
> beta <- coef(pls2)[, , 1]        # 提取标准化变量回归方程的系数矩阵
> xbar <- colMeans(X)              # 计算 X 的均值向量
> xsd <- apply(X, 2, sd)           # 计算 X 的标准差向量
> ybar <- colMeans(Y)              # 计算 Y 的均值向量
> ysd <- apply(Y, 2, sd)           # 计算 Y 的标准差向量
> # 计算常数项
> ybar[1] - t(ysd[1] * xbar / xsd) %*% beta[, 1]
        [,1]
[1,] -1.125891
> ybar[2] - t(ysd[2] * xbar / xsd) %*% beta[, 2]
        [,1]
[1,] -5.819429
> ybar[3] - t(ysd[3] * xbar / xsd) %*% beta[, 3]
         [,1]
[1,] 70.43073
> # 计算各个变量的回归系数
> ysd[1] / xsd * beta[, 1]
        X1          X2          X3
0.01396313 0.01791905 0.01190726
> ysd[2] / xsd * beta[, 2]
        X1          X2          X3
```

```
  0.09681369  -0.15223482  0.09193888
> ysd[3] / xsd * beta[, 3]
          X1          X2          X3
-0.04251320  0.62178720  -0.05919909
```

得到原始变量 X 与 Y 之间的回归方程为

$$\begin{cases} Y_1 = -1.126 + 0.014X_1 + 0.018X_2 + 0.012X_3 \\ Y_2 = -5.819 + 0.097X_1 - 0.152X_2 + 0.092X_3 \\ Y_3 = 70.431 - 0.043X_1 + 0.622X_2 - 0.059X_3 \end{cases}$$

为了考察这 3 个回归方程的模型精度，我们可以用测量值为横坐标，以模型的预测值为纵坐标绘制散点图。

```
> predplot(pls2)
```

在预测图上，如果所有的点都能分布在图的对角线附近，则方程的拟合值与原始测量值的差异很小，模型的拟合效果就是令人满意的。从图 10-2 可以看到，变量 Y_1（肺活量）和 Y_2（静息通气量）的回归模型拟合效果较好，而变量 Y_3（最大通气量）的回归模型拟合效果不太理想。

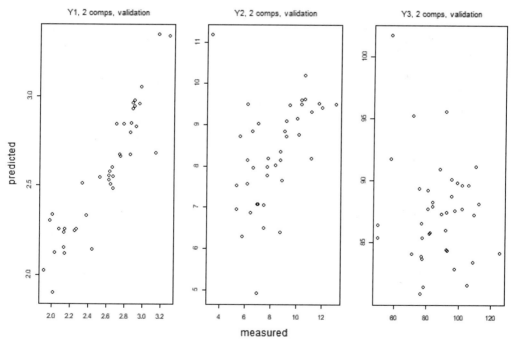

图 10-2　儿童肺功能指标测量值与预测值散点图

使用函数 jack.test( )对回归系数进行假设检验：

```
> jack.test(pls2)
Response Y1 (2 comps):
```

```
    Estimate Std. Error Df t value  Pr(>|t|)
X1 0.350560   0.040138 39  8.7340 1.022e-10 ***
X2 0.291945   0.099158 39  2.9442  0.005432 **
X3 0.336101   0.042639 39  7.8824 1.360e-09 ***
---
Signif. codes:  0 '***' 0.001 '**' 0.01 '*' 0.05 '.' 0.1 ' ' 1

Response Y2 (2 comps):
   Estimate Std. Error Df t value  Pr(>|t|)
X1  0.41815    0.15494 39  2.6987 0.0102344 *
X2 -0.42669    0.26764 39 -1.5943 0.1189425
X3  0.44645    0.11546 39  3.8666 0.0004072 ***
---
Signif. codes:  0 '***' 0.001 '**' 0.01 '*' 0.05 '.' 0.1 ' ' 1

Response Y3 (2 comps):
    Estimate Std. Error Df t value Pr(>|t|)
X1 -0.023578   0.088015 39 -0.2679   0.7902
X2  0.223784   0.260702 39  0.8584   0.3959
X3 -0.036913   0.119848 39 -0.3080   0.7597
```

通过显著性检验可以知道各因变量（肺功能指标）受哪些自变量（身体形态指标）的影响较大，及其受影响程度。由检验结果可知，对于因变量 Y_1（肺活量）而言，3 个自变量 X_1（身高）、X_2（体重）、X_3（胸围）对其都有显著影响，且影响均是正向的（回归系数都为正）；对于因变量 Y_2（静息通气量）而言，自变量 X_1（身高）和 X_3（胸围）对其有显著的正向影响，而自变量 X_2（体重）对其影响不显著；对于因变量 Y_3（最大通气量）而言，3 个自变量对其影响都不显著。

10.4   小结

偏最小二乘法与传统的降维方法相比，具有计算量小、速度快等特点，提高了建模效果，有助于进一步挖掘变量的内在关系。目前偏最小二乘法已经在微阵列数据分析中得到了广泛的应用。

10.5   习题

10-1   对于习题 9-2 中的 38 名学生的体质和运动能力测试数据，用偏最小二乘回归分析 5 个运动能力指标与 7 个体质指标之间的关系。

10-2   表 10-1 是某健身俱乐部 20 名中年男子的 6 项测量指标数据，其中包含 3 项生理指标，即体重（Weight，磅）、腰围（Waist，英寸）和脉博（Pulse，次/分），以及 3 项锻炼指标，即引体向上（Chins，个）、仰卧起坐（Situps，个）和跳跃高度（Jumps，厘米）。试用偏最小二乘回归分析运动能力指标与锻炼指标之间的关系。

表 10-1　某健身俱乐部 20 名中年男子生理和锻炼指标数据

编号	Weight	Waist	Pulse	Chins	Situps	Jumps
1	191	36	50	5	162	60
2	189	37	52	2	110	60
3	193	38	58	12	101	101
4	162	35	62	12	105	37
5	189	35	46	13	155	58
6	182	36	56	4	101	42
7	211	38	56	8	101	38
8	167	34	60	6	125	40
9	176	31	74	15	200	40
10	154	33	56	17	251	250
11	169	34	50	17	120	38
12	166	33	52	13	210	115
13	154	34	64	14	215	105
14	247	46	50	1	50	50
15	193	36	46	6	70	31
16	202	37	62	12	210	120
17	176	37	54	4	60	25
18	157	32	52	11	230	80
19	156	33	54	15	225	73
20	138	33	68	2	110	43

注：1 磅≈0.4536 千克　1 英寸=25.4 毫米

第 11 章　对应分析

在进行数据分析时，常常会遇到分类数据，并且要研究分类变量之间的关系，我们通常从编制两变量的交叉列联表入手，最后使用 Pearson χ^2 检验判断变量之间的相关性。但是，当分类变量的水平数（类别数）较多时，χ^2 检验很难揭示它们之间的内在联系，由此，引入对应分析（correspondence analysis，CA）。

对应分析的思想首先由 Richardson 和 Kuder 在 1933 年提出，后来法国统计学家 Jean-Paul 和日本统计学家林知己夫对该方法进行了详细的论述而使其得到发展。对应分析方法已经广泛应用于包括医学在内的各个领域的科学研究中，成为常用的多元分析方法。对应分析可以分为简单对应分析和多重对应分析，前者只涉及两个变量，一般是列联表形式，而后者针对多个分类变量。

11.1　对应分析概述

11.1.1　对应分析的基本思想

对应分析的实质就是将交叉列联表中的频数数据通过降维的方法作变换以后，利用图示法直观地解释变量的不同类别之间的联系。其主要目的是构造一些简单的指标来反映行和列的关系，这些指标同时告诉我们在一行（列）里哪些列（行）的权重更大。

对应分析是 R 型因子分析和 Q 型因子分析的结合，它也是利用降维的思想来达到简化数据结构的目的。与因子分析不同的是，对应分析同时对数据表中的行与列进行处理，寻求以低维图形展示数据表中行与列之间的关系。对应分析从 R 型因子分析出发，直接获得 Q 型因子分析的结果，并且根据 R 型因子分析和 Q 型因子分析的内在联系，将变量和样品同时反映在相同的坐标系内，以便对问题进行分析。

简单对应分析是分析某一研究事件两个分类变量间的关系，其基本思想是以点的形式在较低维的空间中表示联列表的行与列中各元素的比例结构，可以在二维空间更加直观地通过空间距离反映两个分类变量间的关系。简单对应分析可以看作分类变量的典型相关分析。

多重对应分析是简单对应分析的扩展，它可以同时分析多个分类变量之间的关系，同样可以用图形的方式展示分析结果。

11.1.2　基本概念

设有 $n \times p$ 的数据矩阵

$$X = \begin{pmatrix} x_{11} & x_{12} & \cdots & x_{1p} \\ x_{21} & x_{22} & \cdots & x_{2p} \\ \vdots & \vdots & & \vdots \\ x_{n1} & x_{n2} & \cdots & x_{np} \end{pmatrix}$$

行和列分别表示两个不同因素的 n 个水平和 p 个水平。在列联表中，x_{ij} 就是各个单元格的频数。通常用 $x_{i\cdot}$、$x_{\cdot j}$ 和 $x_{\cdot\cdot}$ 分别表示 X 的行和、列和与总和，即

$$x_{i\cdot} = \sum_{j=1}^{p} x_{ij}, \quad x_{\cdot j} = \sum_{i=1}^{n} x_{ij}, \quad x_{\cdot\cdot} = \sum_{i=1}^{n}\sum_{j=1}^{p} x_{ij}$$

1. 行轮廓与列轮廓

为了更方便地表示各频数之间的关系，人们通常用频率来代替频数，即将列联表中的每一个元素都除以元素的总和，令 $p_{ij} = x_{ij}/x_{\cdot\cdot}$，得到如下频率意义上的数据矩阵：

$$P = \begin{pmatrix} p_{11} & p_{12} & \cdots & p_{1p} \\ p_{21} & p_{22} & \cdots & p_{2p} \\ \vdots & \vdots & & \vdots \\ p_{n1} & p_{n2} & \cdots & p_{np} \end{pmatrix}$$

各行在列变量上的分布（构成比）称为该行的分布轮廓（profile），即第 i 行的分布轮廓为

$$\left(\frac{p_{i1}}{p_{i\cdot}}, \frac{p_{i2}}{p_{i\cdot}}, \cdots, \frac{p_{ip}}{p_{i\cdot}} \right), \quad i = 1, 2, \cdots, n \tag{11.1}$$

其中，$p_{i\cdot}$ 为第 i 行频率的合计，也称为各行的边缘概率。对应地，第 j 列的分布轮廓为

$$\left(\frac{p_{1j}}{p_{\cdot j}}, \frac{p_{2j}}{p_{\cdot j}}, \cdots, \frac{p_{nj}}{p_{\cdot j}} \right), \quad j = 1, 2, \cdots, p \tag{11.2}$$

其中，$p_{\cdot j}$ 为第 j 列频率的合计，也称为各列的边缘概率。

2. 距离与惯量

如果将 n 个样品看作 p 维空间中的 n 个点，那么对 n 个样品的研究就转化为对这 n 个点的相对关系的研究。对此，可以引入距离的概念来分别描述行变量各水平和列变量各水平之间的接近程度。因为对于列联表行与列的研究是对等的，这里只对行做详细论述。

样品点 k 与样品点 l 之间的欧氏距离为

$$d^2(k,l) = \sum_{j=1}^{p} \left(\frac{p_{kj}}{p_{k\cdot}} - \frac{p_{lj}}{p_{l\cdot}} \right)^2$$

这样定义的距离有一个缺陷，即受到各列边缘概率的影响，当第 j 列的概率特别大时，该列对应的 $\left(\dfrac{p_{kj}}{p_{k\cdot}} - \dfrac{p_{lj}}{p_{l\cdot}} \right)^2$ 就会很大。我们用 $\dfrac{1}{p_{\cdot j}}$ 作权重，得到如下的加权距离公式：

$$D^2(k,l) = \sum_{j=1}^{p} \left(\frac{p_{kj}}{p_{k\cdot}\sqrt{p_{\cdot j}}} - \frac{p_{lj}}{p_{l\cdot}\sqrt{p_{\cdot j}}} \right)^2 \tag{11.3}$$

因此，式（11.3）定义的距离也可以看作坐标为

$$\left(\frac{p_{i1}}{\sqrt{p_{\cdot 1}}\, p_{i\cdot}}, \frac{p_{i2}}{\sqrt{p_{\cdot 2}}\, p_{i\cdot}}, \cdots, \frac{p_{ip}}{\sqrt{p_{\cdot p}}\, p_{i\cdot}} \right), \quad i = 1, 2, \cdots, n \tag{11.4}$$

的任意两点之间的欧氏距离。

式（11.4）是行轮廓消除了列变量的各个水平概率影响的相对坐标。式（11.4）定义的各点按照行的边缘概率加权，得到第 j 个分量的平均坐标（即重心）为

$$\sum_{i=1}^{n} \frac{p_{ij}}{p_{i\cdot} \sqrt{p_{\cdot j}}} p_{i\cdot} = \frac{1}{\sqrt{p_{\cdot j}}} \sum_{i=1}^{n} p_{ij} = \sqrt{p_{\cdot j}}, \quad j = 1, 2, \cdots, p \tag{11.5}$$

因此，n 个点的重心为 $(\sqrt{p_{\cdot 1}}, \sqrt{p_{\cdot 2}}, \cdots, \sqrt{p_{\cdot p}})$。其中，每一分量恰好是矩阵 $\boldsymbol{P}$ 每一列边缘概率的平方根。

由式（11.4）定义的 n 个点与其重心的加权欧氏距离之和称为行轮廓的总惯量。可以证明，总惯量的值等于 $\frac{1}{x_{\cdot\cdot}} \chi^2$。

类似地，可以定义列变量的两个水平 s 与 t 之间的加权距离：

$$D^2(s, t) = \sum_{i=1}^{n} \left(\frac{p_{is}}{p_{\cdot s} \sqrt{p_{i\cdot}}} - \frac{p_{it}}{p_{\cdot t} \sqrt{p_{i\cdot}}} \right)^2 \tag{11.6}$$

列变量对应的 p 个点的重心为 $(\sqrt{p_{1\cdot}}, \sqrt{p_{2\cdot}}, \cdots, \sqrt{p_{n\cdot}})$。列变量对应的 p 个点与其重心的加权欧氏距离之和称为列轮廓的总惯量，其值也等于 $\frac{1}{x_{\cdot\cdot}} \chi^2$。

11.1.3　R 型与 Q 型因子分析的对等关系

经过上面的数据变换并引入加权距离函数后，可以直接计算分类变量各水平之间的距离，通过距离的大小来反映各水平之间的接近程度，同类型的水平之间距离应当较小，而不同类型的水平之间距离应当较大，据此可以对各种水平进行分类以简化数据结构。为了同时对行变量和列变量进行分析，我们可以先求协方差矩阵并进行因子分析，提取主因子，然后用主因子所定义的坐标轴作为参照系，对两个变量的各水平进行分析。

设 n 个样品点的协方差矩阵为

$$\boldsymbol{A} = (a_{ij})_{p \times p}$$

则有

$$\begin{aligned}
a_{ij} &= \sum_{k=1}^{n} \left(\frac{p_{ki}}{p_{k\cdot} \sqrt{p_{\cdot i}}} - \sqrt{p_{\cdot i}} \right) \left(\frac{p_{kj}}{p_{k\cdot} \sqrt{p_{\cdot j}}} - \sqrt{p_{\cdot j}} \right) p_{k\cdot} \\
&= \sum_{k=1}^{n} \left(\frac{p_{ki} - p_{\cdot i} p_{k\cdot}}{\sqrt{p_{k\cdot}} \sqrt{p_{\cdot i}}} \right) \left(\frac{p_{kj} - p_{\cdot j} p_{k\cdot}}{\sqrt{p_{k\cdot}} \sqrt{p_{\cdot j}}} \right) \\
&= \sum_{k=1}^{n} z_{ki} z_{kj}
\end{aligned}$$

其中

$$z_{ij} = \frac{p_{ij} - p_{i.}p_{.j}}{\sqrt{p_{i.}p_{.j}}}, \quad i = 1, 2, \cdots, n, \quad j = 1, 2, \cdots, p \qquad (11.7)$$

令 $\boldsymbol{Z} = (z_{ij})$，则有 $\boldsymbol{A} = \boldsymbol{Z}^{\mathrm{T}}\boldsymbol{Z}$。类似地，可以对列轮廓进行分析，设变换后的列轮廓集对应的协方差矩阵为 $\boldsymbol{B}$，则有 $\boldsymbol{B} = \boldsymbol{Z}\boldsymbol{Z}^{\mathrm{T}}$。其中 $\boldsymbol{Z}$ 与上面的定义完全一致。

由矩阵理论可以得知，矩阵 $\boldsymbol{A}$ 与 $\boldsymbol{B}$ 具有完全相同的非零特征值，且对同一特征值 λ，如果 $\boldsymbol{u}$ 是矩阵 $\boldsymbol{A}$ 的特征向量，则 $\boldsymbol{v} = \boldsymbol{Z}\boldsymbol{u}$ 是矩阵 $\boldsymbol{B}$ 的特征向量。矩阵 $\boldsymbol{A}$ 与 $\boldsymbol{B}$ 的这种对应关系使得变换后的数据对行与对列是对等的，从而可以将行因素与列因素相提并论。这样就建立了对应分析中 R 型因子分析和 Q 型因子分析的关系，可以由 R 型因子分析的结果方便地得到 Q 型因子分析的结果，从而大大减少了计算量。

由于矩阵 $\boldsymbol{A}$ 与 $\boldsymbol{B}$ 具有完全相同的非零特征值，而这些特征值就是各个公共因子所解释的方差或提取的总惯量的比例，那么，在列变量的 p 维空间中的第一主因子、第二主因子……与行变量的 n 维空间中对应的各个主因子在总方差中所占的百分比完全相同。这样就可以用相同的因子轴同时表示两个变量的各个水平。把两个变量的各个水平同时反映在具有相同坐标轴上的因子平面上，可以直观地反映两个分类变量及其各个水平之间的相关性。一般情况下，取两个公共因子，这样就可以得到两个变量的二维对应图。

11.1.4 对应分析应用于定量变量的情形

以上关于对应分析的描述都是以分类变量为例展开的，这是因为对应分析广泛地应用于分类变量的列联表数据的分析。实际上，对应分析还可以用于分析定量变量的资料。假设要分析的 $n \times p$ 数据表格表示的是 n 个观测对象的 p 个变量的数据，沿用上面的思想，同样可以对数据进行上述处理，再进行 R 型因子分析和 Q 型因子分析，进而把观测与变量在同一幅低维图形上表示出来，分析各个观测与各个变量之间的关系。

其实，对于定量变量数据，完全可以把每一个观测都分别看成一类，这也是对原始数据最细的分类；同时把每一个变量都看成一类。这样，对于定量变量数据的处理问题就变成与上面分析分类变量相同的问题了，自然可以运用对应分析来研究行与列之间的相互关系。需要注意的是，对于定量数据，很多时候需要对原始数据进行无量纲化处理，最常见的就是变量的标准化变换。

11.1.5 对应分析的计算步骤

由前面的分析可知，对于来源于实际问题的列联表数据，运用对应分析的方法进行研究的过程最终转化为进行 R 型因子分析和 Q 型因子分析的过程。一般来说，分析过程包括以下几个步骤。

（1）将数据矩阵 $\boldsymbol{X}$ 转化为概率矩阵 $\boldsymbol{P}$。

（2）计算过渡矩阵 $\boldsymbol{Z}$。

（3）进行 R 型因子分析或 Q 型因子分析，并由 R 型（或 Q 型）因子分析的结果推导出 Q 型（或 R 型）因子分析的结果。

（4）在低维（通常是二维）图上画出原始变量的各个状态，并对原始变量之间的相关性进行分析。

R 中有很多包提供了可以用来实现上述对应分析计算的函数，例如 MASS 包的函数 corresp( )、ade4 包的函数 dudi.coa( )、ca 包的函数 ca( )、FactoMineR 包的函数 CA( )等。FactoMineR 包相比于其他包有诸多优点，它不仅提供了简单对应分析和多重对应分析的专门函数，还提供了一系列用于对应分析结果可视化的函数。因此，本章主要以 FactoMineR 包为例介绍对应分析的实现过程。

11.2   简单对应分析

表 11-1 是 140 名患者使用 4 种止痛药的效果。下面用对应分析探讨止痛药与止痛效果之间的对应关系。

表 11-1   140 名患者使用 4 种止痛药的效果

药物	止痛效果					合计
	差	一般	较好	好	很好	
A	6	2	10	10	7	35
B	6	4	4	9	12	35
C	7	8	14	5	1	35
D	8	14	9	2	2	35
合计	27	28	37	26	22	140

将表 11-1 中的数据用函数 matrix( )输入 R 中：

```
> dat <- matrix(c(6, 6, 7, 8, 2, 4, 8, 14, 10, 4,
+                 14, 9, 10, 9, 5, 2, 7, 12, 1, 2),
+              nrow = 4,
+              dimnames = list("药物" = c("A", "B", "C", "D"),
+                             "效果" = c("差", "一般", "较好", "好", "很好")))
```

表 11-1 在本质上是一个列联表，因此用函数 as.table( )将上面定义的矩阵转为表格对象：

```
> dat <- as.table(dat)
> dat
    效果
药物  差  一般 较好  好 很好
  A   6    2   10   10    7
  B   6    4    4    9   12
  C   7    8   14    5    1
  D   8   14    9    2    2
```

函数 addmargins( )可以给表格添加边缘频数：

```
> addmargins(dat)
     效果
药物    差  一般  较好   好  很好  Sum
   A   6    2    10   10    7   35
   B   6    4     4    9   12   35
   C   7    8    14    5    1   35
   D   8   14     9    2    2   35
 Sum  27   28    37   26   22  140
```

要直观地展示和比较列联表中单元格的频数，可以使用 gplots 包中的函数 balloonplot( ) 绘制气球图：

```
> library(gplots)
> balloonplot(t(as.table(dat)),
+             label = FALSE,
+             show.margins = FALSE,
+             main = "")
```

绘制的图形如图 11-1 所示。

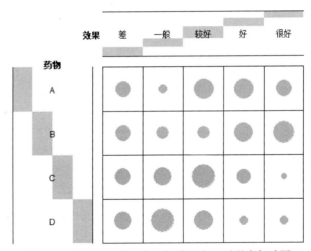

图 11-1　4 种止痛药的类型与效果交叉列联表气球图

本例中的列联表并不是很大，比较容易直观地审视行和列的分布情况。4 种止痛药的效果不同。因为使用每种药物的患者数相等（都是 35），可以直接比较行间频数的大小。药物 A 和药物 B 的止痛效果比药物 C 和药物 D 好，而统计学差异的显著性可以用 χ^2 检验进行判断：

```
> chisq.test(dat)
  Pearson's Chi-squared test
data:  dat
X-squared = 38.202, df = 12, p-value = 0.0001423
```

结果表明，χ^2 值为 38.202，P 值小于 0.001，行变量和列变量不独立，即不同药物的止痛效果之间的差异有统计学意义。

接下来，进一步用对应分析探索行与列各水平之间的关系。加载 FactoMineR 包，使用函数 CA( )进行对应分析：

```
> library(FactoMineR)
> res.ca <- CA(dat)
> rcs.ca
**Results of the Correspondence Analysis (CA)**
The row variable has  4  categories; the column variable has 5 categories
The chi square of independence between the two variables is equal to 38.
20159 (p-value =  0.0001423306 ).
*The results are available in the following objects:

   name               description
1  "$eig"             "eigenvalues"
2  "$col"             "results for the columns"
3  "$col$coord"       "coord. for the columns"
4  "$col$cos2"        "cos2 for the columns"
5  "$col$contrib"     "contributions of the columns"
6  "$row"             "results for the rows"
7  "$row$coord"       "coord. for the rows"
8  "$row$cos2"        "cos2 for the rows"
9  "$row$contrib"     "contributions of the rows"
10 "$call"            "summary called parameters"
11 "$call$marge.col"  "weights of the columns"
12 "$call$marge.row"  "weights of the rows"
```

函数 CA( )的输出中有很多对象，我们可以通过索引对象名查看某一个对象的内容，也可以通过函数 summary( )一次性提取主要结果：

```
> summary(res.ca)
Call:
CA(X = dat)
The chi square of independence between the two variables is equal to 38.
20159 (p-value =  0.0001423306 ).

Eigenvalues
                        Dim.1   Dim.2   Dim.3
Variance                0.216   0.056   0.000
% of var.              79.331  20.523   0.145
Cumulative % of var.   79.331  99.855 100.000

Rows
      Iner*1000    Dim.1    ctr     cos2     Dim.2    ctr     cos2
A  |    42.923 |   0.342 13.506    0.681 |  -0.233 24.175   0.315
B  |    92.801 |   0.566 36.959    0.862 |   0.226 22.742   0.137
C  |    47.281 |  -0.362 15.110    0.692 |  -0.240 25.779   0.305
D  |    89.864 |  -0.546 34.425    0.829 |   0.247 27.304   0.170
```

```
        Dim.3    ctr    cos2
A  |   0.024  37.319  0.003 |
B  |  -0.016  15.299  0.001 |
C  |  -0.023  34.111  0.003 |
D  |   0.014  13.271  0.001 |


Columns
        Iner*1000   Dim.1    ctr    cos2   Dim.2    ctr    cos2
差    |     2.910 | -0.116   1.193  0.887 |  0.040   0.546  0.105
一般  |    85.714 | -0.583  31.366  0.792 |  0.298  31.801  0.208
较好  |    39.189 | -0.249   7.600  0.420 | -0.293  40.429  0.578
好    |    45.055 |  0.464  18.455  0.887 | -0.163   8.806  0.109
很好  |   100.000 |  0.755  41.386  0.896 |  0.256  18.418  0.103
        Dim.3    ctr    cos2
差    |   0.011   5.584  0.008 |
一般  |   0.006   1.862  0.000 |
较好  |  -0.019  24.384  0.002 |
好    |   0.031  43.736  0.004 |
很好  |  -0.025  24.434  0.001 |
```

函数 summary( )的输出包含 4 个部分，其中第一部分给出了 χ^2 检验的结果，包含 χ^2 值、自由度和 P 值。结果表明，χ^2 值为 38.2，P 值小于 0.001，可以认为列联表的行与列之间不独立，即 4 种止痛药的类型与效果之间存在较强的相关性。

输出的第二部分给出了 3 个特征值，分别为 0.216、0.056、0.000。特征值按递减顺序排序，对应于每个维度（轴）所保留的原始数据的信息量。在本例中，维度 1 解释了数据 79.33% 的变异，维度 2 解释了数据 20.52% 的变异。前两个维度共解释数据变异达到 99.9%。

第三部分和第四部分是对列联表行与列各状态有关信息的概括。以第三部分（Rows）为例。"Iner*1000" 表示惯量（Inertia）的 1000 倍，这里将惯量乘以 1000 是为了便于查看。每一行的惯量表示每一行与其重心的加权距离的平方。"Dim.1""Dim.2""Dim.3" 表示各个维度的分值，也就是行的各个水平在低维图中的坐标值。因为我们通常用二维图展示对应分析的结果，所以一般只看前两个维度。"ctr" 表示行的每一个水平对每一维度（公共因子）特征值的贡献度。通过贡献度可以更好地理解维度的来源及其意义，例如在第一个维度中，药物 B 和药物 D 对应的数值最大，分别为 36.959 和 34.425；而行的各个水平对第二个维度的贡献基本相当。"cos2" 也被称为 quality，表示给定维度对行的各水平的解释力。

函数 CA( )中有个参数 graph，其默认值为 TRUE，所以输出结果自动包含一幅行与列得分的二维对应图。使用函数 plot.CA( )也可以得到这幅图（见图 11-2）：

```
> plot.CA(res.ca)
```

图 11-2 中行的各水平用蓝色的圆点表示，列的各水平用红色的三角形点表示。行变量和列变量各类别对应的点之间的距离代表了它们之间的相似性大小，相似程度高的类别点之间的距离较近，反之则较远。从图 11-2 可以看出，药物 B 与效果"很好"关系密切，可以归为一类；药物 A 与效果"好"关系密切，可以归为一类；药物 C 与效果"较好"关系密切，可以归为一类；药物 D 与效果"一般"关系密切，可以归为一类。

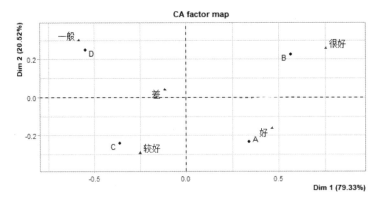

图 11-2　止痛药的类型与效果的对应分析图

有时候，为了考察列联表各行（列）之间的相关性，需要用到仅包括一个变量各种水平下的二维图。这只需要将函数 plot.CA( )中的参数 invisible 设为"col"或者"row"。

```
> plot.CA(res.ca, invisible = "col")
> plot.CA(res.ca, invisible = "row")
```

绘制的图形如图 11-3 所示。

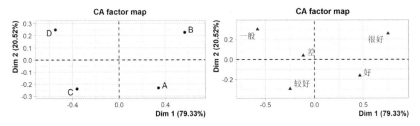

图 11-3　只包含行变量或者列变量的对应分析图

函数 ellipseCA( )可以绘制包含置信椭圆的二维对应分析图：

```
> ellipseCA(res.ca, ellipse = 'row')
> ellipseCA(res.ca, ellipse = 'col')
```

绘制的图形如图 11-4 所示。

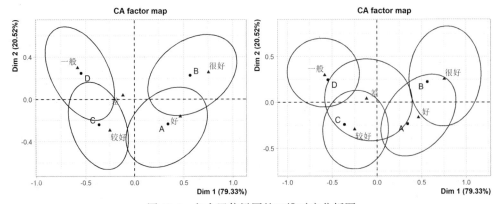

图 11-4　包含置信椭圆的二维对应分析图

11.3 多重对应分析

当待考察的分类变量多于两个时，可设法将它们转化为具有同样含义的两个分类变量，然后进行简单对应分析。例如，有 3 个分类变量 X、Y 和 Z，其中变量 X 有 2 个水平，变量 Y 有 3 个水平，可以将变量 X 和 Y 合并转换为一个具有 6 个水平的变量，再与变量 Z 进行简单对应分析。但是，当变量的个数较多时，则需考虑采用多重对应分析（multiple correspondence analysis）。

FactoMineR 包的数据集 poison 来自一项对某小学儿童食物中毒的抽样调查，由 55 个观测（行）和 15 个变量（列）组成。首先加载数据集并查看变量信息：

```
> library(FactoMineR)
> data(poison)
> str(poison)
'data.frame':    55 obs. of  15 variables:
 $ Age       : int  9 5 6 9 7 72 5 10 5 11 ...
 $ Time      : int  22 0 16 0 14 9 16 8 20 12 ...
 $ Sick      : Factor w/ 2 levels "Sick_n","Sick_y": 2 1 2 1 2 2 2 2 2 2 ...
 $ Sex       : Factor w/ 2 levels "F","M": 1 1 1 1 2 2 1 1 2 2 ...
 $ Nausea    : Factor w/ 2 levels "Nausea_n","Nausea_y": 2 1 1 1 1 1 1 2 2 1 ...
 $ Vomiting  : Factor w/ 2 levels "Vomit_n","Vomit_y": 1 1 2 1 2 1 2 2 1 2 ...
 $ Abdominals: Factor w/ 2 levels "Abdo_n","Abdo_y": 2 1 2 1 2 2 2 2 2 1 ...
 $ Fever     : Factor w/ 2 levels "Fever_n","Fever_y": 2 1 2 1 2 2 2 2 2 2 ...
 $ Diarrhae  : Factor w/ 2 levels "Diarrhea_n","Diarrhea_y": 2 1 2 1 2 2 2 2 2 2 ...
 $ Potato    : Factor w/ 2 levels "Potato_n","Potato_y": 2 2 2 2 2 2 2 2 2 2 ...
 $ Fish      : Factor w/ 2 levels "Fish_n","Fish_y": 2 2 2 2 2 1 2 2 2 2 ...
 $ Mayo      : Factor w/ 2 levels "Mayo_n","Mayo_y": 2 2 2 1 2 2 2 2 2 2 ...
 $ Courgette : Factor w/ 2 levels "Courg_n","Courg_y": 2 2 2 2 2 2 2 2 2 2 ...
 $ Cheese    : Factor w/ 2 levels "Cheese_n","Cheese_y": 2 1 2 2 2 2 2 2 2 2 ...
 $ Icecream  : Factor w/ 2 levels "Icecream_n","Icecream_y": 2 2 2 2 2 2 2 2 2 2 ...
```

数据集 poison 中前两个变量 Age 和 Time 是数值型变量，其余变量都是二分类的因子型变量。其中第 5 到第 9 个变量表示症状，第 10 到第 15 个变量表示食用的食物。下面选择症状和食物变量进行多重对应分析。

```
> dat <- poison[, 5:15]
> head(dat)
   Nausea   Vomiting Abdominals  Fever   Diarrhae   Potato   Fish
1 Nausea_y  Vomit_n    Abdo_y   Fever_y  Diarrhea_y Potato_y Fish_y
2 Nausea_n  Vomit_n    Abdo_n   Fever_n  Diarrhea_n Potato_y Fish_y
3 Nausea_n  Vomit_y    Abdo_y   Fever_y  Diarrhea_y Potato_y Fish_y
4 Nausea_n  Vomit_n    Abdo_n   Fever_n  Diarrhea_n Potato_y Fish_y
```

```
5 Nausea_n  Vomit_y      Abdo_y  Fever_y  Diarrhea_y  Potato_y  Fish_y
6 Nausea_n  Vomit_n      Abdo_y  Fever_y  Diarrhea_y  Potato_y  Fish_n
    Mayo   Courgette    Cheese     Icecream
1 Mayo_y   Courg_y  Cheese_y  Icecream_y
2 Mayo_y   Courg_y  Cheese_n  Icecream_y
3 Mayo_y   Courg_y  Cheese_y  Icecream_y
4 Mayo_n   Courg_y  Cheese_y  Icecream_y
5 Mayo_y   Courg_y  Cheese_y  Icecream_y
6 Mayo_y   Courg_y  Cheese_y  Icecream_y
```

使用函数 summary( ) 查看每个分类变量各水平的频率：

```
> summary(dat)
     Nausea        Vomiting      Abdominals      Fever          Diarrhae
 Nausea_n:43   Vomit_n:33   Abdo_n:18   Fever_n:20   Diarrhea_n:20
 Nausea_y:12   Vomit_y:22   Abdo_y:37   Fever_y:35   Diarrhea_y:35
     Potato        Fish         Mayo       Courgette       Cheese
 Potato_n: 3   Fish_n: 1   Mayo_n:10   Courg_n: 5   Cheese_n: 7
 Potato_y:52   Fish_y:54   Mayo_y:45   Courg_y:50   Cheese_y:48
     Icecream
 Icecream_n: 4
 Icecream_y:51
```

接下来用 FactoMineR 包的函数 MCA( ) 进行多重对应分析。

```
> res.mca <- MCA(dat, graph = FALSE)
```

与简单对应分析的函数 CA( ) 一样，函数 MCA( ) 中的参数 graph 默认也为 TRUE，这里将其改为 FALSE，暂时不输出图形。函数 MCA( ) 的输出结果是一个包含很多对象的列表，直接打印结果对象 res.mca 可以看到列表中所有 13 个对象的名称：

```
> res.mca
**Results of the Multiple Correspondence Analysis (MCA)**
The analysis was performed on 55 individuals, described by 11 variables
*The results are available in the following objects:
  name               description
1 "$eig"             "eigenvalues"
2 "$var"             "results for the variables"
3 "$var$coord"       "coord. of the categories"
4 "$var$cos2"        "cos2 for the categories"
5 "$var$contrib"     "contributions of the categories"
6 "$var$v.test"      "v-test for the categories"
7 "$ind"             "results for the individuals"
8 "$ind$coord"       "coord. for the individuals"
9 "$ind$cos2"        "cos2 for the individuals"
```

```
10 "$ind$contrib"      "contributions of the individuals"
11 "$call"             "intermediate results"
12 "$call$marge.col"   "weights of columns"
13 "$call$marge.li"    "weights of rows"
```

我们可以通过索引对象名查看某一个对象的内容，也可以通过函数 summary( )一次性提取主要结果：

```
> summary(res.mca)
Call:
MCA(X = dat, graph = FALSE)
Eigenvalues
                        Dim.1   Dim.2   Dim.3   Dim.4   Dim.5   Dim.6
Variance                0.335   0.129   0.107   0.096   0.079   0.071
% of var.              33.523  12.914  10.735   9.588   7.883   7.109
Cumulative % of var.   33.523  46.437  57.172  66.760  74.643  81.752
                        Dim.7   Dim.8   Dim.9   Dim.10  Dim.11
Variance                0.060   0.056   0.041   0.013   0.012
% of var.               6.017   5.577   4.121   1.304   1.229
Cumulative % of var.   87.769  93.346  97.467  98.771 100.000

Individuals (the 10 first)
       Dim.1    ctr    cos2     Dim.2   ctr    cos2     Dim.3    ctr     cos2
1   | -0.453  1.111   0.347 | -0.264  0.982   0.118 |  0.172   0.498   0.050 |
2   |  0.836  3.792   0.556 | -0.032  0.014   0.001 | -0.072   0.088   0.004 |
3   | -0.448  1.089   0.548 |  0.135  0.258   0.050 | -0.225   0.856   0.138 |
4   |  0.880  4.204   0.748 | -0.085  0.103   0.007 | -0.021   0.007   0.000 |
5   | -0.448  1.089   0.548 |  0.135  0.258   0.050 | -0.225   0.856   0.138 |
6   | -0.359  0.701   0.025 | -0.436  2.677   0.037 | -1.209  24.770   0.281 |
7   | -0.448  1.089   0.548 |  0.135  0.258   0.050 | -0.225   0.856   0.138 |
8   | -0.641  2.226   0.615 | -0.005  0.000   0.000 |  0.113   0.216   0.019 |
9   | -0.453  1.111   0.347 | -0.264  0.982   0.118 |  0.172   0.498   0.050 |
10  | -0.141  0.107   0.039 |  0.122  0.209   0.029 | -0.227   0.872   0.101 |

Categories (the 10 first)
            Dim.1    ctr    cos2   v.test    Dim.2    ctr     cos2   v.test
Nausea_n  |  0.267  1.516   0.256  3.720 |  0.121   0.811   0.053   1.689 |
Nausea_y  | -0.958  5.432   0.256 -3.720 | -0.435   2.906   0.053  -1.689 |
Vomit_n   |  0.479  3.734   0.344  4.311 | -0.409   7.072   0.251  -3.683 |
Vomit_y   | -0.719  5.601   0.344 -4.311 |  0.614  10.608   0.251   3.683 |
Abdo_n    |  1.318 15.418   0.845  6.755 | -0.036   0.029   0.001  -0.183 |
Abdo_y    | -0.641  7.500   0.845 -6.755 |  0.017   0.014   0.001   0.183 |
Fever_n   |  1.172 13.541   0.785  6.509 | -0.175   0.783   0.017  -0.972 |
Fever_y   | -0.670  7.738   0.785 -6.509 |  0.100   0.447   0.017   0.972 |
```

```
Diarrhea_n |  1.183 13.797  0.799  6.570 | -0.003  0.000  0.000 -0.015 |
Diarrhea_y | -0.676  7.884  0.799 -6.570 |  0.002  0.000  0.000  0.015 |
             Dim.3    ctr   cos2  v.test
Nausea_n   -0.266  4.670  0.253 -3.694 |
Nausea_y    0.952 16.734  0.253  3.694 |
Vomit_n     0.084  0.363  0.011  0.760 |
Vomit_y    -0.127  0.544  0.011 -0.760 |
Abdo_n     -0.005  0.001  0.000 -0.026 |
Abdo_y      0.002  0.000  0.000  0.026 |
Fever_n     0.097  0.291  0.005  0.540 |
Fever_y    -0.056  0.167  0.005 -0.540 |
Diarrhea_n -0.083  0.212  0.004 -0.461 |
Diarrhea_y  0.047  0.121  0.004  0.461 |


Categorical variables (eta2)
            Dim.1 Dim.2 Dim.3
Nausea     | 0.256 0.053 0.253 |
Vomiting   | 0.344 0.251 0.011 |
Abdominals | 0.845 0.001 0.000 |
Fever      | 0.785 0.017 0.005 |
Diarrhae   | 0.799 0.000 0.004 |
Potato     | 0.029 0.396 0.264 |
Fish       | 0.007 0.027 0.252 |
Mayo       | 0.383 0.035 0.039 |
Courgette  | 0.015 0.446 0.053 |
Cheese     | 0.194 0.053 0.012 |
```

函数 summary( )的输出包含 4 个部分。第一部分给出了按递减顺序排序的特征值、每个维度所保留的原始数据的信息量百分比和累计百分比。在多重对应分析中，可得到的最高维度数 = 变量中类别总数 − 变量个数。若行数（样品个数）低于此差值，则最大维度数为行数。在本例中，一共有 11 个变量，且都是二分类的，所以最多有 11 个维度。 第二部分和第三部分分别是行（个体）和列（分类）降维后相关信息的概况，与简单对应分析类似，包括各维度的得分、个体或类别对维度的贡献度、维度对个体或类别的解释力等。第四部分表示各个分类变量与前三个维度的相关性。多重对应分析的结果一般用图形展示，所以这里暂时不对上述结果进行解释。

FactoMineR 包的函数 plot.MCA( )可以把多重对应分析的结果可视化。factoextra 包则提供了更多的函数和选项，可以分别绘制个体（行）、变量（列）的多重对应分析图，这些函数与主成分分析中的相应函数在命名方式和参数使用方式上都是类似的。例如，函数 fviz_screeplot( )可以用来绘制对应分析的碎石图（见图 11-5）：

```
> library(factoextra)
> fviz_screeplot(res.mca, addlabels = TRUE)
```

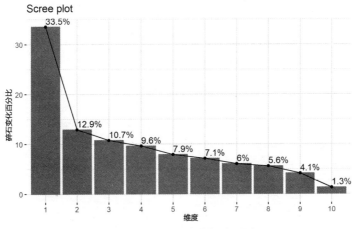

图 11-5　多重对应分析碎石图

factoextra 包中专门用于多重对应分析可视化的函数都以"fviz_mca"开头，其中
fviz_mca_biplot( )用于绘制包含个体与分类变量各类别的二维对应关系图（见图 11-6）。

```
> fviz_mca_biplot(res.mca, repel = TRUE)
```

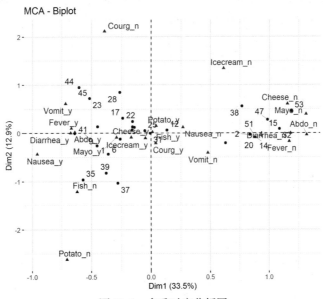

图 11-6　多重对应分析图

图 11-6 显示了数据降维后个体与变量各个分类之间总的对应模式。图中个体用蓝色点
表示，变量的类别用红色三角形表示。个体点或变量各类别点之间的距离都代表了它们之
间相似程度的大小，相似程度高的个体点或类别点之间的距离较近，反之则较远。取值为
逻辑型的参数 repel 用于设置是否显示重叠点的标签。要想只在对应图中显示变量类别，可
以使用函数 fviz_mca_var( )，该函数中的参数 choice 默认为"var.cat"：

```
> fviz_mca_var(res.mca, choice = "var.cat", repel = TRUE)
```

绘制的图形如图 11-7 所示。

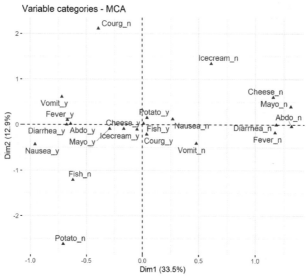

图 11-7　多重对应分析变量类别对应图

在图 11-7 中，具有相似分布轮廓的变量类别距离较近，反之则距离较远。图中各个类别在两个主维度中的坐标可以从对象 res.mca 中直接提取：

```
> round(res.mca$var$coord, 3)
             Dim 1    Dim 2    Dim 3    Dim 4    Dim 5
Nausea_n     0.267    0.121   -0.266    0.034    0.074
Nausea_y    -0.958   -0.435    0.952   -0.121   -0.264
Vomit_n      0.479   -0.409    0.084    0.274    0.052
Vomit_y     -0.719    0.614   -0.127   -0.410   -0.079
Abdo_n       1.318   -0.036   -0.005   -0.154   -0.070
Abdo_y      -0.641    0.017    0.002    0.075    0.034
Fever_n      1.172   -0.175    0.097   -0.190   -0.018
Fever_y     -0.670    0.100   -0.056    0.108    0.011
Diarrhea_n   1.183   -0.003   -0.083   -0.241   -0.105
Diarrhea_y  -0.676    0.002    0.047    0.138    0.060
Potato_n    -0.707   -2.619    2.139    0.375    1.356
Potato_y     0.041    0.151   -0.123   -0.022   -0.078
Fish_n      -0.621   -1.213   -3.691    5.570    0.155
Fish_y       0.011    0.022    0.068   -0.103   -0.003
Mayo_n       1.313    0.395    0.417    0.373   -0.317
Mayo_y      -0.292   -0.088   -0.093   -0.083    0.070
Courg_n     -0.391    2.113    0.728    0.324    1.126
Courg_y      0.039   -0.211   -0.073   -0.032   -0.113
Cheese_n     1.155    0.606    0.283    0.360    1.681
Cheese_y    -0.168   -0.088   -0.041   -0.053   -0.245
Icecream_n   0.610    1.340    1.918    1.713   -1.459
Icecream_y  -0.048   -0.105   -0.150   -0.134    0.114
```

将绘图函数 fviz_mca_var( )中的参数 choice 设为"var"，可以绘制变量与两个主维度之间的相关图（见图 11-8）：

```
> fviz_mca_var(res.mca, choice = "var", repel = TRUE)
```

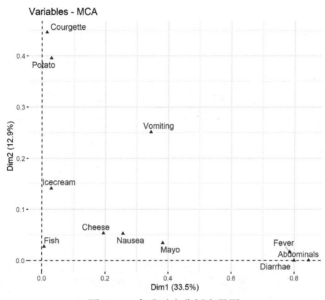

图 11-8　多重对应分析变量图

图 11-8 的横坐标和纵坐标分别是变量和两个维度之间的相关系数的平方。图 11-8 有助于找出与两个维度最相关和最不相关的变量。变量与维度的相关程度越高，则区分程度越好。从图中可以看出，变量 Diarrhae（腹泻）、Abdominals（腹痛）和 Fever（发热）与维度 1 的相关性最大，变量 Courgette（西葫芦）和 Potato（土豆）与维度 2 的相关性最大。而变量 Fish（鱼肉）与两个维度几乎都不相关，这很可能是因为只有 1 名儿童没有食用鱼肉。

图 11-8 中各个变量在两个主维度中的坐标也可以从对象 res.mca 中直接提取：

```
> round(res.mca$var$eta2, 3)
            Dim 1  Dim 2  Dim 3  Dim 4    sum.res.mca$var$contrib/100
Nausea      0.256  0.053  0.253  0.004          0.019
Vomiting    0.344  0.251  0.011  0.112          0.004
Abdominals  0.845  0.001  0.000  0.011          0.002
Fever       0.785  0.017  0.005  0.021          0.000
Diarrhae    0.799  0.000  0.004  0.033          0.006
Potato      0.029  0.396  0.264  0.008          0.106
Fish        0.007  0.027  0.252  0.574          0.000
Mayo        0.383  0.035  0.039  0.031          0.022
Courgette   0.015  0.446  0.053  0.010          0.127
Cheese      0.194  0.053  0.012  0.019          0.412
Icecream    0.029  0.141  0.288  0.230          0.167
```

函数 fviz_mca_ind( )可以用于绘制个体在两个主维度下的散点图（见图 11-9）：

```
> fviz_mca_ind(res.mca, repel = TRUE)
```

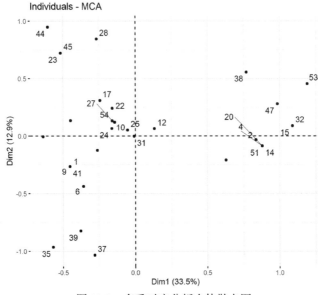

图 11-9   多重对应分析个体散点图

图 11-9 中点的坐标（即个体的维度得分）也可以从对象 res.mca 中获取，下面的命令
展示前 6 行：

```
> head(res.mca$ind$coord)
      Dim 1        Dim 2        Dim 3        Dim 4        Dim 5
1 -0.4525811 -0.26415072  0.17151614  0.01369348 -0.11696806
2  0.8361700 -0.03193457 -0.07208249 -0.08550351  0.51978710
3 -0.4481892  0.13538726 -0.22484048 -0.14170168 -0.05004753
4  0.8803694 -0.08536230 -0.02052044 -0.07275873 -0.22935022
5 -0.4481892  0.13538726 -0.22484048 -0.14170168 -0.05004753
6 -0.3594324 -0.43604390 -1.20932223  1.72464616  0.04348157
```

个体在各个维度的得分可以用于二次分析。例如，类似于主成分回归，个体在各个维
度的得分可以当作自变量或因变量用于回归分析中。

有时候，我们想单独查看某个分类变量不同类别的个体在两个主维度下的得分分布，
这可以通过绘制分组散点图实现。FactoMineR 包的函数 plotellipses( )可以按照分类变量的
类别绘制个体在两个主维度下的散点图，并添加各类别的重心和置信椭圆。其中的参数
keepvar 默认为 "all"，即选取所有分类变量。

```
> plotellipses(res.mca)
```

绘制的图形如图 11-10 所示。

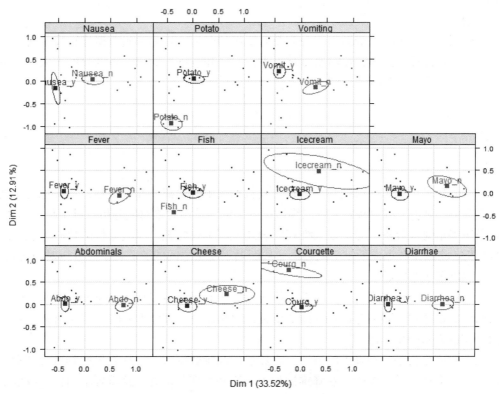

图 11-10 多重对应分析分组散点图

图 11-10 也可以用 factoextra 包的函数 fviz_ellipses( )实现。该函数中的参数 habillage 用于指定分类变量，可以使用变量的名称，也可以使用变量索引，甚至可以是一个外部分组变量，例如：

```
> fviz_ellipses(res.mca, habillage = poison$Sick, geom = "points")
```

绘制的图形如图 11-11 所示。

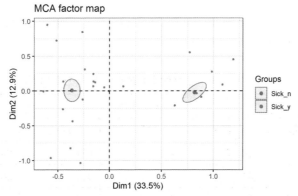

图 11-11 按指定变量分组的多重对应分析个体散点图

从图 11-11 可以看出，仅用维度 1 就很好地区分了患病和不患病的个体。这是因为维度 1 和 3 个症状指标有很强的相关性（见图 11-8），而患病与否与症状之间也必然是有联系的。

在得到上述初步的分析结果后，需要对输出的图形结果和原始数据进行反复比对，以确保结论的正确性。此外，还需要对结果进行验证和改进，例如，将区分度不大的变量去掉后再进行多重对应分析，以期能够改善分析结果的解释。

11.4 小结

对应分析最早用于处理列联表资料，其数据表中的数都是非负整数，现在也用于处理非整数资料。对于二维列联表或者二维数据阵，可以采用简单对应分析。对于高维列联表，可以采用多重对应分析。无论是二维列联表还是高维列联表，对应分析的核心思想是通过降维分析，将高维数据向低维空间投影，从而揭示变量之间的关联性。在进行对应分析时，需要注意以下 3 个问题。

（1）对应分析不能用于相关关系的假设检验。它虽然可以揭示变量间的联系，但不能说明两个变量之间的联系是否有统计学意义，因此在做对应分析之前，需要用 χ^2 统计量检验两个变量之间的相关性。

（2）对应分析是一种降维的方法，将原始的高维数据按一定规则投影到低维图形上，其输出的图形通常是二维的。在降维过程中可能丢失部分信息，这就要求前两个维度的累计贡献率要大一些，一般要求达到 70% 以上。

（3）对应分析对极端值敏感，应尽量避免极端值的存在。如有取值为零的数据存在时，可视情况将相邻的两个水平合并。另外，为使对应分析的结果较为稳定，样本量不能太小，具体的样本量一般不能低于 χ^2 检验的要求，并尽量再大一些为好。

11.5 习题

11-1 表 11-2 包含了苏格兰北部某郡 5387 名小学生眼睛颜色与头发颜色的统计数据，试用对应分析探讨眼睛颜色与头发颜色之间的关系。

表 11-2 5387 名小学生眼睛颜色与头发颜色数据

眼睛颜色	头发颜色					合计
	金色	红色	棕色	深色	黑色	
深色	98	48	403	681	85	1315
棕色	343	84	909	412	26	1774
蓝色	326	38	241	110	3	718
浅色	688	116	584	188	4	1580
合计	1455	286	2137	1391	118	5387

11-2 调查某铝厂 227 名职工的工龄、工种与亚健康状况等，数据见表 11-3。试用多重对应分析法分析不同工种和工龄与亚健康状况的关系。

表 11-3 某铝厂 227 名职工的工龄、工种与亚健康状况

工种	工龄/年	亚健康状况				合计
		正常	轻度失调	潜临床	前临床	
行政人员	5～15	18	9	17	12	56
	16～25	0	0	0	0	0
	26～35	0	0	0	6	6
电解工人	5～15	0	0	5	1	6
	16～25	5	3	25	22	55
	26～35	0	5	1	4	10
其他工种	5～15	3	0	0	0	3
	16～25	19	6	10	21	56
	26～35	7	0	18	10	35
合计		52	23	76	76	227

附录 A　矩阵运算基础

矩阵代数是多元统计分析的重要工具。矩阵表示的各种关系和统计量的计算很容易在 R 中实现。下面简要介绍 R 语言中的矩阵运算。

A.1　矩阵的定义与创建

矩阵就是一个矩形数表，一个具有 n 行 p 列的矩阵 A 可记为

$$A = \begin{pmatrix} a_{11} & a_{12} & \cdots & a_{1p} \\ a_{21} & a_{22} & \cdots & a_{2p} \\ \vdots & \vdots & & \vdots \\ a_{n1} & a_{n2} & \cdots & a_{np} \end{pmatrix}$$

其中，a_{ij} 是 A 的第 i 行第 j 列的元素，称 A 为 $n \times p$ 阶矩阵，简记为 $A = (a_{ij})_{n \times p}$。

函数 matrix( ) 可用于创建矩阵。例如，用向量（1,2,…,6）创建一个 2 行 3 列的矩阵：

```
> A <- matrix(1:6, nrow = 2)
> A
     [,1] [,2] [,3]
[1,]    1    3    5
[2,]    2    4    6
```

R 会根据输入向量的长度和参数 nrow 设定的行数自动计算列数。参数 byrow 默认为 FALSE，即按列将数值进行排列。如果需要按行排列，只需将参数 byrow 设为 TRUE。

矩阵的维数（行数和列数）可以借助函数 dim( ) 查看：

```
> dim(A)
[1] 2 3
```

当矩阵的行数和列数相等，即 $n = p$ 时，$A = (a_{ij})_{n \times n}$，称 A 为 n 阶方阵。此时，$a_{11}, a_{22}, \cdots, a_{nn}$ 称为对角线元素，其他元素称为非对角线元素。

对于 n 阶方阵 A，当对角线上的元素不全为零，非对角线上的元素全为零时，称 A 为对角阵。函数 diag( ) 可用于创建对角阵，例如：

```
> diag(c(2, 3, 4))
     [,1] [,2] [,3]
```

```
[1,]    2    0    0
[2,]    0    3    0
[3,]    0    0    4
```

A.2 矩阵的基本运算

常见的矩阵运算都可以在 R 中实现，如加法、乘法、转置等。矩阵加法运算要求两个矩阵具有相同的维数，例如：

```
> B <- matrix(c(1, 1, 2, 2, 3, 4), nrow = 2)
> B
     [,1] [,2] [,3]
[1,]    1    2    3
[2,]    1    2    4
> A + B
     [,1] [,2] [,3]
[1,]    2    5    8
[2,]    3    6   10
```

矩阵的转置运算就是把矩阵的行和列互换，它可以借助函数 t( ) 实现：

```
> C <- t(A)
> C
     [,1] [,2]
[1,]    1    2
[2,]    3    4
[3,]    5    6
```

矩阵乘法要求第一个矩阵的列数等于第二个矩阵的行数，其运算符为 "%*%"。例如，计算矩阵 B 与矩阵 C 的乘法，先用函数 dim( ) 查看其维数：

```
> dim(B)
[1] 2 3
> dim(C)
[1] 3 2
```

B 是一个 2 行 3 列的矩阵，C 是一个 3 行 2 列的矩阵，因此它们可以相乘，结果是一个 2 行 2 列的矩阵。

```
> M <- B%*%C
> M
     [,1] [,2]
[1,]   22   28
[2,]   27   34
```

A.3　方阵的行列式与逆矩阵

求方阵的行列式和逆矩阵分别可以使用函数 det( )和函数 solve( )，例如：

```
> det(M)
[1] -8
```

方阵 **M** 的行列式为-8，不等于 0，因此，其逆矩阵存在。

```
> solve(M)
       [,1]     [,2]
[1,] -4.250    3.50
[2,]  3.375   -2.75
```

A.4　矩阵的特征值与特征向量

很多多元统计分析方法都是基于多变量的协方差矩阵或者相关系数的，协方差矩阵和相关系数矩阵都是对称方阵。对称方阵可以用它的特征值和特征向量重构。函数 eigen( )可以用来求方阵的特征值和特征向量，它的输出是一个列表，分别包含矩阵的特征值（values）和对应的特征向量（vectors）。

```
> eigen(M)
eigen() decomposition
$values
[1] 56.1424946  -0.1424946
$vectors
           [,1]        [,2]
[1,] -0.6341223  -0.7843753
[2,] -0.7732328   0.6202866
```

函数 eigen( )的输出是一个列表，分别包含矩阵的特征值（values）和对应的单位特征向量（vectors）。

A.5　矩阵的奇异值分解

函数 svd( )可以用来对矩阵作奇异值分解，即 $M = UDV^{\mathrm{T}}$，其中 **U**、**V** 是正交阵，**D** 为对角阵，**D** 对角线上的元素就是矩阵 **M** 的奇异值。函数 svd( )的输出结果是一个列表，分别包含奇异值、正交阵 **U** 和 **V**。

```
> svd.M <- svd(M)
> svd.M
$d
[1] 56.151400  0.142472
$u
          [,1]        [,2]
[1,] -0.6341572 -0.7732041
[2,] -0.7732041  0.6341572
$v
          [,1]        [,2]
[1,] -0.6202511  0.7844033
[2,] -0.7844033 -0.6202511
> D <- svd.M$d
> U <- svd.M$u
> V <- svd.M$v
> U %*% diag(D) %*% t(V)
     [,1] [,2]
[1,]   22   28
[2,]   27   34
```

附录 B   习题参考答案

第 1 章习题参考答案

1-1   根据表 1-3 录入数据并建立数据框：

```
> x1 <- c(136, 140, 138, 136, 134, 129, 142, 136, 126, 140,
+         128, 130, 128, 136, 131, 146, 145, 142, 139, 135)
> x2 <- c(30.5, 31.5, 25.6, 32.5, 33.2, 29.8, 35.6, 34.2, 27.8, 34.6,
+         28.7, 29.6, 25.4, 26.9, 28.8, 42.5, 41.5, 39.8, 38.9, 33.8)
> x3 <- c(67.5, 69.5, 67.8, 62.5, 63.6, 59.6, 69.8, 64.8, 59.7, 65.4,
+         58.5, 59.9, 55.7, 64.8, 63.5, 70.5, 71.2, 71.9, 69.8, 60.4)
> dat <- data.frame(x1, x2, x3)
```

计算样本的均值向量、协方差矩阵和相关系数矩阵：

```
> colMeans(dat)      # 计算样本均值向量
    x1      x2      x3
 135.85   32.56   64.82
> var(dat)           # 计算样本协方差矩阵
        x1        x2        x3
 x1  33.71316  23.14105  25.40842
 x2  23.14105  26.02989  17.02032
 x3  25.40842  17.02032  23.15432
> cor(dat)           # 计算样本相关系数矩阵
        x1          x2          x3
 x1  1.0000000   0.7811729   0.9094147
 x2  0.7811729   1.0000000   0.6932908
 x3  0.9094147   0.6932908   1.0000000
```

计算马氏距离，并找出距离最大的样本：

```
> library(StatMatch)                    # 加载 StatMatch 包
> d <- mahalanobis.dist(dat)            # 计算马氏距离
> which(d == max(d), arr.ind = TRUE)    # 找出距离最大的样本
```

```
        row  col
16   16    3
 3    3   16
```

第 3 号和第 16 号对象之间的马氏距离最大,这两名男童的生长发育差别最大。

1-2　绘制身高和体重的 95%置信椭圆的代码如下。

```
> library(car)
> dataEllipse(dat$x1, dat$x2, levels = 0.95,
+          lwd = 1.5, center.cex = 1,
+          xlim = c(120, 152), ylim = c(18, 48))
```

第 2 章习题参考答案

2-1　绘图代码如下。

```
> data(trees)    # 加载数据集
> # 绘制散点图矩阵
> library(GGally)
> ggpairs(trees)
> # 绘制符号图
> symbols(x = trees$Girth, y = trees$Height, circles = trees$Volume,
+       inches = 0.25, fg = "grey", bg = rainbow(nrow(trees)))
> text(trees$Girth, trees$Height, labels = 1:nrow(trees), cex = 0.7)
> # 绘制脸谱图
> library(aplpack)
> faces(trees, face.type = 0)
> # 绘制星状图
> stars(trees, labels = 1:31, key.loc = c(12, 2))
```

2-2　绘图代码如下。

```
> data(iris)    # 加载数据集
> # 绘制平行坐标图
> library(GGally)
> ggparcoord(iris, columns = 1:4, groupColumn = 5)
> # 绘制调和曲线图
> library(MSG)
> iris.col <- as.integer(iris$Species)
> andrews_curve(scale(iris[,-5]), col = iris.col)
> legend("topleft", col = 1:3, lty = 1, bty = "n",
+       legend = levels(iris$Species))
```

第 3 章习题参考答案

3-1　根据表 3-3 录入数据：

```
> x1 <- c(55, 56, 48, 50, 51, 54, 60, 58, 57, 49, 53, 48,
+         48, 49, 50, 51, 55, 45, 46, 41, 40, 39, 47, 42,
+         44, 50, 41, 39, 38, 40, 38, 36, 35, 40, 39, 37)
> x2 <- c(2.8, 3.1, 2.4, 2.6, 2.9, 3.0, 3.3, 3.2, 3.2, 2.8, 2.9, 2.5,
+         2.3, 2.9, 2.5, 2.8, 2.7, 2.3, 2.2, 2.4, 2.1, 1.9, 2.3, 2.1,
+         2.4, 2.6, 2.3, 2.1, 1.9, 2.2, 1.9, 1.8, 1.7, 2.0, 1.9, 1.8)
> group <- gl(3, 12, labels = c("A", "B", "C"))
```

进行多元方差分析：

```
> mod <- manova(cbind(x1, x2) ~ group)
> summary(mod, test = "Wilks")
          Df   Wilks approx F num Df den Df    Pr(>F)
group      2 0.33751   11.541      4     64 4.085e-07 ***
Residuals 33
---
Signif. codes:  0 '***' 0.001 '**' 0.01 '*' 0.05 '.' 0.1 ' ' 1
> summary(mod, test = "Pillai")
          Df  Pillai approx F num Df den Df    Pr(>F)
group      2 0.69846   8.8547      4     66 8.726e-06 ***
Residuals 33
---
Signif. codes:  0 '***' 0.001 '**' 0.01 '*' 0.05 '.' 0.1 ' ' 1
```

上面的结果表明，选用 Wilks Λ 统计量和 Pillai–Bartlett 统计量进行多元方差分析得到的 P 值都小于 0.05。因此，可以认为 3 组患者的贫血程度之间的差异有统计学意义。

```
> summary.aov(mod)
 Response x1 :
          Df  Sum Sq Mean Sq F value    Pr(>F)
group      2 1094.89  547.44  29.072 5.248e-08 ***
Residuals 33  621.42   18.83
---
Signif. codes:  0 '***' 0.001 '**' 0.01 '*' 0.05 '.' 0.1 ' ' 1

 Response x2 :
          Df Sum Sq Mean Sq F value    Pr(>F)
group      2 4.3239 2.16194  26.022 1.646e-07 ***
Residuals 33 2.7417 0.08308
---
Signif. codes:  0 '***' 0.001 '**' 0.01 '*' 0.05 '.' 0.1 ' ' 1
```

　　上面的结果表明，血红蛋白浓度和红细胞计数在 3 组患者之间的差异均有统计学意义。

　　3-2　加载数据集 Orthodont，并绘制不同性别下儿童脑垂体中心到上颌裂距离的变化趋势图（图略）：

```
> data("Orthodont", package = "nlme")        # 加载数据集
> library(ggplot2)          # 加载 ggplot2 包
> ggplot(Orthodont, aes(x = age, y = distance, group = Subject)) +
+   geom_point(aes(color = Sex)) +
+   geom_line(aes(color = Sex))
```

将数据转换为宽格式：

```
> library(tidyr)          # 加载 tidyr 包
> Orthodont.wide <- pivot_wider(Orthodont,
+                               names_from = age,
+                               values_from = distance)
> Orthodont.wide <- as.data.frame(Orthodont.wide)        # 将数据转为数据框
```

以 8 岁为基线计算各年龄脑垂体中心到上颌裂距离测量值的改变量：

```
> change <- as.matrix(Orthodont.wide[, 4:6] - Orthodont.wide[, 3])
```

进行多变量的 Hotelling T^2 检验，比较男童和女童 8 岁以后脑垂体中心到上颌裂距离的变化之间的差异：

```
> library(ICSNP)        # 加载 ICSNP 包
> HotellingsT2(change ~ Orthodont.wide$Sex)
  Hotelling's two sample T2-test
data:  change by Orthodont.wide$Sex
T.2 = 2.6953, df1 = 3, df2 = 23, p-value = 0.0696
alternative hypothesis: true location difference is not equal to c(0,0,0)
```

使用轮廓分析比较男童和女童 8 岁以后脑垂体中心到上颌裂距离的变化：

```
> library(profileR)        # 加载 profileR 包
> mod <- pbg(data = Orthodont.wide[, 3:6], group = Orthodont.wide$Sex,
+            original.names = TRUE, profile.plot = TRUE)
> summary(mod)
Call:
pbg(data = Orthodont.wide[, 3:6], group = Orthodont.wide$Sex,
    original.names = TRUE, profile.plot = TRUE)
Hypothesis Tests:
$`Ho: Profiles are parallel`
  Multivariate.Test Statistic  Approx.F num.df  den.df   p.value
1             Wilks 0.7398874   2.69527      3      23  0.06960387
2            Pillai 0.2601126   2.69527      3      23  0.06960387
```

```
3  Hotelling-Lawley 0.3515570      2.69527     3     23     0.06960387
4             Roy 0.3515570      2.69527     3     23     0.06960387
$`Ho: Profiles have equal levels`
           Df Sum Sq Mean Sq F value  Pr(>F)
group       1  35.12   35.12   9.292 0.00538 **
Residuals  25  94.48    3.78
---
Signif. codes:  0 `***' 0.001 `**' 0.01 `*' 0.05 `.' 0.1 ` ' 1
$`Ho: Profiles are flat`
        F df1 df2     p-value
1 36.28534   3  23 6.87531e-09
```

平行检验的结果表明，以 8 岁为基线，男童和女童脑垂体中心到上颌裂距离的变化之间的差异无统计学意义（$P = 0.0696$）；相合检验的结果表明，8～14 岁男童和女童的脑垂体中心到上颌裂距离之间有显著差异（$P = 0.00538$）；水平轮廓检验的结果表明，儿童脑垂体中心到上颌裂距离随着年龄的增长有显著的变化（$P < 0.001$）。

第 4 章习题参考答案

4-1   读入数据并进行聚类分析：

```
> cirr <- read.csv('cirrhosis.csv')        # 读入数据
> bio <- cirr[, 3:6]                       # 选取数据集的 3 到 6 列
> library(StatMatch)                       # 加载 StatMatch 包
> d.ma <- mahalanobis.dist(bio)            # 计算马氏距离
> d.ma <- as.dist(d.ma)                    # 转换为距离矩阵
> hc.ward1 <- hclust(d.ma, method = "ward.D2")   # 使用 ward.D2 法
> hc.ward2 <- hclust(d.ma^2, method = "ward.D")  # 使用 ward.D 法
```

比较两种聚类结果：

```
> par(mfrow = c(1,2))
> plot(hc.ward1, hang = -1)
> rect.hclust(hc.ward1, k = 2)
> plot(hc.ward2, hang = -1)
> rect.hclust(hc.ward2, k = 2)
> par(mfrow = c(1, 1))
> data.frame(g1 = cutree(hc.ward1, k = 2),
+            g2 = cutree(hc.ward2, k = 2))
```

4-2   导入数据并将数据标准化：

```
> data(nutrient, package = "flexclust")    # 导入数据
> row.names(nutrient) <- tolower(row.names(nutrient)) # 把行名转换为小写字母
> nutrient.scaled <- scale(nutrient)                  # 将数据标准化
```

```
> d.eu <- dist(nutrient.scaled, method = "euclidean")    # 计算距离矩阵
> hc <- hclust(d.eu, method = "average")                 # 用层次聚类法聚类
```

使用 NbClust 包里的函数 NbClust( )确定聚类个数：

```
> library(NbClust)
> NbClust(nutrient.scaled, distance = "euclidean", method = "average")
> par(mfrow = c(1, 1))
```

结果表明，样品可以被分为 5 类。用下面的命令输出聚类结果：

```
> plot(hc, hang = - 1)      # 绘制聚类树状图
> rect.hclust(hc, k = 5)    # 在聚类树状图上添加矩形框
> cutree(hc, k = 5)         # 显示各样品的类别
```

4-3　根据表 4-5 录入数据：

```
> R <- matrix(c(1, 0.936, 0.995, 0.974, 0.610, 0.440, 0.705,
+               0.936, 1, 0.896, 0.977, 0.490, 0.367, 0.890,
+               0.995, 0.896, 1, 0.949, 0.621, 0.441, 0.640,
+               0.974, 0.977, 0.949, 1, 0.612, 0.477, 0.773,
+               0.610, 0.490, 0.621, 0.612, 1, 0.749, 0.150,
+               0.440, 0.367, 0.441, 0.477, 0.749, 1, 0.715,
+               0.705, 0.890, 0.640, 0.773, 0.150, 0.715, 1),
+            nr = 7)
```

把相关系数矩阵转换为距离矩阵：

```
> d <- as.dist(1 - R)
```

使用层次聚类法聚类：

```
> hc <- hclust(d, method = "ward.D2")    # 采用 Ward 法聚类
> plot(hc, hang = -1)                    # 绘制聚类树状图
> rect.hclust(hc, 4)
```

结果表明，如果将 7 个指标分为 4 类，那么变量 x_1、x_2、x_3 和 x_4 为一类，其余 3 个变量各自为一类。

4-4　导入数据并将数据标准化：

```
> library(mclust)                    # 加载 mclust 包
> data(diabetes)                     # 加载数据集 diabetes
> dat <- scale(diabetes[, 2:4])      # 将数据框 diabetes 的 2~4 列标准化
```

采用模糊 C 均值法聚类：

```
> library(cluster)       # 加载 cluster 包
> fcm <- fanny(dat, k = 3, memb.exp = 2)
> fcm$clustering         # 输出聚类结果
```

采用基于模型的方法聚类：

```
> mod <- Mclust(dat)
> mod$classification      # 输出聚类结果
```

第 5 章习题参考答案

5-1　首先，计算各个类别鸢尾花的均值向量（中心点）：

```
> m.setosa <- colMeans(iris[1:50, 1:4])
> m.versicolor <- colMeans(iris[51:100, 1:4])
> m.virginica <- colMeans(iris[101:150, 1:4])
```

再使用函数 mahalanobis( )计算欧氏距离，将参数 cov 设为 4 阶单位矩阵：

```
> d.setosa <- mahalanobis(iris[,1:4], m.setosa, diag(4))
> d.versicolor <- mahalanobis(iris[,1:4], m.versicolor, diag(4))
> d.virginica <- mahalanobis(iris[,1:4], m.virginica, diag(4))
```

然后，找出每个样品距离哪个类的中心点最近，并将其归为相应的类：

```
> d <- data.frame(d.setosa, d.versicolor, d.virginica)
> index <- apply(d, 1, which.min)
> type <- factor(index, labels = c("setosa", "versicolor", "virginica"))
```

最后，作判定类别与真实类别的列联表：

```
> table(type, iris$Species)
```

结果表明，有 11 个鸢尾花样品被判错，正确率为 92.7%。

5-2　加载包和数据集：

```
> library(MASS)       # 加载 MASS 包
> data(Pima.tr)       # 加载训练集数据
> data(Pima.te)       # 加载测试集数据
```

K 最邻近判别法：

```
> train <- scale(Pima.tr[, 1:7])      # 将训练集数据标准化
> test <- scale(Pima.te[, 1:7])       # 将测试集数据标准化
> cl <- Pima.tr$type                  # 提取训练集中的分类标签变量
> library(class)                      # 加载 class 包
> pima.knn <- knn(train, test, cl)    # KNN 判别法
> confusion.knn <- table(pima.knn, Pima.te$type)   # 计算混淆矩阵
> accuracy.knn <- sum(diag(confusion.knn))/nrow(Pima.te)
> accuracy.knn       # 正确率
[1] 0.7289157
```

Fisher 判别法：

```
> pima.ld <- lda(type ~ ., data = Pima.tr)              # Fisher 判别法
> pred.ld <- predict(pima.ld, newdata = Pima.te[, 1:7])
> confusion.ld <- table(pred.ld$class, Pima.te$type)   # 计算混淆矩阵
> accuracy.ld <- sum(diag(confusion.ld))/nrow(Pima.te)
> accuracy.ld     # 正确率
[1] 0.7981928
```

Bayes 判别法：

```
> library(klaR)    # 加载 klaR 包
> pima.bayes <- NaiveBayes(type ~ ., data = Pima.tr)         # Bayes 判别法
> pred.bayes <- predict(pima.bayes, newdata = Pima.te[, 1:7])
> confusion.bayes <- table(pred.bayes$class, Pima.te$type)  # 计算混淆矩阵
> accuracy.bayes <- sum(diag(confusion.bayes))/nrow(Pima.te)
> accuracy.bayes    # 正确率
[1] 0.7560241
```

Fisher 线性判别法的判别效果最好，正确率约为 79.8%。

第 6 章习题参考答案

6-1　代码如下。

```
> cormat <- matrix(c(1, 0.976, 0.748, 0.753, 0.777, 0.682, 0.976,
+                   1, 0.734, 0.681, 0.681, 0.562, 0.748, 0.734,
+                   1, 0.746, 0.659, 0.506, 0.753, 0.681, 0.746,
+                   1, 0.862, 0.676, 0.777, 0.681, 0.659, 0.862,
+                   1, 0.867, 0.682, 0.562, 0.506, 0.676, 0.867, 1),
+                 nrow = 6)
> pca.res <- princomp(covmat = cormat)
> summary(pca.res, loadings = TRUE)
> screeplot(pca.res, type = "lines")
```

6-2　读入数据并计算相关系数矩阵：

```
> cirr <- read.csv('cirrhosis.csv')
> bio <- cirr[, 3:6]
> cor(bio)        # 计算指标之间的相关系数
            FIB        lnPT        PTA       lnCHE
FIB    1.0000000  -0.6372759  0.7460267   0.5176411
lnPT  -0.6372759   1.0000000  -0.9206450  -0.6577195
PTA    0.7460267  -0.9206450  1.0000000   0.7014260
lnCHE  0.5176411  -0.6577195  0.7014260   1.0000000
```

求解主成分并提取主成分分析的结果：

```
> res <- princomp(scale(bio))
> summary(res, loadings = TRUE)
```

加载 factoextra 包，绘制主成分变量图和个体主成分散点图：

```
> library(factoextra)
> fviz_pca_var(res)
> fviz_pca_ind(res)
```

第 7 章习题参考答案

7-1   代码如下（输出略）。

```
> R <- Harman23.cor$cov
> library(psych)
> fa.parallel(R, n.obs = 305, fm = "ml")
> FA <- fa(R, nfactors = 2, n.obs = 305, rotate = "promax", fm = "ml")
> fa.diagram(FA, digits = 2)
```

7-2   代码如下（输出略）。

```
> cormat <- c(1,
+             0.439, 1,
+             0.410, 0.354, 1,
+             0.288, 0.354, 0.164, 1,
+             0.329, 0.320, 0.190, 0.595, 1,
+             0.248, 0.329, 0.181, 0.470, 0.464, 1)
> library(lavaan)
> R <- lav_matrix_lower2full(cormat)
> library(psych)
> fa.parallel(R, n.obs = 220, fm = "ml")
> FA <- fa(R, nfactors = 2, n.obs = 220, rotate = "promax", fm = "ml")
> fa.diagram(FA, digits = 2)
```

第 8 章习题参考答案

8-1   代码如下（输出略）。

```
> library(lavaan)
> stroke.data <- read.csv("stroke.csv")
> PHD.data <- stroke.data[, 1:20]
```

```
> PHD.model <- 'SOS =~ phd1 + phd2 + phd3 + phd4 + phd5 + phd6 + phd7
+               COG =~ phd8 + phd9 + phd10 + phd11
+               VEC =~ phd12 + phd13 + phd14 + phd15
+               SHS =~ phd16 + phd17 + phd18 + phd19 + phd20'
> PHD.fit <- cfa(PHD.model, data = PHD.data)
> summary(PHD.fit, standardize = TRUE, rsquare = TRUE)
```

绘制路径图：

```
> library(semPlot)
> semPaths(PHD.fit, what = "std", style = "lisrel",
+          rotation = 4, nCharNodes = 5)
```

8-2　代码如下（输出略）。

```
> library(lavaan)
> mobility.cov <- c(0.77, 0.38, 0.65, 0.39, 0.39, 0.62, -0.25, -0.32,
+                    -0.27, 6.09, 0.31, 0.29, 0.26, -0.36, 7.67, 0.24,
+                    0.25, 0.19, -0.18, 0.51, 1.69, -3.16, -3.56, -2.63,
+                    6.09, -3.12, -4.58, 204.79, -0.92, -0.88, -0.72,
+                    0.88, -1.49, -1.41, 16.53, 7.24)
> mobility.cov <- lav_matrix_lower2full(mobility.cov)
> rownames(mobility.cov) <- colnames(mobility.cov) <-
+   c("D1", "D2", "D3", "SA", "FA", "CC", "PA", "PM")
> mobility.model <- 'PsySoc =~ D1 + D2 + D3 + SA
+                    PsyHealth =~ FA + CC + PA
+                    PM ~ PsySoc + PsyHealth'
> mobility.fit <- sem(mobility.model,
+                     sample.cov = mobility.cov,
+                     sample.nobs = 6053)
> summary(mobility.fit, fit.measures = TRUE, standardized = TRUE)
```

绘制路径图：

```
> library(semPlot)
> semPaths(mobility.fit, what = "std", style = "lisrel",
+          rotation = 4, sizeMan = 8, edge.label.cex = 1)
```

第 9 章习题参考答案

9-1　略。

9-2　代码如下（输出略）。

```
> phy.data <- read.csv('physical.csv')
> library(CCA)
```

```
> X <- scale(phy.data[, 2:8])
> Y <- scale(phy.data[, 9:13])
> matcor(X, Y)
> res.cc <- cc(X, Y)
> res.cc$cor          # 提取典型相关系数
> res.cc$xcoef         # 提取 X 的典型系数
> res.cc$ycoef         # 提取 Y 的典型系数
> rho <- res.cc$cor   # 典型相关系数
> n <- nrow(X)         # 样本量
> p <- ncol(X)         # 第一组变量的个数
> q <- ncol(Y)         # 第二组变量的个数
> library(CCP)
> p.asym(rho, n, p, q, tstat = "Wilks")
> p.asym(rho, n, p, q, tstat = "Hotelling")
> p.asym(rho, n, p, q, tstat = "Pillai")
> p.asym(rho, n, p, q, tstat = "Roy")
> res.cc$scores$corr.X.xscores      # X 在 U 上的典型载荷
> res.cc$scores$corr.Y.yscores      # Y 在 V 上的典型载荷
> res.cc$scores$corr.X.yscores      # X 在 V 上的交叉载荷
> res.cc$scores$corr.Y.xscores      # Y 在 U 上的交叉载荷
```

第 10 章习题参考答案

10-1 代码如下（输出略）。

```
> phy.data <- read.csv('physical.csv')
> X <- scale(phy.data[, 2:8])
> Y <- scale(phy.data[, 9:13])
> library(pls)
> pls.fit <- plsr(Y ~ X, validation = "LOO", jackknife = TRUE)
> summary(pls.fit)
> validationplot(pls.fit)
> coef(pls.fit, ncomp = 1)
> jack.test(pls.fit, ncomp = 1)
```

10-2 代码如下（输出略）。

```
> linnerud <- read.csv("linnerud.csv")
> X <- scale(linnerud[, 1:3])
> Y <- scale(linnerud[, 4:6])
> lin.pls <- plsr(Y ~ X, validation = "LOO", jackknife = TRUE)
> summary(lin.pls)
> validationplot(lin.pls)
> coef(lin.pls, ncomp = 1)
> jack.test(lin.pls, ncomp = 1)
```

第 11 章习题参考答案

11-1　代码如下（输出略）。

```
> dat <- matrix(c(98, 343, 326, 688, 48, 84, 38, 116, 403, 909,
+                 241, 584, 681, 412, 110, 188, 85, 26, 3, 4),
+               nrow = 4,
+               dimnames = list(c("深色", "棕色", "蓝色", "浅色"),
+                               c("金色", "红色", "棕色", "深色", "黑色")))
> dat <- as.table(dat)
> chisq.test(dat)
> library(FactoMineR)
> res.ca <- CA(dat)
> summary(res.ca)
> plot.CA(res.ca)
```

11-2　代码如下（输出略）。

```
> dat <- array(c(18, 0, 0, 0, 5, 0, 3, 19, 7, 9, 0, 0, 0,
+                3, 5, 0, 6, 0, 17, 0, 0, 5, 25, 1, 0, 10,
+                18, 12, 0, 6, 1, 22, 4, 0, 21, 10),
+              dim = c(3, 3, 4),
+              dimnames = list("工龄" = c("5~15","16~25","26~35"),
+                              "工种" = c("行政人员","电解工人","其他工种"),
+                              "亚健康状况" = c("正常","轻度失调","潜临床","前临床")))
> dat <- as.data.frame(as.table(dat))
> dat <- dat[rep(1:nrow(dat), dat$Freq), -4]
> library(FactoMineR)
> res.mca <- MCA(dat)
> summary(res.mca)
> plot.MCA(res.mca)
> plotellipses(res.mca, axes = c(1, 2))
```

参考文献

[1] 陈大方，刘徽. 医学大数据挖掘方法与应用[M]. 北京：北京大学医学出版社，2020.

[2] 陈峰. 医用多元统计分析方法[M].3 版. 北京：中国统计出版社，2018.

[3] 何晓群.多元统计分析[M].4 版. 北京：中国人民大学出版社，2015.

[4] 姜晶梅. 医学实用多元统计学[M]. 北京：科学出版社，2014.

[5] 李舰，肖凯. 数据科学中的 R 语言[M]. 西安：西安交通大学出版社，2015.

[6] 万崇华，罗家洪. 高级医学统计学[M]. 北京：科学出版社，2014.

[7] 薛毅，陈立萍. 统计建模与 R 软件[M]. 北京：清华大学出版社，2007.

[8] 颜艳，王彤. 医学统计学[M].5 版. 北京：人民卫生出版社，2020.

[9] 赵军.R 语言医学数据分析实战[M]. 北京：人民邮电出版社，2020.

[10] 赵鹏，谢益辉，黄湘云. 现代统计图形[M]. 北京：人民邮电出版社，2021.

[11] BEAUJEAN A A . Latent Variable Modeling using R: A Step-By-Step Guide[M]. New York: Routledge, 2014.

[12] EVERITT B, HOTHORN T. An Introduction to Applied Multivariate Analysis with R[M]. New York: Springer, 2011.

[13] HUSSON F, LE S, PAGES J. Exploratory Multivariate Analysis by Example Using R[M]. London: Chapman & Hall/CRC, 2011.

[14] R Core Team (2022). R: A language and environment for statistical computing. R Foundation for Statistical Computing, Vienna, Austria.

[15] ROSSEEL Y. lavaan: An R package for structural equation modeling[J]. Journal of Statistical Software, 2012, 48(2): 1-36.

[16] VENABLES W N, RIPLEY B D. Modern Applied Statistics with S[M]. 4th ed. New York: Springer, 2002.